LES ALIMENTS USUELS

BIBLIOTHÈQUE DE THÉRAPEUTIQUE CLINIQUE

A L'USAGE DES MÉDECINS PRATICIENS

Les Régimes usuels par les Drs Paul Le Gendre, médecin de l'hôpital Lariboisière, et Alfred Martinet, ancien interne des hôpitaux de Paris. 1 volume in-8° de iv-435 pages. . . . . **5 fr.**

Les Aliments usuels, *Composition, Préparation* par le Dr Alfred Martinet. *Deuxième édition entièrement revue.* 1 volume in-8° de viii-352 pages avec figures. **4 fr.**

Les Médicaments usuels par le Dr Alfred Martinet. *Troisième édition, revue et augmentée, conforme à la nouvelle édition du Codex (1908).* 1 volume in-8° de xvi-516 pages avec figures. . . . . **5 fr.**

Les Agents physiques usuels : *Climatothérapie, Hydrothérapie, Crénothérapie, Thermothérapie, Crymothérapie, Méthode de Bier, Kinésithérapie, Électrothérapie, Radiothérapie, Radiumthérapie* par les Drs A. Martinet, A. Mougeot, P. Desfosses, L. Dubey, Ch. Ducrocquet, L. Delherm, H. Dominici. 1 volume in-8° de xvi-633 pages, avec 170 figures. . **8 fr.**

Clinique hydrologique par les Drs F. Baraduc (de Châtel-Guyon), Félix Bernard (de Plombières), M. E. Binet (de Vichy), J. Cottet (d'Évian), L. Furet (de Brides-Salins), A. Piatot (de Bourbon-Lancy), G. Sersiron (de la Bourboule), Cl. Simon (d'Uriage), F. Tardif (Du Mont-Dore). 1 volume in-8° de x-636 pages. . . . . **7 fr.**

BIBLIOTHÈQUE DE THÉRAPEUTIQUE CLINIQUE

A L'USAGE DES MÉDECINS PRATICIENS

LES ALIMENTS USUELS

COMPOSITION — PRÉPARATION

PAR

ALFRED MARTINET

Ancien Interne des Hôpitaux de Paris.

DEUXIÈME ÉDITION REVUE ET AUGMENTÉE

PARIS

MASSON & Cie, ÉDITEURS

LIBRAIRES DE L'ACADÉMIE DE MÉDECINE

120, boulevard Saint-Germain (6e)

1910

PRÉFACE DE LA DEUXIÈME ÉDITION

Cette édition, outre que tous les chapitres ont été soigneusement revus et mis au point, quelques-uns même (le chlorure de sodium par exemple) complètement remaniés, diffère surtout de la précédente en deux points.

Quelques développements, relatifs surtout à la constitution synthétique des régimes en ont été distraits et reportés dans le volume de cette collection « Les Régimes usuels » composé en collaboration avec M. le Dr Paul Legendre.

En revanche, nous avons « farci » cette présente édition d'un bon nombre de formules culinaires empruntées pour la plupart aux meilleurs auteurs, parmi lesquels nous avons plaisir à mentionner particulièrement le Dr F. Regnault, A. Montagné, Ali-Bab et l'auteur anonyme du « Practical Guide for diners and epicures ». Ce faisant nous n'avons nullement eu l'intention d'écrire un livre de cuisine, mais nous estimons qu'il est aussi indispensable au thérapeute de savoir interpréter et à l'occasion formuler un plat, que de savoir interpréter ou formuler une potion.

Nous avons donc cru utile de soumettre à ses méditations, après l'exposé des principes diététiques théoriques qui doivent présider à la confection d'une cuisine rationnelle, des formules culinaires développées destinées à lui faire saisir la technique même de cette élaboration et des formules abrégées susceptibles de « stimuler » son imagination diététique.

Décembre 1909.

LES
ALIMENTS USUELS

PREMIÈRE PARTIE

DES ALIMENTS EN GÉNÉRAL

Sous le nom d'aliments simples nous décrirons les espèces chimiques constitutives des aliments usuels. Ils se divisent naturellement en *aliments minéraux* et *aliments organiques*. Des *aliments minéraux* nous ne décrirons que les chlorures et les phosphates qui sont les plus importants, l'eau sera décrite ultérieurement avec les boissons ; des *aliments organiques*, graisses, hydrates de carbone, albuminoïdes, nous ne rappellerons que les propriétés chimiques et biologiques nécessaires à l'étude ultérieure des aliments usuels auxquels nous consacrerons plus de développements.

CHAPITRE PREMIER

ALIMENTS MINÉRAUX

CHLORURE DE SODIUM

Le chlorure de sodium, le sel marin, NaCl, existe en abondance dans la nature, en particulier dans l'eau de mer. Il fait partie intégrante de l'organisme des vertébrés en général et de l'organisme humain en particulier ; il constitue le sel fondamental du sérum sanguin, et ce fait est bien remarquable du taux relativement élevé de notre organisme en chlorure de sodium, alors que nous vivons, sur terre, en un milieu relativement pauvre en ce sel. Il en faut chercher la raison probable dans les rapports généalogiques très vraisemblables qui unissent les vertébrés terrestres actuels aux vertébrés aquatiques des époques antérieures ; cette richesse en chlorure de sodium des milieux intérieurs des vertébrés n'est donc dans cette hypothèse qu'un héritage de cette époque éloignée.

*
* *

Deux *propriétés chimiques* sont à rappeler au praticien :

1° En présence d'un sel de potasse, le chlorure de sodium donne naissance à du chlorure de potassium et au sel de soude de l'acide auquel la potasse était unie.

Nous verrons plus loin l'importance de cette réaction au point de vue de la nutrition générale.

2° Si dans une solution contenant des chlorures on fait tomber goutte à goutte une solution de nitrate d'argent, on précipite les chlorures sous forme de chlorure d'argent insoluble.

Cette réaction est mise à profit pour la recherche et le titrage des chlorures dans les liquides organiques.

Mentionnons encore les deux réactions suivantes :

$$2NaCl + H^2O = Na^2O + 2HCl$$

qui joue probablement un certain rôle dans la production de l'acide chlorhydrique libre du suc gastrique, et

$$2NaCl + \underset{\text{calomel}}{Hg^2Cl^2} + 2H^2O = \underset{\text{sublimé}}{2HgCl^2} + 2NaHO + 2H.$$

qui pendant longtemps a été considérée comme créant une incompatibilité absolue entre le sel marin et le calomel lequel serait ainsi transformé en sublimé corrosif. L'expérience indique qu'il n'en est rien, et de fait, l'estomac renferme toujours une quantité de NaCl et même de HCl libres suffisants pour opérer cette transformation si elle devait se produire. Toutefois nous conseillons, malgré tout, d'indiquer cette abstention des chlorures dans les prescriptions de calomel, ne fût-ce que pour s'assurer plus sûrement contre des récriminations qui, pour être injustifiées, n'en seraient pas moins fort désagréables.

*
* *

L'*action digestive du chlorure de sodium* a été mise en évidence depuis longtemps.

Son contact avec la langue détermine une *sécrétion salivaire abondante.*

De même l'introduction de cette substance dans la bouche, provoque déjà par voie réflexe la congestion des vaisseaux sanguins de la muqueuse stomacale, et l'on voit aussitôt le suc gastrique perler goutte à goutte à la surface de la muqueuse.

Il joue aussi un rôle important et direct dans la formation de l'acide chlorhydrique du suc gastrique, et les preuves en sont nombreuses.

Voit a montré que, si l'on supprime les chlorures dans l'alimentation, il ne se forme plus bientôt d'HCl dans le suc gastrique ; Treille a remarqué que, dans les régions tropicales, l'élimination sudorale de grandes quantités de NaCl détermine une dyspepsie hypochlorhydrique ; Ogata, dans ses expériences sur un chien porteur de fistule stomacale, remarqua que le NaCl accélère la digestion stomacale.

Il est probable, comme nous le disions plus haut, que la sécrétion chlorhydrique stomacale se fait aux dépens du chlorure de sodium sanguin qui, sous l'influence de causes encore en partie inconnues, donne avec l'eau la réaction suivante :

$$2NaCl + H^2O = 2HCl = Na^2O$$

l'acide chlorhydrique est sécrété dans la cavité stomacale, la soude passe dans le sang qu'elle contribue à alcaliniser. Nous n'insisterons pas sur les conséquences multiples de cette notion au point de vue humoral.

Il est possible que ce soit sur l'instinct de cette action excito-sécrétoire du sel qu'est basée la coutume de commencer un repas copieux par une entrée de mets salés (bouillon, huîtres, jambon fumé, etc.), susceptibles de provoquer la sécrétion du suc gastrique.

Les aliments cuits au sel sont plus digestibles que les aliments cuits sans sel. D'après Pagès, le lait légèrement salé avant la cuisson serait plus sensible à l'action de la présure, le fromage serait plus dense, le petit lait plus limpide.

A doses moyennes son action sur l'intestin est pratiquement nulle ; à doses élevées, il exerce une action excito-sécrétoire se traduisant par des coliques et de la diarrhée.

Il est vraisemblablement absorbé en nature et passe directement dans le sang.

*
* *

L'opinion émise par nous ci-dessus et que nous croyions assurément banale, que le chlorure de sodium pouvait, en certaines circonstances, exercer une action stimulante sur la digestion stomacale, a paru absolument controuvée à certains auteurs. C'est ainsi que dans un compte rendu, d'ailleurs fort aimable, que « The dietetic and hygienic Gazette » a bien voulu consacrer à la 1re édition du présent volume, l'auteur anonyme s'exprime ainsi : « He believes, écrit-il (c'est de moi qu'il s'agit), that common salt is a stimulant to peptic digestion, and even quotes authorities which seem to sustain him ; yet nothing is more of a commonplace in biochemistry than the inhibitory action of salt upon this function[1]. » Il nous paraît, en conséquence, intéressant de résumer ici l'état actuel de la question de l'action du chlorure de sodium sur la digestion stomacale.

*
* *

La physiologie enseigne que *l'acide chlorhydrique du suc gastrique se produit aux dépens du chlorure de sodium du sang*, seule substance chlorée de l'organisme.

Voyons si l'on peut tirer quelque autre notion précise des recherches expérimentales relatives à l'action du chlorure de sodium sur les fonctions sécrétoires digestives stomacales.

Il convient tout d'abord de distinguer l'*action locale* exercée par l'ingestion du sel, par le contact du chlorure de sodium avec les muqueuses digestives (linguale et stomacale) et l'*action générale* exercée par la chloruration générale de l'organisme sur la sécrétion gastrique.

En ce qui concerne l'ACTION LOCALE, le plus grand nombre des observateurs ont constaté que l'ingestion du sel diminue l'acidité

1. « Il croit que le sel est un stimulant de la digestion peptique et cite même des auteurs qui semblent favorables à cette thèse, alors que rien n'est mieux établi en chimie biologique que l'action inhibitrice du sel sur cette fonction. » *The dietetic and hygienic Gazette*, 1907, janvier, p. 26, col. 1.

chlorhydrique du contenu gastrique (Herzen [1], Leresche [2], Reichmann, Girard [3] (de Genève), Wolf, Hayem [4], Pawloff [5], etc.), et diminue aussi l'activité de la digestion pepsique, de l'albumine (Lehmann [6], Schmidt [7], Petit [8], Pfeifler [9], Klikowicz [10], Linossier [11], etc.).

Toutefois, même au point de vue de l'action purement locale, l'accord des expérimentateurs est loin d'être parfait. Rabuteau cité par Achard [12], Bardeleben cité par Gübler [13], auraient constaté une stimulation considérable des fonctions de l'estomac, de la sécrétion gastrique et, en particulier une élévation considérable de l'acidité. Ogata [14], Brandt [15] auraient fait les mêmes constatations. Frouin [16], par des expérienees précises sur des animaux à

1. HERZEN. — « Altes und neues über Pepsinbildung, Magenverdauung und Krankenkost », 1885.

2. LERESCHE. — « Influence du sel de cuisine sur l'acidité du suc gastrique. » *Rev. méd. de la Suisse romande*, 1884, p. 591.

3. GIRARD. — « Contribution à l'étude de l'influence des chlorures sur la composition du suc gastrique. » *Arch. de Physiologie*, 1889, p. 595.

4. HAYEM. — « Leçons de Thérapeutique », t. IV, p. 427.

5. PAWLOFF. — « Le travail des glandes digestives. » Édit. française, p. 154.

6. LEHMANN. — « Lehrbuch der physiolog. Chemie, » Leipzig, 1850, t. I, p. 444.

7. SCHMIDT. — « Ueber die Beziehung des Kochsalzes zu einigen thierischen Fermentations processen. » *Pflüger's Arch.*, 1876, t. XIII, p. 93.

8. A. PETIT. — « Étude sur les ferments digestifs. » *Journal de Thérapeutique*, 1880, p. 491.

9. PFEIFFER. — « Ueber den Einfluss einiger Salze. Mittheilung. d. amtl. Lebensmittel Untersuch. » Wiesbaden, 1883-1884.

10. KLIKOWICZ. — « Ueber den Einfluss einiger Arzneimittel auf die Künsthihe Magenverdauung. » *Wirchow's Archiv*, 1885, t. CII, p. 360.

11. LINOSSIER. — *Société de Biologie*, 1904, 16 janvier.

12. ACHARD. — « Le rôle du sel en thérapeutique », 1908, p. 9.

13. GUBLER. — « Commentaires thérapeutiques du Codex. » 5e édition, 1896, p. 692.

14. OGATA. — *Arch. f. Hygiene*, t. II, p. 212.

15. BRANDT. — *Zeitschr. f. Biologie*, t. XXIX, p. 277.

16. FROUIN. — « Recherches sur la sécrétion gastrique. » *La Presse Médicale*, 1907, 3 août.

estomac séquestré, aurait constaté que « la sécrétion gastrique augmente avec la quantité de sel introduite dans l'alimentation, et, quel que soit son mode d'introduction, le sel a toujours le même effet d'augmenter la sécrétion gastrique ».

Comme on voit, la question ne semble pas, au point de vue expérimental, définitivement tranchée, et si l'on se pénètre du détail des conditions expérimentales réalisées, on s'explique d'une part les divergences des auteurs et, d'autre part, on s'aperçoit que les expériences instituées s'éloignent tellement des conditions habituelles de la diététique humaine normale et pathologique qu'il paraît bien imprudent de conclure des premières aux secondes.

Les remarques suivantes s'imposent en effet :

1° Dans le plus grand nombre des cas les observations ont porté sur des chiens. Or, en ce qui concerne spécialement l'action du sel, cet animal est particulièrement mal choisi, car il est surtout carnivore, peu friand de sel, ce qui est la règle pour les carnivores. S'il est vrai, comme l'écrit Pawloff[1], que « c'est le désir passionné développé par l'aliment et cela seul qui provoque l'activité intense des glandes gastriques », on conçoit que, pour le chien, le sel sera un médiocre excitant, voire dans certaines conditions un inhibiteur de la sécrétion gastrique par la relative répulsion qu'il provoquera[2].

Il en est tout autrement chez les herbivores, si avides de sel comme chacun sait. L'expérience journalière, la pratique des éleveurs enseignent que chez eux le chlorure de sodium exerce incontestablement une action favorable.

L'homme est omnivore ; on voit de suite avec quelle prudence en pareille matière il convient de conclure du chien à l'homme.

2° La technique habituellement employée ne présente non plus aucune analogie avec les usages et les prescriptions alimen-

1. PAWLOFF. — *Loco citato*, p. 114.

2. BUNGE. — « Cours de chimie biologique et pathologique. » Édit. française, 1891, p. 109.

taires. Le plus souvent elle a consisté à faire ingérer à l'animal en expérience une quantité donnée d'une solution plus ou moins concentrée de NaCl, et après un temps variable un poids déterminé d'un aliment (lait ou viande) et à comparer les quantités de suc sécrété diversement recueillies (sonde, fistules stomacales, estomac isolé, etc.) avec les quantités correspondantes sécrétées dans les mêmes conditions après ingestion d'eau pure.

L'action *a priori* répugnante pour un carnivore, de l'ingestion d'eau salée, ne peut à aucun point de vue être comparée à l'addition le plus souvent agréable du sel aux aliments. Bardeleben avait déjà expressément remarqué[1] « que le sel marin tout seul, ou mêlé à des substances inertes, donnait simplement lieu à la sécrétion d'un mucus alcalin, quelquefois à des contractions violentes de l'estomac et à des vomissements, tandis qu'avec l'aide des aliments il provoquait un flux très abondant de suc gastrique acide ».

3° Le choix des aliments est aussi fort important à considérer, car dans l'alimentation humaine ce sont surtout les farines, les pâtes, les légumes qui, au point de vue gustatif, réclament l'addition de sel (comme pour les herbivores) ; la viande en réclame peu ; le lait encore moins (comme pour les carnivores) ; or, dans les expériences précitées le lait et la viande ont été précisément à peu près exclusivement employés. Salluste avait déjà noté que les Numides nourris de lait et de chair sauvage (*lacte et carne ferina*) ne recherchaient ni sel, ni autre condiment (*neque salem, neque alia irritamenta gulae quaerebant*).

4° Enfin, et les divergences des résultats précédemment signalés l'indiquent assez, l'action excito ou fréno-sécrétoire stomacale du NaCl est subordonnée à des dispositions individuelles résultant des habitudes alimentaires ou des viciations sécrétoires antérieures. C'est ce qu'a nettement constaté Bickel (*loco citato*).

Nous avons un peu longuement insisté sur cette partie du sujet, parce que c'est le seul point qui prête à controverse.

1. Voir Gubler. — *Loco citato*, p. 692.

*
* *

En ce qui concerne l'ACTION GÉNÉRALE de la chloruration de l'organisme sur la sécrétion gastrique, chlorhydrique en particulier, l'accord est cette fois unanime.

Tous les observateurs ont constaté que la pratique prolongée d'une alimentation sans chlorures déterminait plus ou moins rapidement la suppression de l'acidité chlorhydrique et même l'abolition complète de la sécrétion gastrique (Voit[1], Pawloff[2] (Vincent. *Société de Biologie*, 7 janvier 1904 ; *Soc. méd. hôp.*), Dastre et Frouin (*Presse médicale*, 3 août 1907), Linossier[3], Bickel[4], etc.).

Inversement, la pratique prolongée d'un régime très salé, voire l'administration prolongée de lavements ou d'injections salés, provoque de l'hyperchlorhydrie (Dastre et Frouin (*Presse médicale*, 3 août 1907), Girard[5], Linossier[6], etc.).

La médecine expérimentale isolée nous permet donc de formuler seulement de façon certaine la conclusion suivante :

La chloruration générale de l'organisme augmente la sécrétion chlorhydrique de l'estomac, la déchloruration générale la diminue.

Quant à l'action locale, la divergence des résultats obtenus, les conditions expérimentales exceptionnelles réalisées ne permettent pas de formuler de conclusion générale, à moins que ce ne soit la suivante toute restrictive :

L'action locale du sel sur la sécrétion gastrique est tantôt inhibitrice, tantôt excitatrice, suivant les habitudes alimentaires anté-

1. VOIT. — *Sitzungber. der K. Acad. der Wissensch.*, München, 1869, t. II, p. 506.
2. PAWLOFF. — *Loco citato.*
3. LINOSSIER. — *Société de Biologie*, 16 janvier 1904.
4. BICKEL. — *Zeitschr. für physik. und diæt. Therapie*, 1er septembre 1907, p. 335-336.
5. GIRARD. — *Loco citato.*
6. LINOSSIER. — *Loco citato.*

rieures des sujets (carnivores ou herbivores), suivant les viciations antérieures de la sécrétion gastrique et suivant la technique employée (administration isolée du sel ou mélangée aux aliments).

Voyons maintenant quels sont les résultats de l'observation diététique clinique, normale et pathologique.

*
* *

Traditionnellement, au moins chez les peuples civilisés, le repas débute par une entrée de mets salés (bouillon, huîtres, caviar, hors-d'œuvre, etc.), qui jouissent de la réputation « d'ouvrir l'appétit ». Et l'on sait qu'ici, suivant la si juste remarque de Pawloff[1], « la physiologie n'a fait que confirmer les préceptes de l'instinct ». A ce point de vue, une de nos malades nous fournit une observation absolument typique. Après une longue période de surmenage, elle fut en proie à une anorexie profonde ; quand elle se mettait à table, elle avait une inappétence absolue avec nausées, dégoût des aliments, et, remarque bien caractéristique, elle manquait, disait-elle, complètement de salive ; sa langue était tout à fait sèche ; d'instinct elle prenait un peu de pain, le saupoudrait de sel, le mastiquait, et, au bout de quelques minutes, la sécrétion salivaire s'établissait, les nausées se dissipaient l' « appétit s'ouvrait », la malade pouvait alors s'alimenter et digérait correctement. *Il est d'observation presque habituelle que l'addition de sel aux aliments au début du repas excite l'appétit en flattant le goût.*

La pratique si fréquente à l'heure actuelle des régimes déchlorurés permet de constater la rigoureuse exactitude clinique de la proposition expérimentale précédemment établie, savoir, *que la déchloruration générale de l'organisme provoque la diminution de la sécrétion gastrique, chlorhydrique en particulier.*

La seule difficulté réelle à laquelle on se heurte précisément dans l'institution des régimes déchlorurés est l'inappétence rapide,

1. Pawloff. — *Loco citato*, p. 217.

le dégoût des aliments, et, comme nous l'avons indiqué déjà [1], si le lait, les fruits, les fromages frais constituent les aliments de choix de la diète hypochlorée, c'est qu'ils sont non seulement hypochlorurés, mais encore ne nécessitent au point de vue culinaire aucun chlorure d'assaisonnement ; les légumes au contraire, et la viande, quoique à un degré moindre, s'ils ne sont pas salés, deviennent rapidement répugnants, insupportables. Qu'on restitue aux anorexiques par déchloruration prolongée quelques grammes de sel quotidien, l'appétit se relève et les digestions se régularisent. Ces observations sont trop courantes pour que nous croyions devoir y insister.

Enfin, si l'on envisage l'emploi du chlorure de sodium dans les dyspepsies, on constate que *la suppression prolongée du sel dans le régime amène graduellement la disparition des crises douloureuses et des vomissements de l'hyperchlorhydrie* (Vincent, *loco citato,* Hayem [2], Laufer [3], Linossier [4]), et, qu'inversement, une forte chloruration alimentaire excite la formation des éléments chlorés du suc gastrique chez les hyperchlorhydriques (Hayem [5]). Gübler [6] considère le chlorure de sodium comme « le meilleur stimulant des fonctions digestives dans la dyspepsie atonique et ses accidents secondaires : flatulence, acor et pyrosis, diarrhée lientérique ».

Tels sont les enseignements tirés de l'étude des mœurs et de la clinique diététique.

1. Martinet. — « La déchloruration dans le traitement du mal de Bright. » *La Presse Médicale*, 1907, 11 décembre.

2. Hayem. — « Sur les effets du chlorure de sodium dans les gastropathies. » *Soc. de Biologie*, 1904, 6 février.

3. Laufer. — « Le régime hypochloruré dans l'hyperchlorhydrie. » *Soc. de Biologie*, 1904, 16 janvier.

4. Linossier. — *Soc. de Biologie*, 1904, 16 janvier.

5. Hayem. — *Soc. de Biologie*, 1904, 30 janvier.

6. Gubler. — « Commentaires thérapeutiques du Codex », 5e édition, p. 694.

*
* *

Nous avons cherché tout récemment à reprendre cette étude clinique avec quelque rigueur. Nous ne l'avons encore poursuivie que chez l'homme normal. Pour ce faire, nous plaçant toujours dans des conditions identiques d'expérience, correspondant toutefois à celles de la diététique courante, nous avons, chez un même individu, ancien hyperchlorhydrique, mais ne présentant actuellement aucun phénomène dyspeptique, donné plusieurs jours de suite, successivement le matin à jeun : 250 centimètres cubes de lait, le lendemain 250 centimètres cubes de lait additionné de 1 gramme de sel ; un autre jour un œuf à la coque sans pain et sans sel, le jour suivant un œuf à la coque additionné de 1 gramme de sel ; une autre fois 100 grammes de riz à l'eau, le jour consécutif la même quantité de riz additionné de 1 gramme de sel, etc. Et nous avons étudié dans chacun de ces cas la sécrétion gastrique provoquée en employant le procédé à la fois si ingénieux et si parfaitement clinique de notre excellent confrère M. Léon Meunier[1], que nous ne saurions assez remercier de la très grande et si franche amabilité avec laquelle il a mis à notre disposition les éléments nécessaires de ces expériences. On sait que ce procédé consiste essentiellement à faire ingérer au patient une perle d'éther enfermée dans un petit sac en caoutchouc mince fermé par un nœud de catgut d'une résistance déterminée. A un moment donné, quand le catgut a subi l'influence du suc gastrique, la ligature cède, la perle d'éther expulsée se dissout et éclate ; cet instant précis est indiqué au malade par une forte éructation caractéristique d'éther ; le temps écoulé entre la prise et l'éructation indique la durée de dissolution du catgut dans le suc gastrique, et l'expérience montre (Einhorn, Saito, Sahli, Meunier) que le catgut se dissout d'autant plus rapidement que le suc gastrique est plus actif ; en sorte qu'on

1. Léon Meunier. — « Étude de la sécrétion stomacale sans utiliser la sonde gastrique. » *La Presse Médicale*, 1908, p. 42, 18 janvier.

peut admettre dans une certaine mesure que l'activité du suc gastrique sécrété dans une expérience est inversement proportionnelle à la durée de la digestion du catgut.

Nous donnons ci-dessous les résultats numériques d'une série d'expériences :

	Lait 250.	Viande. Côtelette mouton.	Œuf à la coque.	Riz à l'eau 3 cuillers à soupe.
	—	—	—	—
Sans sel. . .	82 min.	85 min.	65 min.	75 min.
Avec sel. . .	80 —	85 —	55 —	55 —

On voit nettement que chez ce sujet si l'addition du sel n'a exercé aucune action inhibitrice ou stimulatrice sur la sécrétion gastrique consécutive à l'ingestion du lait ou de la viande (conformément d'ailleurs aux prévisions de l'observation clinique), en revanche la stimulation a été notable pour la sécrétion consécutive à l'ingestion d'un œuf à la coque, considérable pour celle qui succédait à l'ingestion d'un aliment hydrocarboné (riz). Les derniers chiffres, relatifs au suc gastrique de riz, nous ont beaucoup surpris ; l'expérience a été reproduite plusieurs fois avec des résultats absolument comparables.

Ces résultats, comme les observations cliniques rappelées, comme la constatation des mœurs alimentaires, nous obligent à conclure que chez certains sujets et avec *certains aliments, au moins l'addition de chlorure de sodium favorise la sécrétion gastrique.*

*
* *

Bunge a fait, dans sa *Chimie biologique,* une étude magistrale du *rôle du sel dans l'alimentation* ; — nous ne pouvons qu'y renvoyer tous ceux que la question intéressera spécialement, nous contentant d'en donner ici une succincte analyse. « Il est surprenant, écrit-il, que de tous les sels inorganiques de notre corps nous n'en tirions qu'un seul de la nature, le NaCl, pour l'ajouter à notre alimentation. Pour tous les autres sels les quantités contenues dans les aliments organiques nous suffisent. Il est inutile de nous mettre en peine pour eux. En nous procurant les aliments organiques nous recevons les sels inorganiques par-dessus le marché. Le sel de cuisine seul fait exception. Cette exception est d'autant plus surprenante que le sel de cuisine ne manque pas dans nos aliments. »

Bunge pense qu'*il existe un rapport de causalité entre l'alimentation végétale et le besoin de sel* ajouté aux aliments organiques. Et il en donne les preuves suivantes :

1° Les herbivores seuls ont besoin d'un supplément de sel de cuisine ; ils sont avides de sel ; les carnivores montrent une répugnance véritable pour les aliments fortement salés ;

2° Dans tous les temps et dans tous les pays, les peuples vivant exclusivement de nourriture animale ne connaissent pas le sel ou ont de l'aversion pour lui ; tandis que les peuples se nourrissant principalement de végétaux ont un besoin impérieux de sel et le considèrent comme une substance indispensable ; nous ne citerons que quelques exemples : la loi mosaïque ordonne expressément aux Juifs d'offrir à Jéhovah avec du sel les fruits de la terre ; d'après les usages sacrés, les Grecs et les Romains sacrifiaient les victimes vivantes sans adjonction de sel, tandis qu'ils ne présentaient à leurs dieux les fruits de la terre qu'additionnés de sel. Les peuples nomades chasseurs et pêcheurs (Toungouzes, Kamtschadales), carnivores et ichthyophages du Nord de la Russie et de la Sibérie, ont une antipathie déclarée pour le sel. La population des campagnes dont l'alimentation est surtout végétale réclame plus de sel que la population des villes consommant beaucoup plus de viande. C'est ainsi qu'en France la population des campagnes consomme par tête trois fois plus de sel que la population des villes. En sorte que, comme le dit justement Bunge : « L'impôt sur le sel est un impôt indirect à progression inverse, tel qu'on n'en pourrait imaginer de plus injuste. » En fait, il n'en fut jamais de plus impopulaire.

La *richesse en potasse de l'alimentation végétale pourrait bien être,* d'après le même auteur, la *cause du besoin de chlorure de sodium des herbivores.* Il ne faut pas, en tous cas, en chercher la cause dans les différences de richesse de la viande et des végétaux en NaCl ; car, rapportés à l'unité de poids du corps, les quantités ne sont pas sensiblement différentes avec l'un ou l'autre régime ; en revanche, l'herbivore absorbe à poids égal trois ou quatre fois plus de potasse que le carnivore.

Et Bunge propose l'explication biochimique suivante : le chlorure de sodium est le composant inorganique principal du plasma sanguin. La pénétration dans le sang de sels de potasse donnera lieu à la formation de chlorure de potassium et du sel de soude de l'acide auquel la potasse était unie, carbonate de soude par exemple ; il y aura donc formation dans le sang d'un corps étranger (KCl) et d'un excès de composant normal (carbonate de soude), qui seront éliminés par l'urine avec perte pour le sang d'une certaine quantité de chlorure de sodium. Pour remplacer cette perte, l'organisme doit absorber une certaine quantité de sel supplémentaire, et « c'est ce qui expliquerait le besoin de sel de cuisine chez les animaux vivant de substances riches en potasse ».

En fait, ledit auteur, par absorption en vingt-quatre heures de 18 grammes de potasse sous forme de phosphate et de citrate, a vu la perte de l'organisme en chlorure de sodium s'élever de 16 grammes, soit environ la moitié de la quantité contenue dans les cinq litres de sang d'un homme.

Ceci explique peut-être que les pommes de terre, si riches en sels potassiques, ne puissent guère être mangées sans sel et soient toujours associées au point de vue de la diététique traditionnelle avec des aliments très salés.

Il est par ailleurs digne de remarque que le riz est relativement très pauvre en sels de potasse (il en renferme à poids égal vingt à trente fois moins que la pomme de terre), et que le besoin de sel est en effet très peu développé chez les peuples se nourrissant, comme des Bédouins de la presqu'île Arabique, de viande et de riz.

*
* *

La question de l'*élimination des chlorures* a pris depuis quelque temps une importance capitale. Son intérêt n'avait pas échappé à

Bunge ; il s'élevait avec force contre nos habitudes d'hyperchlorurie alimentaire et écrivait textuellement dès 1875[1] : « Je tiens à relever que les quantités de sel que nous ajoutons à nos aliments sont exagérées. Le sel n'est pas seulement un aliment mais un condiment, dont on est facilement porté à abuser. Pour une alimentation composée de céréales et de légumineuses, une addition de 1 à 2 grammes de sel par jour serait suffisante. Au lieu de cela nous consommons jusqu'à 20 ou 30 grammes de sel par jour et souvent plus encore.

« Nos reins sont-ils organisés pour éliminer d'aussi grandes quantités de sel ? Ne leur imposons-nous pas une tâche au-dessus de leurs forces et n'avons-nous pas à en redouter les conséquences? En nous nourrissant de viande et de pain sans addition de sel, nous n'éliminons, en vingt-quatre heures, que 6 à 8 grammes de sels alcalins ; tandis qu'en mangeant des pommes de terre avec une addition de sel appropriée, plus de 100 grammes de sels alcalins sont excrétés par les reins dans le même espace de temps. Cet état de choses ne cache-t-il aucun danger? L'usage des boissons alcooliques, que l'on peut sans cela déjà ranger parmi les causes de brightisme, entraîne avec lui l'abus du sel ; ce qui n'a pas lieu de nous étonner, un abus en entraînant toujours un autre à sa suite. »

On sait que les travaux récents sur l'élimination chlorurée chez les brightiques ont donné une sanction clinique et expérimentale à ces hypothèses. Chez certains brightiques, MM. Achard, Vidal, Strauss, et leurs élèves, ont constaté un parallélisme des plus remarquables entre le taux de l'albuminerie, le taux de l'hydratation organique et de la chloruration alimentaire. Ils ont pu dans certains cas faire apparaître ou disparaître à volonté l'albumine et les œdèmes par simple hyperchloruration ou déchloruration du régime alimentaire. Ils en ont conclu à une action puissante du chlorure sur certains œdèmes brightiques et à l'action

1. V. Bunge. — « Chimie biologique. » Édition française, Carré et Naud, éditeurs.

thérapeutique manifeste de la cure de déchloruration. Le régime lacté devrait surtout son efficacité à son hypochloruration relative, les trois litres et demi de lait correspondant aux 2 400 calories nécessaires en moyenne à un adulte ne contenant que 5 grammes de chlorure environ, alors que la ration moyenne de régime mixte dépasse généralement 10 grammes pour l'homme.

Mais dans les cas où le régime lacté hypochloruré est mal supporté par le malade ou lui inspire un insupportable dégoût, on pourrait — et les cliniciens susnommés l'ont souvent réalisé, — on pourrait avec avantage lui substituer un régime encore plus hypochloruré composé de viande, de pain, de sucre, de pommes de terre (!), de riz, de pâtisserie, de pâtes alimentaires, pourvu que le sel n'entre pas dans leur préparation culinaire.

Cette notion de l'élimination des chlorures a conduit encore à instituer chez les brightiques l'*épreuve de la chlorurie expérimentale,* qui consiste à faire ingérer à un sujet soumis à un régime alimentaire connu et constant, une certaine quantité supplémentaire de chlorure de sodium (10 grammes par jour), les urines étant analysées au point de vue spécial du chlorure urinaire avant, pendant et après l'épreuve. Il semble que l'on puisse adopter les conclusions suivantes de H. Claude et A. Mauté :

Si la réaction urinaire est normale, c'est-à-dire si le chlorure urinaire subit une variation parallèle au chlorure ingéré, la diurèse et les substances achlorées restant sensiblement fixes, le pronostic reste bénin : les malades peuvent être alimentés sans danger.

Si le chlorure urinaire reste fixe malgré l'élévation du taux des chlorures alimentaires, la diurèse et le taux des substances achlorées s'élevant pendant l'épreuve de la chlorurie, le pronostic est des plus sombres, la mort habituellement rapide.

Si le chlorure est éliminé normalement, mais qu'il existe pendant l'épreuve une augmentation des éléments achlorés, le pronostic doit être réservé ; mais habituellement ces malades guérissent par un régime lacté intermittent.

Cette épreuve est donc précieuse ; il faut savoir qu'elle n'est pas toujours inoffensive : « Les accidents qu'elle détermine parfois, surtout lorsqu'on la répète plusieurs jours de suite, doivent engager le clinicien à n'user qu'à bon escient de ce procédé, destiné à mettre en évidence la rétention des chlorures mais non à la provoquer » (Achard).

On sait que, dans les maladies infectieuses aiguës, il y a généralement rétention des chlorures et par conséquent abaissement considérable du taux des chlorures urinaires pendant la période fébrile, et qu'au contraire la période critique passée la diurèse et la chlorurie urinaire atteignent pendant un jour ou deux un taux extrêmement élevé.

* * *

Le *dosage des chlorures dans l'urine* peut se faire très simplement, mais à la vérité très approximativement aussi, par la méthode de Mohr basée sur le principe suivant : si dans une solution contenant des chlorures et du chromate de potasse on fait tomber goutte à goutte une solution de nitrate d'argent, on précipite d'abord les chlorures et nullement le chromate. Ce n'est que lorsque la précipitation des chlorures est totale que le chromate de potasse est à son tour précipité. Or, le chromate d'argent a une coloration rouge brique très facile à reconnaître ; la fin de la précipitation des chlorures sera marquée par l'apparition de cette coloration rouge.

Dans 10 centimètres cubes d'urine colorée par quelques gouttes de chromate jaune de potasse, on fait tomber goutte à goutte une solution titrée de nitrate d'argent (1 centimètre cube de la liqueur correspond à un centigramme de NaCl, si elle renferme au litre 29 grammes de nitrate d'argent), jusqu'à apparition de la coloration rouge. Le nombre de centimètres cubes de la solution titrée donnera le nombre de grammes de chlorures dans un litre d'urine.

Au point de vue chimique strict, cette méthode est passible de nombreuses critiques : la solution peut, en effet, précipiter dans l'urine certaines substances organiques avant de précipiter le chromate alcalin ; les résultats au point de vue absolu sont donc manifestement erronés. Mais comme il s'agit surtout de comparer entre eux les résultats obtenus avant et après l'épreuve de la chlorurie, que l'erreur susmentionnée est du même ordre de grandeur au moment des deux titrages, *on peut en clinique se contenter de cette méthode* qui a l'immense avantage au point de vue de la *pratique* d'être ultra-rapide et suffisamment exacte.

Pour apprécier plus facilement le moment exact du virage au rouge, ce qui est toujours délicat, on peut si l'urine est très pâle y ajouter une pincée de carbonate de chaux ; si au contraire elle est très colorée, très foncée, riche en pigments biliaires par exemple, on pourrait la décolorer par passage sur un petit filtre à noir animal lavé, exempt de chlorures.

MM. Achard et Thomas ont proposé un procédé de dosage des chlorures urinaires qui ne nécessite que l'emploi d'un tube gradué analogue à celui qui sert au dosage de l'albumine par la méthode d'Esbach.

« La réaction, fondée sur le même principe que dans le dosage usuel, s'y fait en sens inverse, c'est-à-dire qu'au lieu de faire agir sur une quantité fixe d'urine, une quantité variable de nitrate, on fait agir sur une quantité fixe de nitrate une quantité variable d'urine, de manière à n'employer chaque fois que peu de réactif. Au nitrate on ajoute un peu de chromate de potasse, afin de former du chromate d'argent, puis on verse graduellement de l'urine qui donne lieu à la formation de chlorure d'argent ; la fin de la réaction est indiquée par le moment où la teinte brun rougeâtre du chromate d'argent disparaît pour faire place à une teinte jaune clair. La graduation, indiquant le volume d'urine qu'il a fallu ajouter, donne le taux des chlorures[1]. »

Voici un procédé que nous employons couramment et qui est encore plus accessible au praticien puisqu'il ne nécessite aucun appareil spécial qu'un tube à essai, un compte-gouttes quelconque, et les réactifs ordinaires des chlorures, c'est-à-dire une

1. Achard. *Bull. Soc. méd. des hôpitaux*, 20 juin 1902, p. 596.

solution de nitrate d'argent à 29 pour 1 000 (chaque centimètre cube correspond à $0^{gr},01$ de NaCl) et quelques centimètres cubes d'une solution de chromate de potasse à 1/5.

Le modus faciendi est des plus simples : Avec un compte-gouttes quelconque faire tomber dans le tube à essai 20 gouttes de la solution de nitrate d'argent, ajouter 1 ou 2 gouttes de chromate de potasse (le liquide prend une coloration rouge brun), avec le même compte-gouttes ajouter de l'urine goutte à goutte jusqu'à virage franc au jaune paille. On obtiendra le taux des chlorures au litre en divisant 200 par le nombre de gouttes employé.

L'approximation est encore plus grande qu'avec le procédé précédent [1].

*
* *

Indications et contre-indications.

Nous avons assez longuement insisté sur le rôle alimentaire du sel parce que les notions précédentes sont susceptibles d'applications diététiques importantes que nous indiquerons seulement :

Indications.

L'usage alimentaire modéré du sel sera recommandable chez les *végétariens,* chez les *dyspeptiques par insuffisance* du suc gastrique, chez les *hyposthéniques* (toutefois il faudra veiller avec soin à l'intégrité des reins dans ces cas, et éviter l'abus chlorurique alimentaire). En général, la dose de 10 grammes par jour de sel supplémentaire ou sel d'assaisonnement paraît devoir être considérée comme un maximum dans le cas de régime mixte.

Pris en excès, il habitue l'estomac à être suppléé, il fatigue le rein, il amène à boire beaucoup, il altère : « Le sel appelle l'eau », et de ce fait il peut secondairement fatiguer le cœur.

1. Martinet. — Le dosage clinique des chlorures urinaires. *Presse médicale,* 13 novembre 1909.

CONTRE-INDICATIONS. — RÉGIME DÉCHLORURÉ.

L'usage alimentaire du sel sera *contre-indiqué chez les brightiques.* L'épreuve de la chlorurie alimentaire, lorsqu'elle sera possible sans danger, permettra d'établir la diététique sur des bases très rigoureuses ; nous n'y reviendrons pas. Très efficace contre les œdèmes, le régime déchloruré l'est beaucoup moins contre l'albuminurie et les accidents urémiques. Contre ces derniers accidents le régime lacté simple est préférable (V. Mal de Bright).

Les deux indications principales sont en somme : les *néphrites hydropigènes* et les *scléroses rénales avec hypertension artérielle.*

Ce même régime déchloruré s'est montré *parfois* fort *efficace contre l'œdème et les épanchements cardiaques* (Merklen, Vaquez). Tout cardiaque n'a pas besoin d'être soumis à un régime aussi strict, mais on doit au moins dans ce cas se préoccuper de la chloruration de son régime et il lui faut savoir qu'il ne doit jamais faire usage d'une alimentation trop salée. C'est encore le régime lacté simple qui donne les meilleurs résultats.

Des observations de Le Gendre, Achard, Widal, Chauffard, il résulte que l'*ascite cirrhotique* peut, grâce à une cure de déchloruration, tantôt être enrayée dans son développement, tantôt même se résorber.

Il sera légitime d'en tenter l'essai dans les *épanchements pleurétiques et péritonéaux,* dans le *glaucome,* dans les accidents liés à l'hypertension du liquide céphalo-rachidien, etc.

Il a été employé avec un très grand succès dans quelques cas d'*hyperchlorhydrie* avec crises douloureuses et vomissements (Hayem, Laufer).

On connaît les résultats obtenus dans l'*épilepsie* par la combinaison de la diète hypochlorurée et de la médication bromurée (Richet et Toulouse. C. R. Acad. des Sciences, 1879, p. 850).

* * *

Pratique du régime déchloruré (Voir Régimes usuels).

LES PHOSPHATES

En 1887, M. Jolly publia sur les phosphates et leurs fonctions chez les êtres vivants une œuvre, considérable pour l'époque, où il réunissait tous les faits et toutes les hypothèses susceptibles de préciser le rôle des phosphates dans l'organisme. Depuis, la question de la médication phosphorée a été, peut-on dire, continuellement à l'ordre du jour; elle a fait l'objet de travaux nombreux dont quelques-uns vraiment autorisés : qu'on se rappelle seulement les travaux auxquels ont donné lieu les glycérophosphates, les lécithines, les nucléines, l'acide phosphorique et, plus récemment, l'acide anhydro-oxyméthylène-diphosphorique. Quelques notions nouvelles ont été nettement établies, quelques légendes anciennes ont été détruites; le sujet n'en reste pas moins encore obscur et les opinions en plus d'un point contradictoires. Il nous paraît donc utile, nous en tenant aux grosses acquisitions cliniques et expérimentales, de résumer clairement, à fins purement pratiques, en dehors de toutes subtilités, l'état actuel de la question.

*
* *

Des analyses répétées ont montré que, combiné à différentes bases, l'acide phosphorique entre dans la constitution de la plupart de nos organes; dans les cendres des tissus, on ne trouve guère que des phosphates, du chlorure de sodium et très peu de sulfate de soude; le phosphate de fer domine dans les globules du sang, le phosphate de soude dans le plasma, le phosphate de potasse dans le système nerveux, le phosphate de magnésie dans le tissu musculaire, le phosphate de chaux dans les os. Bref, suivant la remarque de Bouchard, « sans phosphore, nulle cellule ne peut se former, ni même subsister ».

Il s'y trouve soit à l'état de *combinaisons minérales* (phosphates de potasse, de soude, de chaux, de magnésie), soit à l'état de *combinaisons organiques* (nucléo-albumines, lécithines, nucléines, paranucléines, etc.), ces dernières prédominantes dans les parties molles.

Chez un adulte, le système nerveux renferme environ 12 grammes d'acide phosphorique, les muscles 130 grammes, le squelette 1 400 grammes.

L'acide phosphorique et les bases auxquelles il est combiné dans les tissus animaux sont de véritables et très importants aliments ; telle est la première certitude.

*
* *

Il serait évidemment fort intéressant de connaître avec quelque précision le taux moyen des phosphates éliminés par l'organisme en vingt-quatre heures. Mais tous ceux qui ont voulu étudier cette question avec méthode ont dû reconnaître qu'il était impossible d'arriver à une approximation même éloignée, et que trop de facteurs (alimentation, travail, états pathologiques, idiosyncrasies, etc.) intervenaient dans cette élimination pour que l'on pût même ébaucher les lois de cette élimination ; le fait est d'ailleurs général et la plupart des travaux urologiques doivent être tenus pour inexistants, les coefficients d'écarts techniques chimiques et physiologiques étant presque toujours supérieurs aux écarts constatés par les observateurs et sur lesquels ils ont basé leurs conclusions. Que ceux qui douteraient de cette proposition se reportent au remarquable travail de MM. Lumière et Chevrotier relatif aux « variations dans la composition des urines du chien[1] ».

L'étude du rapport de l'azote à l'acide phosphorique urinaire a de même conduit MM. Gilbert et Posternak à admettre l'indépendance relative des échanges phosphorés et azotés. Ce rapport

1. *Archives de médecine expérimentale et d'anatomie pathologique*, mai 1903.

étant sous la dépendance évidente des taux respectifs de l'urée et des phosphates, variables eux-mêmes surtout avec l'alimentation; ce rapport n'échappe pas à la critique susénoncée et, suivant la remarque des auteurs précédents, « il est impossible de lui attribuer une valeur quelconque dans l'examen de la nutrition à l'état pathologique » et même à l'état normal.

Tout ce que nous pouvons dire avec certitude, et cela paraît maigre, c'est que la désassimilation phosphorée, pour varier dans des limites fort étendues même à l'état normal n'en est pas moins constante et que, partant, les phosphates doivent faire partie intégrante de la ration alimentaire normale ; que cliniquement, il est un grand nombre d'états physiologiques (grossesse, allaitement, etc., etc.) ou pathologiques (tuberculose, maladies infectieuses en général, surmenage, dépressions morales, chlorose, etc.) dans lesquels la déminéralisation organique, la déphosphorisation, en particulier, l'emportent sur les processus assimilateurs ; que, d'autre part, il est toute une période de la vie, la jeunesse, pendant laquelle les processus assimilateurs de phosphatisation en particulier doivent l'emporter sur les processus désassimilateurs ; qu'enfin il peut y avoir assimilation défectueuse du phosphore (trouble de croissance).

Bref, *les phosphates doivent faire partie de la ration alimentaire normale ; leur ration doit être élevée dans les cas physiologiques où la minéralisation adulte des tissus n'est pas terminée (jeunesse) ou la consommation des phosphates exagérée (grossesse, allaitement), dans les cas pathologiques où cliniquement la phosphatisation se montre insuffisante (rachitisme) ou la déphosphatisation exagérée (maladies infectieuses, tuberculose, surmenage, chlorose, dépressions nerveuses, convalescence).*

A quels éléments nous adresserons-nous pour réparer ces pertes ordinaires ou extraordinaires?

*
* *

Théoriquement nous pouvons puiser les éléments phosphatés

nécessaires au métabolisme normal ou pathologique dans le monde minéral, dans le monde animal ou dans le monde végétal.

Il semble bien, quoique, à notre avis, la démonstration expérimentale rigoureuse soit encore à faire, il semble bien que « les *phosphates minéraux ne sont pas assimilables au sens vrai du mot,* c'est-à-dire capables de contribuer à la constitution des tissus ou à couvrir les pertes journalières en phosphore d'un organisme » (Gilbert et Posternak), et ceci semble juger la tentative récente faite pour introduire sur nos tables un sel rendu soi-disant plus nutritif par addition de phosphate de chaux. En tout état de cause, il semble qu'il faille peu compter sur les phosphates minéraux pour la constitution des rations d'entretien ou de reminéralisation phosphorée ; toutefois ils peuvent être des plus utiles à d'autres points de vue, par exemple comme vecteurs des bases (chaux, magnésie, etc.) nécessaires à l'organisme ou sous forme d'acide phosphorique comme agent idéal de la médication acide et comme excitant de la cellule nerveuse (Joulie, Cautru, Martinet).

Les *aliments animaux,* le lait, les œufs, la viande en particulier, *renferment des quantités notables de substances phosphorées organiques et inorganiques.* Le lait de femme renferme, sous forme organique, près de 0gr,50 par litre d'acide phosphorique et certainement éminemment assimilable, car c'est à ses dépens presque exclusivement que se fait l'ossification si active pendant la période d'allaitement. Un jaune d'œuf renferme en moyenne 0gr,13 d'acide phosphorique, 100 grammes de viande renferment environ 0gr,43 d'acide phosphorique dont 60 pour 100 à l'état organique. Il n'est pas douteux que ces aliments constituent des agents vecteurs phosphorés importants et qu'il soit rationnel d'y puiser tant au point de vue diététique qu'au point de vue thérapeutique strict, et la prescription diététique classique des œufs, des sardines, des poissons comme vecteurs du phosphore alimentaire est rationnelle. Au point de vue médicamenteux et en tant qu'agents phosphorés, les nucléines se sont plutôt révélées jusqu'ici comme des éléments excrémentitiels générateurs de purines que comme des agents thérapeutiques maniables ; les lécithines pures ou soi-disant telles ont donné des résultats inconstants, incertains.

Les travaux contemporains ont pleinement mis en lumière la *valeur hors pair des aliments végétaux dans l'alimentation phosphorée,* mais il y a plus de quarante ans que Boussingault écrivait : « Les phosphates, pour être assimilés par l'organisme humain, doivent être élaborés dans un creuset particulier qui est le végétal » ; il y a plus de trente ans que le Pr Sausson (de Grignon) écrivait : « Lorsque nous voulons, en zootechnie, activer le développement du squelette pour fabriquer (c'est le mot) des animaux précoces, atteignant leur état adulte et leur plus fort poids en moins de temps, ce n'est point aux préparations pharmaceutiques que nous avons recours pour augmenter, dans leur ration alimentaire, la proportion des éléments du phosphate de chaux nécessaire, *l'expérience nous ayant démontré que ce serait en vain* : nous demandons le surplus d'acide phosphorique assimilable d'abord à un allaitement plus abondant et de meilleure qualité, puis aux jeunes pousses des graminées des prairies, puis enfin à l'addition d'une quantité suffisante de semences céréales, légumineuses, oléagineuses[1] ».

Le fait suivant est de même bien connu en zootechnie : que l'on ajoute à la nourriture fraîche et saine d'une vache une quantité plus ou moins considérable de phosphates calciques, la teneur du lait en phosphates varie peu ; que l'on ajoute des phosphates à la terre de la pâture quand le pré est en état, l'analyse du lait permet de constater une élévation notable du taux des phosphates.

Bref, *les végétaux paraissent, au point de vue des phosphates, les intermédiaires quasi nécessaires entre le monde minéral et le monde animal.* L'homme puise, en définitive, ces phosphates dans le régime mixte ordinaire, dans le seul règne végétal, soit directement, sous forme de pain et de végétaux divers, céréales et légumineuses en particulier, soit indirectement dans la chair des herbivores qui ont déjà pour leur propre compte assimilé lesdits phosphates. Le règne animal peut, nous l'avons déjà dit, fournir

1. *Gazette hebdomadaire*, 1874, p. 241.

les éléments phosphorés alimentaires; pour la médication phosphorée, la suralimentation carnée, avec son rapport de toxines et de purines, est souvent dangereuse; les éléments phosphorés animaux isolés, nucléines, lécithines, ont donné des résultats mauvais ou douteux, se sont comportés souvent comme des matières excrémentitielles. Le règne végétal paraît donc, *a priori*, devoir fournir les éléments les meilleurs de la médication phosphorée; les travaux les plus récents semblent confirmer cet *a priori*.

Traditionnellement, on employait depuis longtemps tout empiriquement les décoctions d'orge, « l'eau d'orge » en pédiatrie; on sait que M. Springer, inspiré par le Pr Bouchard, entreprit l'étude systématique des décoctions de céréales; que M. Bertrand reconnut « leur grande richesse en phosphates et en composés phosphorés organiques dont les uns dérivent d'un commencement d'hydrolyse des lécithines et dont les autres sont, à l'heure actuelle (1901), de constitution tout à fait inconnue »; qu'employées systématiquement en clinique, ces *décoctions de céréales* amènent chez les nourrices l'augmentation de la quantité et l'amélioration du lait (l'élévation du taux des phosphates en particulier) et, partant, l'accroissement plus rapide des nourrissons, et qu'elles se montrèrent des plus actives dans le traitement des arrêts de croissance[1].

Posternak reprit cette étude et montra que les céréalophosphates sont constitués par des phosphates minéraux, des lécithines, mais surtout par des composés phosphorés organiques dérivant de l'acide anhydro-oxyméthylène-diphosphorique.

$$O\left\langle\begin{array}{l} CH\left\langle\begin{array}{l} H \\ O.PO.(OH)^2 \end{array}\right. \\ CH\left\langle\begin{array}{l} O.PO.(OH)^2 \\ H \end{array}\right. \end{array}\right.$$

Cet acide fut isolé et expérimenté par MM. Gilbert et Poster-

1. Voir à l'article « Céréales » quelques formules de ces décoctions.

nak, tant au laboratoire qu'en clinique humaine, et son assimilation reconnue. Employé dans des cas variés où le métabolisme phosphaté était troublé, il se montra exercer une action remarquable tant sur la nutrition phosphorée que sur le dynamisme organique général et, partant, exercer une action utile dans la tuberculose, à ses diverses périodes, dans les convalescences des maladies infectieuses, dans la chlorose, les anémies, les états neurasthéniques.

Bref, la clinique humaine, confirmant en tous points les prévisions de la chimie biologique et les enseignements de la zootechnie, a démontré que *les aliments végétaux, les céréales en particulier, étaient les vecteurs les plus ordinaires du phosphore, dans l'organisme humain, et que les céréalophosphates constituaient à l'heure actuelle les agents les plus puissants, les plus efficaces et les plus maniables de la médication phosphorée.*

Sous quelle forme convient-il de les employer?

*
* *

Le mode d'administration le plus simple des phosphates végétaux est, cela *est* bien évident, *un régime bien compris, riche en céréales et en légumineuses.* Mais il est des cas où le régime seul se montre insuffisant et où il est rationnel d'instituer une véritable médication phosphorée.

Les tableaux de Jolly indiquent que, pour les aliments de provenance animale, le rapport de l'acide phosphorique à l'azote total varie de 1/2,5 pour la cervelle de veau et 1/3 pour le lait à 1/8,5 pour la viande de bœuf de deuxième qualité. *Le régime carné riche en azote est généralement déficitaire en acide phosphorique.* Dans les aliments végétaux le rapport de l'acide phosphorique à l'azote est en général plus élevé, il est en moyenne de 1/6 pour le pain, 1/5 pour le riz, 1/4 pour les haricots en purée, 1/3 pour les pommes de terre et même 1/2 pour la carotte. Il en résulte que, en bloc, *le régime végétarien pauvre en azote est riche en acide phosphorique.*

« Il est donc évident que le régime mixte, pain, viande, légumes, peut donner des rations satisfaisantes, suivant le choix et la quantité des aliments consommés. Mais comme ce choix ne peut être que laissé au hasard et, comme les quantités sont souvent excessives ou insuffisantes, il arrive très fréquemment que la nutrition est imparfaite et déficitaire surtout à l'égard de l'acide phosphorique, dans les villes où le régime carné tend à prédominer, et à l'égard de l'azote, à la campagne où c'est au contraire le régime végétarien qui s'impose le plus souvent. » Dans la ration dite normale de Payen, pour un adulte de 63 kilogrammes, savoir 300 grammes de viande de bœuf désossée et 1 000 grammes de pain, le rapport précédent est de 1/7,5, donc déficitaire ; elle ne fournit que 2gr,75 d'acide phosphorique, dose probablement insuffisante.

M. Joulie émet cette hypothèse à laquelle on ne peut refuser quelque vraisemblance : « Le développement extraordinaire, à notre époque, des maladies nerveuses, groupées par l'école actuelle sous le nom de neurasthénie, n'a pas d'autre cause que l'affaiblissement du système nerveux par suite des pertes d'acide phosphorique que lui fait éprouver son fonctionnement souvent exagéré, en présence d'une alimentation pauvre en acide phosphorique. » En fait l'addition d'acide phosphorique et de phosphate acide de soude au régime alimentaire donne souvent des résultats tout à fait remarquables dans les neurasthénies et les psychasthénies (Joulie, Cautru, Martinet) ; l'extension étonnante à notre époque de la médication phosphatée, l'énorme consommation de phosphates, glycérophosphates, hypophosphites, lécithines, nucléines, etc., semble bien n'être que le correctif rationnel d'une alimentation phosphoriquement déficitaire ; nous avons constaté la même correction pour le sel, mais ici, à l'inverse, les deux causes de déficit phosphorique (alimentation carnée et usure nerveuse) rendent la consommation beaucoup plus fréquente et abondante dans les villes.

*
* *

MM. Gilbert et Posternak ont obtenu, en clinique humaine, des résultats intéressants par l'emploi de l'acide anhydro-oxyméthylène-diphosphorique, qui constitue manifestement un agent utile de la médication phosphorée.

M. Springer, et tous les pédiatres, ont obtenu en clinique infantile des résultats très probants dans le traitement des retards, arrêts de croissance généralement quelconques, par l'emploi de décoctions de céréales de formules variées ; depuis, ces décoctions ont été employées avec succès dans les états les plus divers, ayant comme symptôme commun une perturbation appréciable dans l'assimilation ou la désassimilation des phosphates, un trouble du métabolisme phosphoré ; bref, les décoctions de céréales[1] se sont comportées comme des solutions parfaitement assimilables de céréalophosphates, ce terme générique compréhensif désignant l'ensemble des phosphates minéraux et organiques contenus dans les céréales (lécithines, acide anhydro-oxyméthyilène-diphosphorique, phosphates organiques de constitution actuellement inconnue). Elles constitueraient donc une forme quasi idéale purement diététique de la médication phosphorée organique végétale si on ne se heurtait à deux gros desiderata d'ordre étroitement pratique : ces décoctions sont longues à préparer (elles nécessitent trois ou quatre heures d'ébullition) ; elles sont difficiles à conserver (vingt-quatre ou quarante-huit heures au plus à cause de leur facile fermentation) ; ajoutons qu'elles ne sont pas toujours de constitution identique, la teneur en phosphates est évidemment variable.

Il sera, en conséquence, rationnel de s'adresser aux extraits titrés de ces décoctions de céréales, aux céréalophosphates, qui représentent la totalité des substances nutritives phosphatées et autres desdites décoctions, et qui, sous leur forme pulvérulente, farineuse ou granulée, sont d'un emploi facile, voire agréable, d'une teneur constante en principes phosphorés, d'une conservation indéfinie, qui réalisent de la façon la plus complète

1. Voir « Céréales ».

la médication phosphorée organique végétale. Les extraits de malt[1] constituent par ailleurs un autre mode des plus recommandables de la médication phosphorée ; il faut, de plus, considérer que ces deux modes (extraits de malt, céréalophosphates) se présentent sous une forme diététique qui convient de façon particulière à l'administration d'un aliment, car toutes les considérations précédentes démontrent en définitive purement et simplement la supériorité des aliments végétaux, des céréales en particulier, au point de vue de l'assimilation des phosphates, et les modes sus-indiqués ne sont et ne doivent être considérés que comme des modes perfectionnés d'alimentation végétale.

1. Voir « Bière ».

CHAPITRE II

ALIMENTS ORGANIQUES

GRAISSES

I. — Propriétés chimiques.

Les *graisses neutres* sont au point de vue chimique des *éthers trioléique, tripalmitique, tristéarique* de la *glycérine,* autrement dit des triglycérides, c'est-à-dire des éléments résultant du remplacement des trois anhydriles de la glycérine (alcool triatomique $C^3H^5(OH)^3$ par 3 radicaux d'acides gras : $C^3H^5(C^{18}H^{33}O^2)^3$, trioléine, $C^3H^5(C^{16}H^{31}O^2)^3$ tripalmitine, $C^3H^5(C^{18}H^{35}O^2)^3$ tristéarine. La trioléine est liquide à la température ordinaire, la tripalmitine est liquide au-dessus de 45°, la tristéarine au-dessus de 65°. Ces trois triglycérides mélangées en proportions variables constituent les divers corps gras naturels, animaux et végétaux, dont la consistance et le point de fusion varieront évidemment suivant la proportion des composants, c'est ainsi que les huiles liquides à la température ordinaire sont presque exclusivement composées de trioléine alors que le beurre de cacao, qui reste solide à une température relativement élevée, est constitué par de la tristéarine presque pure.

Les *graisses sont insolubles dans l'eau* ; battues vigoureusement avec de l'eau, elles forment une *émulsion* par division desdites graisses en gouttelettes extrêmement ténues qui se répartissent plus ou moins bien dans la masse ; l'émulsion ainsi obtenue est instable. L'émulsion est stable dans les liquides alcalins ou visqueux renfermant de la mucine.

Les graisses sont solubles dans l'alcool, l'éther, le chloroforme, etc. L'oléine dissout abondamment la palmitine et la stéarine.

La *propriété chimique fondamentale des graisses est leur saponification* sous l'influence des alcalis caustiques, c'est-à-dire leur décomposition en glycérine et en acides gras, ces derniers se combinant à l'alcali (soude ou potasse) pour donner des sels sodiques, oléates, palmitates ou stéarates de soude ou de potasse qu'on appelle des *savons*. Par extension, le simple dédoublement des graisses en acides gras et glycérine, par exemple sous l'influence du suc pancréatique, est souvent désigné de même par le terme de saponification.

Les *acides gras* sont insolubles dans l'eau; solubles dans l'alcool et l'éther.

Ils représentent 90 à 95 pour 100 du poids des graisses animales et végétales.

Certaines matières grasses tiennent en solution des acides gras libres non neutralisés par de la glycérine. Les graisses rancies en renferment des quantités plus considérables; la graisse du foie en contient normalement jusqu'à 10 pour 100, l'huile de foie de morue encore davantage. Ils sont mis en liberté sous l'influence de l'eau et de la température au cours des préparations culinaires; ils prennent naissance dans la digestion des graisses au niveau de l'intestin grêle; leur importance est donc considérable. Les expériences de Munk semblent démontrer qu'ils possèdent la même valeur que la graisse tant comme agent d'épargne de l'albumine que comme agent d'épargne de la graisse du corps.

La *glycérine* $C^3H^5(OH)^3$ est une substance liquide, visqueuse, sucrée, soluble dans l'eau et l'alcool. Elle constitue 5 à 9 pour 100 des corps gras.

Elle est brûlée en majeure partie dans l'organisme et préserve ainsi de la destruction une quantité isodyname de la graisse du corps. Nous sommes encore mal fixés sur sa valeur alimentaire, mais suivant la remarque de Bunge « à priori, la glycérine nous apparaît comme un aliment précieux, car la chaleur de combustion, 4^{c},3, est supérieure à celles de tous les hydrates de carbone. »

* * *

Lécithines :

Si dans une des graisses neutres précédemment nommées plus haut, la tristéarine par exemple

$$\begin{array}{l} CH^2 - C^{18}H^{35}O \\ | \\ CH - C^{18}H^{35}O \\ | \\ CH^2 - C^{18}H^{35}O \end{array} \qquad \text{tristéarine}$$

on remplace un des radicaux d'acide ($C^{18}H^{35}O$) par le radical d'acide phosphorique, on obtient un corps

$$\begin{array}{l} CH^2 - C^{18}H^{35}O \\ | \\ CH - C^{18}H^{35}O \\ | \\ CH^2 - O\diagdown \\ \quad HO - PO \\ \quad HO\diagup \end{array} \qquad \text{acide distéaryl-phospho-glycérique}$$

3 fois éther et 2 fois acide, l'acide phosphorique $PO\,(OH)^3$ triatomique renfermant encore 2 anhydriles remplaçables, une seule de ses atomicités ayant été saturée par la glycérine. Si on remplace un anhydrile, de la choline,

$$C^2H^4 \begin{cases} OH \\ Az\,(CH^3)^3.OH \end{cases}$$

par le radical d'acide distéarylphosphoglycérique on obtient le composé

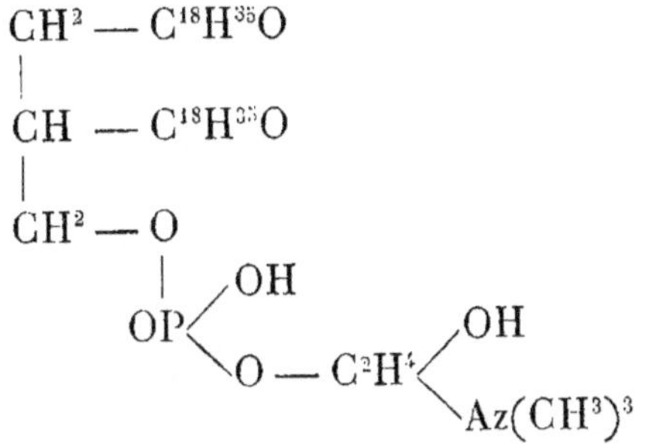

$$
\begin{array}{l}
CH^2 - C^{18}H^{35}O \\
| \\
CH \;\; - C^{18}H^{35}O \\
| \\
CH^2 - O \\
\qquad\quad | \;\; \diagup OH \\
\qquad OP \qquad\qquad\qquad\qquad \diagup OH \\
\qquad\quad \diagdown O - C^2H^4 \\
\qquad\qquad\qquad\qquad\qquad \diagdown Az(CH^3)^3
\end{array}
$$

qui est la *lécithine distéarique*. Il existe de même une lécithine dioléique, dipalmitique, oléostéarique, oléopalmitique, stéaro-palmitique. Ces *lécithines*, véritables *graisses phosphorées* se rencontrent en abondance dans l'œuf et dans le système nerveux ; leur rôle physiologique est probablement considérable.

Elles jouissent des propriétés générales des graisses, sont insolubles dans l'eau, solubles dans l'alcool, l'éther et les huiles neutres.

Elles sont saponifiées par les alcalis, comme les graisses, avec formation de glycérine, de choline, de phosphate trisodique et d'un savon.

Leurs acides gras sont mis en liberté dans l'intestin ; elles participent donc de leur valeur nutritive.

*
* *

Au point de vue analytique, 5 propriétés *des corps gras* sont à retenir :

1° Leur *insolubilité* dans l'eau ;

2° Leur *solubilité* dans l'éther ;

3° Leur *saponification par les alcalis* ;

4° Leur *coloration en noir par l'acide osmique*, propriété précieuse en histologie normale et pathologique.

5° La *coloration intense des acides gras et des savons par les couleurs basiques d'aniline*. Les graisses neutres traitées par ces mêmes couleurs restent absolument incolores (Camus, Pagniez, Jacobson). Cette propriété est précieuse dans la pratique coprologique, mais il faut savoir comme l'a fort bien montré Jacobson que si les graisses neutres restent incolores en présence des couleurs basiques d'aniline, il suffit qu'elles soient mélangées à une petite quantité d'acides gras pour prendre la couleur, et l'intensité de la coloration est rigoureusement proportionnelle à la quantité d'acide gras contenu dans le mélange.

La recherche quantitative et qualitative des matières grasses dans les fèces est en clinique un élément diagnostique de premier ordre. Nous en donnons la technique d'après René Gaultier (Essai de Coprologie).

Recherche quantitative : On prend une certaine quantité de fèces que l'on fait dessécher à l'étuve et cette masse desséchée et pesée est triturée dans un mortier avec des morceaux de verre et du sable, bien lavé à l'HCl, à l'eau et séché et l'on fait une simple extraction par l'éther additionné d'HCl qui décompose les savons. On a ainsi le *poids total des graisses,* y compris la cholestérine et la lécithine.

Recherche qualitative : La matière séchée et broyée est traitée :

1° Par l'éther seul qui entraîne à la fois des graisses neutres, les acides gras et les savons d'alcalis, dont on obtient ainsi le poids avec l'appareil à extraction des graisses. Cet extrait desséché et pesé est redissous dans l'éther, il donne le *poids total des graisses neutres, des acides gras et des savons d'alcalis* ;

2° On traite par l'eau qui dissout les savons d'alcalis, que l'on entraîne par décantation ; on les précipite sous forme de savons de baryte par le chlorure de baryum ; les savons barytiques insolubles sont séparés par le filtre, lavés à l'eau, desséchés et pesés, *c'est le poids des savons d'alcalis* ;

3° Dans la partie éthérée on dose les acides gras par une solution alcoolique de potasse à 1 pour 100 en présence de la phénophtaléine, 1 centimètre cube de cette solution saturant $0^{gr},0284$ d'acide stéarique ; on obtient le *poids des acides gras* en acide stéarique ;

4° Par différence on obtient *les graisses neutres.*

II. — Propriétés physiologiques.

Digestion. — Absorption.

La *graisse exerce une action inhibitrice énergique sur la sécrétion du suc gastrique* (Pawlow). Peut-être faut-il voir dans ce fait l'explication de la remarque si juste de Munk que la graisse des aliments détermine tout autant que leur volume le « sentiment de satiété » ? Nous verrons au chapitre des indications, quelles applications pratiques découlent de cette propriété.

Elle passe sans modification appréciable dans le duodénum.

La *graisse exerce au contraire une action excitante manifeste sur la sécrétion du suc pancréatique :* La graisse est un excitant propre de la glande pancréatique. Cela ressort de la façon la plus évidente des expériences de Pawlow et Dolinski. Elle n'excite pas seulement la sécrétion du suc pancréatique, mais augmente encore la teneur de ce suc en ferment lipolytique.

Le suc pancréatique exerce sur les matières grasses une double action : 1° une action chimique*: saponification* ; 2° une action physique : *émulsion*.

La saponification par dédoublement des matières grasses en glycérine, acides gras et combinaison de ces derniers avec les carbonates alcalins des sucs pancréatique et intestinal pour donner des savons alcalins n'est qu'une *saponification partielle,* probablement minime. Le dédoublement des graisses se fait (au moins dans les digestions artificielles) avec une extrême lenteur, tandis que leur résorption est très rapide ; mais il suffit qu'une toute petite quantité de graisse soit dissociée pour en permettre l'absorption.

La mise en liberté d'une petite quantité d'acides gras au niveau de l'intestin joue, en effet, un rôle important dans la digestion et l'absorption de la graisse, car les graisses neutres ne s'émulsionnent pas dans un milieu alcalin, les graisses acides, au contraire, s'émulsionnent presque instantanément ; c'est ainsi qu'une graisse neutre toute fraîche ne peut être émulsionnée par une solution de soude, alors que de la graisse rance dans laquelle une partie des acides gras a été mise en liberté par l'action des organismes de la putréfaction, s'émulsionne sans peine. Il en est de même de la masse formée par des graisses neutres non transformées et une petite quantité de savons d'alcalis, d'acides gras libres et de glycérine. Quel que soit le mécanisme intime de cette absorption, il n'est pas douteux que l'émulsion préalable rendue plus rapide encore par la réaction alcaline du suc pancréatique et sa viscosité doive singulièrement la faciliter.

Mais la possibilité d'une absorption de graisses en l'absence de tout dédoublement préalable est prouvée expérimentalement : la proportion de graisse absorbée diminue mais n'est pas supprimée par la suppression du suc pancréatique (avec une alimentation mixte le chien anormal absorbe 97 pour 100 de la graisse ingérée, avec la même alimentation le chien dépancréaté en absorbe environ 72 pour 100).

Sous l'influence du suc pancréatique les lécithines sont de même saponifiées, au moins en partie avec formation d'acide glycérophosphorique, de choline et d'acides gras libres.

La bile joue dans l'absorption des graisses un rôle comparable à celui du suc pancréatique : l'absorption des graisses émulsionnées est à peine influencée par l'établissement d'une fistule biliaire complète ; l'absorption des graisses non émulsionnées est réduite de 97 pour 100 (normale) à 62 pour 100 (après fistulisation).

La bile favorise l'émulsion des graisses par sa viscosité, par sa réaction alcaline, par l'action favorisante qu'elle exerce sur les diastases pancréatiques en réalisant un milieu favorable à l'action desdites diastases,

Cette action synergique de la bile et du suc pancréatique dans l'absorption des graisses est surtout évidente chez le lapin. Chez cet animal le suc pancréatique se déverse dans l'intestin 32 centimètres au-dessus de la région où se déverse la bile : les chylifères ne deviennent lactescents (par pénétration des graisses) qu'à partir du point où se déverse le suc pancréatique. Bien d'autres expériences ont mis en évidence cette synergie.

Comme le dit fort justement M. Arthus : « Ces faits ne démontrent pas que la présence de la bile et du suc pancréatique est une condition nécessaire de l'absorption des graisses : on voit les graisses absorbées et les chylifères lactescents, chez un animal ne possédant qu'une seule sécrétion ; mais elles démontrent, sous une forme frappante, la suractivité de l'absorption en présence du mélange des deux sécrétions. » Ils font pressentir au clinicien les troubles que détermineront dans l'absorption des graisses les lésions hépatopancréatiques.

La graisse passe ainsi directement dans le sang : Le sang défibriné d'un chien saigné quelques heures après un repas riche en graisse, se recouvre par le repos d'une véritable couche de crème. Peu à peu cette graisse disparaît du sang ; *il est probable qu'elle traverse les parois des vaisseaux capillaires et se dépose dans les cellules du tissu conjonctif.*

L'examen du sang au moyen de l'ultra-microscope confirmant les travaux antérieurs de Ranvier, Bizzorero, Landois, Gumprechte, montre la présence dans le sang de granulations graisseuses bien étudiées par F. Müller qui leur a donné le nom d'hémokonies (poussière et sang). Neumann de Vienne remarque que les hommes ou les animaux dont le régime ne contient pas de graisse ont dans le sang peu d'hémokonies.

Si on administre un repas gras, l'aspect du sang examiné à l'ultra-microscope change déjà après trois quarts d'heure ; après une heure et demie, le sang fourmille d'hémokonies de Müller, leur nombre va ensuite en diminuant. Neumann a pu examiner à ce point de vue le sang de 100 malades, ceux dont l'absorption des graisses se faisait mal, par suite de diverses maladies du tube digestif et des glandes annexes : foie, pancréas, etc., montraient une diminution du nombre ou un retard dans l'apparition des hémokonies de leur sang. La recherche des hémokonies aura sans doute une importance considérable en clinique (Comandon)[1].

1. Comandon. — De l'usage en clinique de l'ultra-microscope. *Thèse*, Paris, 1909, p. 143.

Les graisses, dans les conditions normales, sont absorbées presque en totalité par l'intestin. Dans des expériences de Pettenkofer, à la suite de l'administration de 350 grammes de graisse à un chien, on en retrouva seulement 6 grammes, soit moins de 2 pour 100 dans les fèces. L'homme sain digère assez facilement 100 à 150 grammes de graisse par jour ; il peut même en digérer des quantités très supérieures, mais chez un certain nombre de personnes ces doses élevées provoquent des troubles digestifs.

Il est bien évident d'ailleurs que *cette absorption est fonction de l'état physique sous lequel la graisse est ingérée* ; le beurre est absorbé presque intégralement, 98 pour 100, le lard à un taux un peu moindre, 94 pour 100, cela tient sans doute à ce que la graisse du lard n'est pas libre, mais enfermée dans des enveloppes cellulaires qui doivent être préalablement digérées.

L'absorption est enfin fonction de la consistance de la graisse ingérée; elle est d'autant plus complète que cette consistance est moindre, plus liquide, c'est-à-dire dans une certaine mesure proportionnelle à sa richesse en oléine. Les graisses dont le point de fusion est supérieur à 50° sont retrouvées presque en totalité dans les fèces.

La destruction ultérieure de la graisse dans l'organisme, avec oxydation complète et élimination sous forme de CO^2 et de H^2O, dépend évidemment de l'état antérieur de la nutrition du sujet en expérience, de la ration alimentaire en albumine et en hydrates de carbone et du travail fourni. Pour n'en donner qu'un exemple, la quantité de graisse détruite pendant l'état de travail est deux à cinq fois plus considérable que celle détruite pendant l'état de repos.

Si la quantité de graisse ingérée est supérieure à la quantité de graisse oxydée, l'excédent se dépose dans les tissus et, semble-t-il, directement, car Munk, par administration abondante d'huile de colza à un chien, put démontrer le dépôt dans les tissus d'une huile grasse constituée par 3/5e d'huile de colza et contenant un corps gras caractéristique de cette huile : l'érucine. Mais il est probable qu'une petite portion seulement de la graisse ingérée s'incorpore ainsi directement aux tissus.

La graisse est le seul principe constitutif de l'organisme dont la quantité subisse des oscillations relativement très étendues, son taux pouvant à l'état physiologique varier de 9 à 23 pour 100 du poids total, alors que les autres éléments (eau, substances minérales, albuminoïdes, hydrates de carbone) ont une teneur centésimale sensiblement constante.

La ration moyenne quotidienne de graisse chez l'homme adulte paraît devoir être de 70 à 100 grammes.

III. — Nutrition.

On sait que dans la classification de Liébig, les substances non azotées, graisses et hydrates de carbone, étaient considérées comme *aliments respiratoires,* l'oxydation de ces éléments fournissant la chaleur nécessaire à la mise en activité des fonctions animales et protégeant ainsi les éléments azotés contre l'oxydation. Ces éléments azotés, Liébig, par opposition, les appelait *aliments plastiques,* ou formateurs des tissus et en faisait les producteurs de l'énergie du travail musculaire et de la réparation des tissus. En sorte que d'après cette théorie l'intensité de destruction des albuminoïdes serait en rapport direct avec l'intensité du travail musculaire, alors que l'intensité d'oxydation des substances non azotées (graisses et hydrates de carbone) dépendrait de la quantité d'oxygène absorbée.

Ce schéma ne peut être conservé. Le travail musculaire n'amène qu'une faible augmentation de l'excrétion de l'azote, tandis que l'excrétion de CO^2 et l'absorption de l'oxygène augmentent considérablement, donc le muscle travaille principalement avec des aliments non azotés, non albuminoïdes ; la réserve de glycogène accumulée par le repos dans les muscles disparaît par le travail musculaire ; donc les hydrates de carbone sont la principale source d'énergie du muscle. Il n'en reste pas moins que le *pouvoir calorigénique des graisses est considérable* et cette notion domine leur histoire.

Le pouvoir calorigénique des graisses est *considérable*. Un gramme de graisse donne en moyenne 9 calories 5, soit près de deux fois et demie autant qu'un poids égal d'albumine ou d'hydrates de carbone, ce qui tient à sa richesse en carbone et en hydrogène et à sa pauvreté relative en oxygène. C'est la caractéristique physiologique la plus importante des graisses, leur usage comme aliment d'épargne, leur emploi dans les pays froids, ne sont que corollaires immédiats de cette puissance calorigénique.

L'action si remarquable de l'huile de foie de morue, dans l'enfance, est sans doute due, en grande partie, à la suralimentation réalisée par l'huile ; il ne faut pas perdre de vue, en effet, qu'une cuiller à soupe d'huile de 15 grammes, qui est une dose faible, représente 143 calories environ, soit au point de vue isodynamique 220 grammes de lait, 2 œufs à la coque ou 140 grammes de maigre de mouton. En fait nous avons obtenu des résultats souvent fort satisfaisants par la substitution d'huile d'olives à l'huile de foie de morue chez des sujets difficiles.

Une alimentation composée exclusivement de graisse ne peut se suffire à elle-même : Les chiens de Magendie ainsi alimentés vécurent 56 à 58 jours, les rats de Voit 4 semaines ; mais il est digne de remarque que l'inanition absolue amène la mort des rats en 8 ou 9 jours, il est non moins digne de remarque que l'*alimentation exclusive par la graisse influence à peine la destruction de l'albumine du corps* : Un chien de Voit soumis à l'inanition élimina avant comme pendant l'alimentation exclusive par de la graisse 12 grammes d'urée par jour.

Au contraire, dans un *régime mixte* composé de graisse et d'albumine, *la graisse alimentaire* réduit l'étendue de la destruction de l'albumine, en d'autres termes, elle *agit comme un agent d'épargne pour l'albumine.* Il en résulte :

1° Que la *teneur du corps en graisse exerce une influence capitale sur le taux de décomposition de l'albumine* (Maladies par ralentissement de la nutrition, obésité, consomption) ;

2° Que *dans un régime, si la viande est additionnée de graisse, l'équilibre azoté s'établit par une ration de viande très inférieure à celle qui est nécessaire dans un régime exclusivement carné* (Expériences de Bischoff et Botkin). On voit de suite les conséquences pratiques de cette proposition et que la valeur nutritive d'un régime peut être jugée, dans une certaine mesure, d'après sa teneur en graisse. Comme agent d'épargne de la graisse, d'après C. Voit, 100 parties de graisse équivalent à 220 d'albumine ; elle constitue donc l'agent d'engraissement le plus puissant.

IV. — Indications et contre-indications.

La ration de graisse doit être dans une certaine mesure proportionnée au froid extérieur. C'est ainsi que l'huile de foie de morue habituellement bien tolérée l'hiver est insupportable l'été, et que les Esquimaux font, comme chacun sait, une consommation extraordinaire de graisses. Suivant Pagès, la graisse animale conviendrait surtout aux pays froids, la graisse végétale aux pays chauds.

La ration de graisse doit être proportionnée au travail et en particulier au travail manuel ; c'est le grand aliment de force et le travail manuel, l'exercice accroît précisément l'aptitude de l'organisme à le digérer.

* * *

Il ne peut venir à notre esprit de rappeler même en raccourci toutes *les indications* et *les contre-indications des graisses*. Nous rappellerons seulement quelques indications cliniques essentielles qui ont fait l'objet de travaux récents.

C'est surtout dans les affections du tube digestif que les propriétés physiologiques des graisses sont à considérer : Les recherches coprologiques de René Gaultier confirmant et précisant les enseignements antérieurs de la clinique et du laboratoire lui ont permis de formuler les conclusions essentielles suivantes :

En cas de trouble d'absorption intestinale (*entérites*), la quantité de graisse utilisée est moindre que la normale, mais la quantité de graisse dédoublée est encore relativement considérable, près des deux tiers.

En cas d'absence de bile (ictères, hépatites, cirrhoses, néoplasmes, etc.), l'utilisation est également diminuée, mais la quantité de graisse dédoublée n'est qu'à peine d'un tiers.

En cas d'absence du suc pancréatique (pancréatites, néoplasmes, etc.), l'utilisation est faible, mais surtout la quantité de graisse dédoublée est inférieure.

Si bien que l'*absence simultanée de bile et de suc pancréatique* entraîne une utilisation presque nulle, le dédoublement des graisses tombant au tiers.

Le régime devra donc être hypograisseux, albumino-hydrocarboné (viande maigre, lait écrémé, poissons maigres, légumes secs et verts avec peu ou pas de beurre, fruits, etc.), dans tous ces cas (entérites, hépatites, pancréatites, néoplasmes, etc.). Il en sera de même dans la plupart des *dyspepsies* et des *gastrites*, à cause de l'action inhibitrice exercée par les graisses sur la digestion stomacale.

Cependant cette action inhibitrice des graisses trouve son emploi dans la cure de certaines *hypersthénies gastriques*, de certaines *hyperchlorhydries*. On trouvera cette question traitée avec les développements qu'elle comporte dans les « Régimes usuels » (Les corps gras chez les hypersthéniques, page 214).

Dans l'*ulcère gastrique* on remédiera parfois à l'hypersécrétion et au spasme du pylore en faisant prendre avant le repas une cuiller à soupe d'huile d'olive, battue au besoin avec un jaune d'œuf et additionnée de lait d'amandes.

Mentionnons l'*action particulière de l'huile d'olive et de l'acide oléique, son dérivé sur la lithiase biliaire*.

D'après Artault de Vevey, cette action serait curative et préventive. « L'huile d'olive en lavements agit curativement d'abord sur le symptôme colique par une action de viscosité lénitine sur les parois intestinales, dans ses effets rapides, presque immédiats, en un temps où l'absorption ne peut être invoquée, effet mécanique prouvé par l'action même du lavement d'huile sur des contractions spasmodiques de voisinage comme dans la colique néphrétique. Dans le cas d'absorption par la bouche, l'effet se produit par le même mécanisme et dans le cas de l'acide oléique, par une excitation locale qui provoque un brusque afflux de bile et l'entraînement du calcul.

« Enfin l'action ultérieure préventive découle de la connaissance de la constitution de l'huile d'olive qui facilite l'absorption de l'acide oléique, et par une régénérescence des acides biliaires, qui maintiennent la cholestérine en dissolution. »

On sait par ailleurs les résultats remarquables obtenus chez l'enfant par l'huile de foie de morue.

L'emploi des graisses dans les maladies consomptives, dans la tuberculose en particulier, a fait l'objet de nombreuses recherches. Un des derniers travaux est celui de Laufer, relatif à l'influence des graisses sur la nutrition des tuberculeux (Académie de médecine, 20 juin 1905); l'auteur y montre que les graisses agissent sur les tuberculeux en déterminant une rétention et par conséquent en épargnant une notable quantité de l'azote. Cette épargne azotée est susceptible de s'accroître jusqu'à une certaine limite, après laquelle le surplus demeure inutilisé. Un groupe de malades a été soumis au régime des graisses à hautes doses (50 à 200 grammes par jour, y compris les substances grasses pures (beurre ou huile). Un autre groupe de malades reçut des doses modérées de graisse (80 à 100 grammes par jour).

Chez les malades du premier groupe, le poids s'élève rapidement, mais il devient bientôt stationnaire, puis s'abaisse quelquefois au-dessous du poids primitif, en raison de troubles digestifs, de la perte d'appétit ou du défaut d'utilisation.

Chez les malades du second groupe, le poids s'élève plus lentement, mais de façon continue, en sorte que l'on a un résultat très supérieur.

Il est donc nécessaire de prescrire les graisses, mais à doses modérées, dans le régime des tuberculeux et de s'informer avec soin au préalable : 1° de l'état de leurs fonctions digestives ; 2° de la teneur en matières grasses de leurs aliments ordinaires.

*
* *

Les expériences récentes de MM. Lannelongue et Achard (Académie des sciences, 11 novembre 1907) semblent défavorables à l'élévation du taux des graisses alimentaires chez les tuberculeux ; mais on sait avec quelle prudence il faut appliquer à l'homme les résultats expérimentaux obtenus chez les animaux.

*
* *

On peut employer de même les graisses avec un certain avantage dans les *cachexies goutteuses* et *diabétiques,* mais elles sont loin d'y rendre les services qu'on est en droit d'en attendre chez les scrofuleux et les bacillaires.

Les graisses s'absorbent soit *en nature* et presque à l'état de pureté (beurre, huile de foie de morue), soit sous forme *d'aliments à prédominance grasse* (lait, jaunes d'œufs, crème, lard, olives, noix, noisettes, amandes, etc.), *soit associés aux autres aliments* albuminoïdes ou hydrocarbonés à l'aide d'artifices culinaires : cuisine au beurre du Nord, cuisine à l'huile du Midi, sauces en général.

HYDRATES DE CARBONE

I. — Propriétés chimiques.

Les *hydrates de carbone* sont des composés organiques dont les quantités d'oxygène et d'hydrogène sont dans le même rapport que les quantités d'hydrogène et d'oxygène de l'eau : ils répondent à la formule générale $C^m(H^2O)^n$. Le nom d'hydrates de carbone est d'ailleurs impropre, car ces corps ne peuvent nullement se décomposer régulièrement en carbone et en eau.

Suivant leur composition centésimale on peut les ranger en trois classes naturelles :

Les glucoses $(C^6(H^2O)^6$;

Les saccharoses $C^6(H^2O)^{5\,1/2}$ ou $C^{12}(H^2O)^{11}$;

Les amyloses $[C^6(H^2O)^5]^n$.

* * *

Les **glucoses** répondent tous à la formule $C^6H^{12}O^6$.

Ils comprennent le glucose proprement dit, le lévulose, le mannitose et le galactose.

Le glucose ordinaire ou sucre de raisins $C^6H^{12}O^6$; on admet que sa formule de constitution est la suivante :

$COH — CH^2OH — (CHOH)^4$ ce qui indique qu'il est une fois aldéhyde (COH), une fois alcool primaire (CH^2OH), quatre fois alcool secondaire $(CH.OH)^4$.

Il est très répandu dans les végétaux, où on le rencontre associé au lévulose, dans les figues, les raisins, les prunes, etc. On le rencontre encore dans le miel. Le sang humain en renferme normalement 1 pour 100 environ. L'urine des diabétiques est caractérisée par la présence de glucose.

Au point de vue physiologique, il possède quatre propriétés importantes :

1° Une *propriété physique* : il dévie à droite le plan de polarisation de la lumière.

2° Deux *propriétés chimiques* :

a) En présence des alcalis caustiques, il réduit certains sels métalliques.

b) Il est le produit constant de l'hydratation par les acides minéraux étendus ou par certains ferments de l'amidon, des saccharoses, des glucosides.

3° Une *propriété biologique* : il fermente sous l'influence de la levure de bière.

Il dévie à droite le plan de polarisation de la lumière, — en d'autres termes *il est dextrogyre,* — c'est-à-dire que si l'on fait traverser une solution de glucose par un rayon de lumière polarisée, la direction de la lumière émergente est déviée à droite par rapport à la direction de la lumière incidente : d'où le nom de dextrose parfois donné au glucose.

Comme on peut admettre en pratique que la déviation observée est proportionnelle à l'épaisseur de la solution traversée et à la quantité de glucose en solution, cette proportionnalité (approximative) fournit un moyen rapide de dosage du glucose en solution.

Le pouvoir rotatoire du glucose pour la lumière monochromatique formée par les sels de sodium est de $(\alpha) = D \times 56°$, c'est-à-dire qu'une solution de glucose de 1 gramme par centimètre cube, sous une épaisseur de 1 décimètre, dévie le plan de polarisation de 56° vers la droite.

Soit n la grandeur en degrés de la déviation déterminée sous une même épaisseur de 1 centimètre par une solution contenant x grammes de glucose par centimètre cube, x sera donné par l'équation :

$$\frac{x}{n} = \frac{1}{56} \quad \text{c.-à-d.} \quad x = \frac{n}{56}.$$

$$\text{Soit } n = 8° \quad \text{on aura} \quad x = \frac{8}{56} = 0^{gr},142.$$

Comme aldéhyde *le glucose est doué de propriétés réductrices énergiques* : il réduit à chaud le chlorure d'or, le sublimé corrosif, le sulfate ferrique, l'acétate de cuivre avec précipitation du métal. La solution bleue de sulfate de cuivre n'est précipitée avec formation d'oxyde cuivreux rouge que très lentement et très incomplètement à cause de sa réaction acide au tournesol ; en présence d'alcalis caustiques elle est au contraire rapidement réduite à l'état d'oxydule de cuivre rouge insoluble dans les alcadis caustiques fixes (potasse et soude). C'est le principe de la saccharimétrie chimique qui est employée concurremment avec la méthode optique pour la détermination de la quantité de glucose ou de sucre contenue dans les liquides sucrés.

Une molécule de glucose $C^6H^{12}O^6$, ou 180 grammes, suffit pour décomposer 5 molécules de sulfate de cuivre cristallisé $5(SO^4Cu + 5H^2O) = 1\,247$ grammes. Les nombres 180 grammes et 1 247 grammes sont dans le rapport $\frac{5^{gr}}{34^{gr},65}$: en d'autres termes, un litre d'une solution de $34^{gr},65$ de sulfate de cuivre sera complètement réduit par 5 grammes de glucose. 1 centimètre cube de liqueur de Fehling contient $0^{gr},03465$ de sulfate de cuivre et correspond à $0^{gr},005$ de glucose.

Pour le dosage, dans 10 centimètres cubes de liqueur de Fehling maintenue à l'ébullition, on fera tomber goutte à goutte la solution à analyser jusqu'à réduction et par conséquent décoloration complète de la liqueur : soit 18 centimètres cubes la quantité de solution nécessaire, ces 18 centimètres cubes renferment $0^{gr},05$ de glucose et un litre par conséquent

$$\frac{0,05 \times 1\,000}{18} = \frac{50}{18} = 2^{gr},77.$$

Mais comme il est assez difficile d'apprécier à l'œil le moment où la réduction est complète, on simplifie la manœuvre en employant une liqueur de Fehling ferrocyanurée renfermant 2 grammes de ferrocyanure de potassium par 100 grammes. La liqueur reste constamment d'une transparence parfaite sans précipitation d'oxyde cuivreux, il est donc très facile de saisir le moment où la liqueur bleue titrée est exactement décolorée.

Au lit du malade on peut adopter le mode de dosage approximatif mais ultra-rapide suivant : compter dans un tube à essai ordinaire avec un compte-gouttes quelconque 20 gouttes de liqueur de Fehling, faire bouillir ; avec le *même* compte-gouttes ajouter de l'urine jusqu'à réduction complète. Le nombre de grammes de sucre contenu dans un litre d'urine est égal au quotient de 100 par le nombre de gouttes employées[1].

Sous l'influence de la levure de bière, le glucose fermente et se décompose en alcool et en anhydride carbonique

$$C^6H^{12}O^6 = 2\underbrace{C^6H^5.OH}_{\text{alcool}} + 2CO^2.$$

Il est digne de remarque que cette réaction se fait avec dégagement de 67 calories. 100 grammes de glucose fournissent 50gr,111 d'alcool et 48gr,888 d'acide carbonique.

Certains appareils de dosage de glucose sont établis sur cette propriété (appareils à fermentation) ; quelques-uns sont très pratiques.

Le glucose enfin est le produit constant de l'hydratation par les acides minéraux étendus ou par certains ferments :

1° de l'*amidon* :

$$(C^6H^{10}O^5)^n + nH^2O = nC^6H^{12}O^6.$$

Cette transformation est le principe de la préparation industrielle du glucose. La transformation de l'amidon en dextrine puis en glucose se produit également sous l'influence de la ptyaline ou ferment salivaire, de l'invertine, ferment soluble de la levure de bière et de la diastase de l'orge germée.

2° des *saccharoses* :

$$C^{12}H^{22}O^{11} + H^2O = \overbrace{C^6H^{12}O^6 + C^6H^{12}O^6}^{\text{sucre interverti}}.$$

1. Martinet. — *Presse médicale*, 22 janvier 1907.

Cette transformation est produite par un ferment soluble que contient la levure et qu'on appelle sucrase ou invertine. Le sucre interverti une fois transformé subit la fermentation alcoolique sous l'influence de la levure.

3° des *glucosides* (salicine, fraxine, amygdaline), composés formés par la combinaison du glucose avec un composé organique à fonction variable : acide, alcool, etc.

$$\underset{\text{amygdaline}}{C^{20}H^{27}AzO^{11}} + 2H^2O = \underset{\text{aldéhyde}}{C^6H^5 - COH} + CAzH + 2C^6H^{12}O^6.$$

(saccharose, glucose, lévulose)

*
* *

Le glucose existe dans le commerce sous trois formes principales :

1° Le *sirop de glucose* ou sirop de fécule, pesant 33° à l'aéromètre de Baumé, il sert tel quel à la fabrication des bières et du pain d'épice ; après avoir été filtré à nouveau sur du noir animal, il sert à la fabrication de la confiserie et des liqueurs.

2° Le *glucose en masse* ou sucre de fécule massé qu'on obtient en poussant la concentration du sirop de glucose jusqu'à 34° Baumé à chaud, il est jaunâtre et de consistance solide.

3° Le *glucose granulé*, qui est cristallisé, plus pur que les précédents.

Le procédé de saccharification par le malt donne des produits parfaitement blancs, privés de caramel.

*
* *

Des *autres glucoses* nous parlerons peu.

Le *lévulose* ou sucre de fruits ou fructose se rencontre presque toujours en même temps que le glucose dans le miel, les fruits sucrés et acides.

Il prend naissance avec le glucose dans l'inversion du sucre de canne :

(benzoïque)

$$\underset{\text{s. de canne}}{C^{12}H^{22}O^{11}} + H^2O = \underset{\text{glucose}}{C^5H^{12}O^6} + \underset{\text{lévulose}}{C^6H^{12}O^6}.$$

Il est comme le glucose doué d'un pouvoir rotatoire, réducteur et fermentescible, mais il s'en distingue en ceci :

Il est *lévogyre* $[\alpha]_D = -106°$.

Son pouvoir réducteur n'est que les 96/100 de celui du glucose.

Le *galactose* provient du dédoublement du sucre de lait (lactose) sous l'influence de l'acide sulfurique étendu.

$$\underset{\text{lactose}}{C^{12}H^{22}O^{11}} + H^2O = \underset{\text{glucose}}{C^6H^{12}O^6} + \underset{\text{galactose}}{C^6H^{12}O^6}.$$

Il est *dextrogyre* $[\alpha]_D = +83°$.

Il est *réducteur*. Son pouvoir réducteur est les 93/100 de celui du glucose.

Il est *fermentescible* sous l'influence de la levure de bière.

*
* *

Les **saccharoses** ont tous pour formule $C^{12}(H^2O)^{11}$; ils représentent l'union de deux glucoses avec élimination d'une molécule d'eau ; ce sont donc théoriquement les premiers anhydrides des glucoses.

Les principaux saccharoses sont le saccharose proprement dit (sucre de canne), le maltose, le lactose ou sucre de lait.

Ils se dédoublent par ébullition avec un acide dilué (HCl à 1/1 000 par exemple) en deux molécules de glucoses :

$$C^{12}H^{22}O^{11} + H^2O = C^6H^{12}O^6 + C^6H^{12}O^6.$$

Saccharose se dédouble en glucose et lévulose.
Lactose — glucose et galactose.
Maltose — glucose et glucose.

Le SACCHAROSE PROPREMENT DIT, sucre de canne, sucre de betterave, sucre ordinaire, se rencontre à l'état naturel dans un grand nombre de végétaux : canne à sucre, racines de betterave, carotte, panais, navet, etc. ; érable, sorgho, maïs, etc. Il constitue le sucre ordinaire du commerce : sucre candi en prismes rhomboïdaux, obliques, anhydres, très durs ; sucre en pain, blanc, composé de petits cristaux conglomérés.

Il est *dextrogyre*

$$[\alpha]_D = +73°,8 ;$$

mais après interversion, il sera transformé en un mélange de glucose, dextrogyre + 56° et de lévulose, lévogyre — 106°, dont le pouvoir rotatoire sera + 56° — 106° = — 50°. Le *sens de la rotation est interverti par l'ébullition avec les acides minéraux étendus.*

Il n'est pas réducteur ; bouilli avec la liqueur de Fehling il ne la réduit pas ; mais après interversion il est transformé en glucose et lévulose réducteurs ; le pouvoir réducteur du mélange de sucre interverti est les 95/100 de celui du glucose.

Il n'est pas directement fermentescible, la levure de bière est impuissante à lui faire subir directement la fermentation alcoolique ; mais après inversion par le ferment inversif de la levure de bière ou par l'ébullition avec les acides minéraux étendus la fermentation alcoolique s'opère ; elle comprend donc deux phases : l'inversion, la fermentation alcoolique proprement dite.

Nous ne pouvons pas entrer ici, malgré l'importance du sujet, dans les détails de la fabrication et du raffinage du sucre. Nous rappellerons simplement que :

Le *sucre en pains de* 1er *jet* est livré tel quel à la consommation pour la préparation des confiseries, liqueurs, sirops, etc. Son seul défaut est de se dissoudre lentement à cause de sa structure cristalline. On remédie à cet inconvénient en le granulant : le *sucre granulé* a la propriété de se dissoudre rapidement.

Les *sucres de* 2e *et de* 3e *jet* sont raffinés, puis coulés dans des formes ; ils constituent le sucre en pains, livré à la consommation cassé ou scié.

Le *sucre candi* s'obtient en concentrant les sirops jusqu'à 37° Baumé et en les recevant dans des cristallisoirs en cuivre dans lesquels sont tendus des fils de chanvre. Après un temps suffisant on perce la croûte cristalline, le sirop s'écoule, on laisse les cristaux attachés aux fils de chanvre et on dessèche.

Pour préparer les *sucres d'orge et de pomme,* on dissout du sucre blanc dans le tiers de son poids d'eau, on cuit dans une bassine et on coule dans des moules en marbre huilé ; cette technique leur fait perdre rapidement leur transparence.

*
* *

Le LACTOSE, ou sucre de lait, existe dans le lait de tous les mammifères.

Il est blanc, relativement peu sucré.

Il est *dextrogyre* $[\alpha]_D = +59°,3$.

Son *pouvoir réducteur* est de 70/100 de celui du glucose et il est directement réducteur, ce qui le différencie du saccharose.

La levure de bière ne peut faire fermenter la lactose ni directement, ni indirectement ; elle est impuissante à déterminer l'interversion de la lactose. Pour obtenir la fermentation de la lactose, il faudra ou bien faire agir d'autres levures que la levure de bière ou dédoubler au préalable la lactose en glucose ou galactose par l'ébullition avec des acides minéraux étendus.

Il subit la *fermentation lactique* sous l'influence des ferments lactiques :

$$C^{12}H^{22}O^{11} + H^2O = 4\underbrace{\overset{(C^3H^6O^3)}{(CH^3 - CH.OH. - CO.OH)}}_{\text{acide lactique}}$$

(Voir : Dérivés lactiques du lait.)

C'est un *puissant diurétique,* particulièrement précieux en ce qu'il n'est pas irritant pour le rein.

Le MALTOSE se forme en même temps que la dextrine quand on soumet les matières amylacées à l'action de la diastase de l'orge germée, de la ptyaline ou du suc pancréatique ; à 60° l'amidon s'hydrate et se dédouble en maltose et dextrine

$$\underbrace{(C^6H^{10}O^5)^n}_{\text{amidon}} + H^2O = \underbrace{C^{12}H^{22}O^{11}}_{\text{maltose}} + \underbrace{(C^6H^{10}O^5)^{n-2}}_{\text{dextrine}}$$

Il est *dextrogyre* $[\alpha]_D = +150°$.

Son *pouvoir réducteur* est égal aux 66/100 de celui du glucose.

Il est fermentescible.

Il possède donc qualitativement les trois propriétés caractéristiques du glucose, dont on ne peut le distinguer que par la grandeur desdites réactions. Au surplus, on sait que par l'ébullition avec des acides minéraux dilués le maltose se dédouble en deux molécules de glucose.

$$\underset{\text{maltose}}{C^{12}H^{22}O^{11}} + H^2O = \underset{\text{glucose}}{C^6H^{12}O^6} + \underset{\text{glucose}}{C^6H^{12}O^6}.$$

*
* *

Les **amyloses** ou matières amylacées répondent à la formule $[C^6(H^2O)^5]^n$ ou $(C^6H^{10}O^5)^n$; ce sont des anhydrides polyglucosides provenant de la déshydratation de n molécules de glucose :

$$nC^6H^{12}O^6 - nH^2O = (C^6H^{10}O^5)^n.$$

Nous en étudierons trois classes :

Les *amyloses proprement dits* $(C^6H^{10}O^5)^n$ comprenant l'amidon, l'inuline, la lichénine et les mucilages.

Les *dextrines* ayant la même composition centésimale que les amyloses $C^6H^{10}O^5$ et en dérivant directement par simplification moléculaire, n est moins élevé que dans les amyloses :

$$\text{ex. :} \quad \underset{\text{amidon}}{(C^6H^{10}O^5)^n} + H^2O = \underset{\text{maltose}}{C^{12}H^{22}O^{11}} + \underset{\text{dextrines}}{(C^6H^{10}O^5)^{n-2}}.$$

Elles comprennent : les dextrines proprement dites, le glycogène et les gommes solubles.

Les *celluloses* ayant la même composition centésimale $(C^6H^{10}O^5)^n$ que les amyloses, mais dont le multiple n est plus élevé que dans les amyloses.

La plupart forment les tissus végétaux, le ligneux.

En sorte qu'au point de vue moléculaire, par ordre de complexité moléculaire croissante, on aurait

Dextrines $(C^6H^{10}O^5)^{n1}$;

Amyloses $(C^6H^{10}O^5)^{n2}$;

Celluloses $(C^6H^{10}O^5)^{n3}$

avec $n_1 < n_2 < n_3$.

Sous l'influence des acides minéraux dilués à la température d'ébullition, ils fixent de l'eau et se transforment plus ou moins complètement en sucres du groupe des glucoses.

Contrairement aux glucoses et aux saccharoses qui dialysent facilement, ils ne dialysent pas : ce sont donc des substances colloïdes : propriété précieuse au point de vue de la chimie analytique.

L'amidon $(C^6H^{10}O^5)^n$ est très répandu dans le règne végétal. On le rencontre en abondance dans les graines des céréales (blé, avoine, seigle, etc.) et des légumineuses (haricots, fèves, pois, etc.), dans le riz ; dans les tubercules de pommes de terre, de patates, d'arrow-root, etc. ; dans les fruits du châtaignier, du chêne, dans les racines de carotte, de manihot (tapioca), de guimauve, de rhubarbe, etc., etc., dans la tige des palmiers (sagou). On appelle plus spécialement fécule la matière amylacée tirée de la pomme de terre.

L'amidon se présente sous forme d'une poudre blanche formée de grains ovoïdes ou irréguliers d'un diamètre variant de 2 à 200 μ suivant son origine. Ces grains examinés au microscope en lumière polarisée présentent le *phénomène de la croix de polarisation*, c'est-à-dire une croix noire sur fond blanc ou inversement.

Il est *insoluble dans l'eau, l'alcool* et l'éther ; mais si l'on chauffe l'amidon avec de l'eau vers 75°, les grains se gonflent, atteignant quelquefois jusqu'à 30 fois leur volume primitif et se transforment en *empois d'amidon*, soluble dans l'eau ; lesdites solutions sont opalescentes, gélatineuses ; elles sont précipitées par l'alcool.

Les solutions d'empois d'amidon *ne réduisent pas la liqueur de Fehling* et *ne fermentent pas par la levure de bière* ; mais l'ébullition prolongée avec les acides minéraux étendus les transformant plus ou moins complètement en glucoses leur confère les propriétés réductrices et fermentescibles de ces sucres. *Il en est de même après l'action de la diastase de l'orge, de la ptyaline sali-*

vaire ou de l'invertine mycosique qui transforme l'amidon en dextrine puis en glucose.

Ces faits sont très importants au point de vue de la diététique des dyspepsies gastro-intestinales. Il y a, dans ces cas, tout avantage à prolonger la cuisson des aliments amylacés (pommes de terre, riz, etc.) ; tel dyspeptique ne digèrera pas du riz cuit une demi-heure et le digèrera au contraire s'il a subi une cuisson d'une heure et demie, qui a transformé l'amidon en dextrine voire partiellement en glucose beaucoup plus facilement digestibles. On peut d'ailleurs obtenir le même résultat avec une technique beaucoup plus simple et plus rapide, en additionnant par exemple l'aliment amylacé (type potage) de diastase de l'orge (amylo-diastase, Taka-diastase) et en l'y laissant agir 20 minutes à une température voisine de 50°.

L'*iode est le réactif de l'amidon.* Une solution aqueuse ou iodurée d'iode ajoutée à de l'empois d'amidon donne une coloration bleue intense qui disparaît à chaud et reparaît à froid. Si l'on additionne cette liqueur bleue de quelques gouttes d'une solution de $CaCl^2$ ou de $NaSO^4H$, il se précipite des flocons bleus *dits* d'iodure d'amidon.

La *fécule* proprement dite *s'extrait* par pulpage et lavage *des tubercules de pomme de terre.*

L'*amidon s'extrait* toujours des *farines de graines, de céréales.*

Si les farines sont fraîches, on l'extrait par un procédé purement mécanique de malaxage et pétrissage sous l'eau : l'amidon insoluble est entraîné par le courant et se dépose par le repos ; le gluten, mélangé de matières albuminoïdes, forme une matière élastique, grise, dense, qui reste dans l'amidonnerie.

Si les farines sont avariées, on fait putréfier le gluten, en les faisant macérer dans de l'eau sure provenant d'une fermentation antérieure : les matières sucrées se transforment en acide lactique, acide acétique ; les matières albuminoïdes se décomposent avec formation d'acide sulfurique, d'ammoniaque et de purines diverses. L'amidon imputrescible reste inaltéré et est recueilli, lavé et séché au bout d'une quinzaine de jours.

L'*inuline* est l'amylose des racines des composés des tubercules de topinambour. Elle ne se colore pas en bleu par l'iode. Les acides étendus la transforment en lévulose

$$\underset{\text{inuline}}{(C^6H^{10}O^5)^n} + nH^2O = \underset{\text{lévulose}}{nC^6H^{12}O^6}.$$

La *lichénine* existe dans les lichens d'Islande.

Les *mucilages* ou gommes insolubles sont peu connus. Les acides minéraux étendus les transforment en gommes solubles puis en glucoses. On les rencontre dans les graines de lin, de coing, les racines de guimauve, la gomme adragante, etc.

*
* *

Les DEXTRINES se rencontrent dans la chair musculaire, la manne du frêne, l'urine des diabétiques. Le foie renferme en abondance une dextrine animale découverte par Claude Bernard : le glycogène.

La *dextrine* pure est amorphe ; elle est soluble dans l'eau, insoluble dans l'alcool.

Les acides étendus, l'eau chaude transforment facilement la diastase, difficilement la dextrine en glucose par hydratation :

$$(C^6H^{10}O^5)^n + nH^2O = nC^6H^{12}O^6.$$

La dextrine ne réduit pas la liqueur de Fehling et ne fermente pas sous l'influence de la levure de bière. Mais comme nous venons de le dire, les acides étendus et l'eau chaude transforment la dextrine en glucose fermentescible et réducteur.

L'eau iodée donne à certaines dextrines (érythrodextrines) une coloration rouge fauve ou rouge vineux ; d'autres (achrodextrines) ne se colorent pas par ce réactif.

Les *dextrines du commerce* résultent de l'hydratation de l'amidon soit par les acides étendus (dextrine soluble, gomméline) soit par la diastase (sirop de fécule) ; cette dernière seule nous intéresse. Le sirop de fécule remplace en effet le glucose dans la fabrication de la bière, des liqueurs, de la confiserie et dans la préparation des tisanes mucilagineuses.

Le *glycogène* ou amidon animal donne dans l'eau des solutions opalescentes ; il est insoluble dans l'alcool. Le muscle en renferme 1 à 10 pour 100.

On l'obtient en épuisant du foie frais haché par l'eau bouillante et en précipitant par l'alcool.

Il jouit des propriétés générales des dextrines :

1° Il ne fermente pas sous l'influence de la levure de bière ;

2° Il ne réduit pas la liqueur cupro-potassique ;

3° Une solution aqueuse d'iode le colore en brun acajou ;

4° Les acides minéraux étendus le transforment successivement en dextrines, maltose, glucose.

Les *principes pectiques* sont des dextrines isomères des gommes solubles, se rencontrant dans les racines de carotte, de navet, les fruits verts, les poires mûres, etc.

Les acides les transforment en acide pectique gélatineux, puis en galactose.

La fabrication des gelées et des confitures est basée sur la transformation de la pectine en acide pectique gélatineux sous l'influence d'un ferment, la pectase contenue dans les fruits.

*
* *

La CELLULOSE est la substance constitutive des parois des cellules ; ces parois, d'abord minces et transparentes, s'épaississent et se transforment avec l'évolution de la cellule en formant le ligneux, la vasculose, l'épidermose.

La cellulose est insoluble dans les dissolvants ordinaires : eau, acides étendus, alcalis.

*
* *

II. — PROPRIÉTÉS PHYSIOLOGIQUES.

La *salive* renferme un ferment amylolytique : la ptyaline. En d'autres termes elle peut transformer l'amidon cuit et cru : le saccharifier. Sous son influence l'amidon se dédouble par l'hydratation partielle, et chaque dédoublement donne naissance à une dextrine et à de la maltose ; en sorte que si l'action se prolonge les dédoublements successifs s'accusent par une diminution progressive des dextrines et une augmentation correspondante de la maltose. Le glycogène subit les mêmes transformations.

L'amidon cru est transformé plus lentement que l'amidon cuit.

Miahle a constaté dans ses expériences qu'un gramme de ptyaline suffit pour transformer rapidement 2 kilogrammes de fécule ; mais quelque rapide que soit cette transformation, il est bien évident que le peu d'instants que dure le séjour buccal des aliments ne suffit pas à déterminer une transformation complète des féculents.

Le point de savoir si l'action de la ptyaline, qui s'exerce facilement en milieu neutre ou alcalin comme la bouche, se continue dans un milieu acide comme le suc gastrique est discuté :

Frédéricq et Nuel, Bunge, Germain Sée refusent à la salive tout rôle dans la digestion stomacale. « Son rôle est l'imbibition alimentaire pendant la mastication ; son rôle digestif est limité. »

Watson, Schrœder, Charles Richet accordent à la salive tout son pouvoir saccharifiant dans la digestion stomacale. Pour ces auteurs, la salive agit dans le suc gastrique plus énergiquement que dans la bouche. Les cliniciens tels que Boas, Ewald, Bourquelot, soutiennent une opinion moyenne à laquelle nous nous rallions, savoir : que *la diastase salivaire continue à agir en milieu légèrement acide, est enrayée par l'augmentation de l'activité gastrique, supprimée par l'hyperchlorhydrie manifeste.*

Le fait est à retenir : la digestion des substances amylacées est manifestement retardée chez les hyperchlorhydriques du fait de l'hyperacidité stomacale (Strauss, Lovay, Ewald). La digestion des hydrates de carbone se poursuit donc dans l'estomac grâce à la salive déglutie (Utilité des masticatoires, bonbons, etc. après le repas).

Le *suc pancréatique* possède une puissance amylolytique remarquable. Une goutte de suc pancréatique naturel ajouté à quelques centimètres cubes d'une solution d'empois d'amidon en détermine la transformation presque instantanée : la liqueur opalescente devient claire, ne se colore plus en bleu par l'iode et réduit la liqueur de Fehling.

Le ferment amylolytique du pancréas a une grande analogie avec celui de la salive, il dédouble l'amidon et le glycogène, avec hydratation en dextrines et maltose.

Les travaux tout récents du Pr Roger[1] ont mis en lumière des résultats nouveaux ou peu connus qu'on peut avec lui résumer comme suit : « L'action zymotique de la salive continue au delà de l'estomac ou pour ne rien préjuger de la nature des phénomènes, il est plus exact de dire qu'après avoir été annihilée par le suc gastrique *la salive collabore activement dans l'intestin à la saccharification de l'amidon ; elle agit synergiquement avec le suc pancréatique* » (G.-H. Roger).

D'après ce même auteur le suc gastrique vient, à son tour, faire subir à l'amidon des transformations chimiques et physiques. Il donne naissance à de l'amidon soluble et à des dextrines. S'il est incapable de produire du sucre, il joue un rôle considérable dans la digestion des féculents en préparant leur transformation ultérieure[2].

On voit avec quel soin est assurée dans l'organisme, la saccharification de l'amidon.

*
* *

III. — Nutrition.

Les *hydrates de carbone,* exception faite des celluloses, les hydrates de carbone ingérés jusqu'aux doses maxima tolérables sont absorbés presque en totalité par l'intestin. Ainsi, dans une

1. Roger. — La sécrétion salivaire. *Revue générale des Sciences*, 15 juillet 1907, p. 544.
2. G.-H. Roger. — *Alimentation et digestion*, p. 169.

expérience de Rubner, pour une quantité de 670 grammes de fécule ingérée en un jour, l'absorption atteignit 99 pour 100. Il en est de même des sucres dont on ne trouve jamais que des traces dans les matières fécales, même quand ils sont ingérés à doses élevées.

Nous sommes moins bien fixés sur l'évolution et l'absorption des gommes végétales et des substances pectiques à l'intérieur de l'intestin, mais il semble qu'elles soient en majeure partie absorbées.

Quant à la *cellulose,* la cellulose jeune non encore lignifiée telle qu'on la rencontre dans les choux, les carottes, le céleri, la « salade pommée » serait digérée dans la proportion de 25 à 60 pour 100 ; la cellulose vieille, lignifiée, serait au contraire éliminée complètement dans les fèces ; dans certaines affections gastro-intestinales, dans l'entéro-colite muco-membraneuse en particulier les légumes verts si riches en cellulose sont retrouvés en nature dans les selles.

*
* *

Le foie est le grand régulateur du sucre de l'organisme.

Si l'alimentation en introduit en excès, le foie l'arrête et le fixe sous forme de glycogène.

Si le jeu régulier de la vie use, combure le sucre du sang et des tissus dont le taux fléchit, le foie fabrique du sucre soit au moyen du glycogène de réserve, soit même aux dépens des albuminoïdes, et rétablit l'équilibre glycosique.

Aussi le taux du glycogène hépatique est-il très variable ; on peut admettre une moyenne de 40 pour 100, mais on l'a vu s'élever à 120 pour 100 après un repas riche en hydrates de carbone.

Il est bien acquis aujourd'hui que le sucre produit pendant la vie l'est en grande partie aux dépens du glycogène et en certaines circonstances aux dépens des substances albuminoïdes. Le seul point sur lequel discutent les physiologistes est celui de savoir si la transformation du glycogène est un phénomène diastasique dû au ferment soluble amylolytique ou un phénomène de fermentation vitale dû à l'activité de la cellule hépatique même.

Le sang de l'homme renferme seulement 1 gramme à 1^{gr},50 de glucose par litre : au-dessus de ce taux on dit qu'il y a *hyperglycémie*, au-dessous *hypoglycémie*.

Dans le sang examiné hors des vaisseaux, il y a *glycolyse*, c'est-à-dire destruction, disparition progressive du sucre. Cette glycolyse est produite par un ferment glycolytique, ferment soluble dérivé des globules blancs.

*
* *

Au point de vue nutritif, les hydrates de carbone exercent une action comparable à celle des graisses : *ils diminuent la décomposition de l'albumine et de la graisse*, mais cette action d'épargne est supérieure à celle exercée par une quantité égale de graisse. En d'autres termes, *les hydrates de carbone constituent un agent d'épargne de l'albumine très supérieur aux graisses.*

Au point de vue spécial de l'épargne des graisses, Liébig admettait que les hydrates de carbone et les graisses sont entre eux dans le même rapport que les quantités d'oxygène nécessaires pour transformer ces composés en acide carbonique et en eau, ce qui donne l'égalité :

100 grammes de graisse = 240 grammes d'hydrates de carbone.

C'est à peu près l'*égalité isodynamique*, car à ce point de vue :

100 grammes de graisse = 232 grammes de fécule.
— — 234 grammes de sucre de canne.
— — 256 grammes de sucre de raisin.

Ou encore :

La combustion d'un gramme de graisse donne environ 9^{c},5 ; celle d'un gramme d'hydrate de carbone donne en moyenne 4^{c},1.

Il est bien entendu que cette équivalence porte uniquement sur l'action d'épargne de la graisse, mais non sur l'action d'épargne des albumines, car à ce point de vue les hydrates de carbone sont incomparablement supérieurs aux graisses, même à quantités égales.

Une alimentation exclusive d'hydrates de carbone, même à doses très élevées, diminue mais ne supprime pas la destruction de l'albumine, en sorte qu'une telle alimentation forcément déficitaire retarderait seulement la mort.

Les hydrates de carbone, très répandus dans le règne végétal et d'un prix de revient en général peu élevé, constituent une alimentation économique de premier ordre dont on doit faire surtout état dans la constitution des régimes collectifs (hôpitaux, prisons, casernes, etc.). Toutefois il faut se rappeler qu'à doses trop élevées, 6 à 700 grammes, ils déterminent des accidents digestifs (fermentations lactique et butyrique, météorisme, diarrhées, etc.). On les associera donc toujours à une ration de graisse, 100 grammes par exemple, qui permettra d'abaisser la ration précédente à 4 ou 500 grammes.

On trouvera de nombreux développements complémentaires à ce sujet dans les chapitres consacrés à l'étude plus concrète des aliments en particulier.

*
* *

On ne saurait assez insister sur l'incomparable valeur des hydrates de carbone et du sucre en particulier, comme *aliments d'épargne, aliments de travail, aliments de fatigue.* Le sucre est le meilleur antidote de l'alcool; c'est une véritable œuvre hygiénico-sociale que de faire l'éducation du peuple au point de vue de l'emploi rationnel du sucre dans l'alimentation. Au point de vue économique (depuis l'abaissement du prix du sucre), au point de vue physiologique, c'est l'aliment qui présente le maximum d'avantages, avec le minimum d'inconvénients; mais à la condition qu'on ne tombe pas toutefois dans l'exagération. Cette question est du plus haut intérêt, nous aurons à y revenir en maints chapitres de cet ouvrage.

*
* *

IV. — Indications et contre-indications.

Les hydrates de carbone doivent constituer l'élément prédominant dans l'alimentation de l'homme ; ils doivent être au moins 4 fois plus abondants que les albumines et 8 fois plus abondants que les graisses dans la ration normale, un certain balancement peut exister entre les graisses et les hydrates de carbone qui peuvent se suppléer en partie.

Il est donc impossible de passer en revue *les indications* innombrables des hydrates de carbone, du sucre en particulier. Aliment économique il est de ce fait indiqué plus particulièrement dans l'alimentation collective, aliment de travail musculaire dans l'alimentation des travailleurs et des marcheurs (soldats, explorateurs, sportifs, etc.) : bref *c'est par excellence un aliment de travail et de fatigue.*

Deux indications *diététiques* pathologiques précises sont à rappeler :

1° *Indications dans les fièvres* et *dans les affections rénales* à cause de leur combustion complète, de leurs faibles résidus, du ralentissement du métabolisme des substances azotées, ce sont les éléments essentiels du régime hypoazoté rappelé précédemment (voir chlorure de sodium).

2° *Indications des hydrates de carbone du type des amylacés dans les infections gastro-intestinales* à cause de leur action antiputride (Se reporter à ce sujet pour plus de détails aux articles ultérieurs consacrés à l'étude du riz et des céréales). Cette notion domine absolument à l'heure actuelle la thérapeutique diététique des affections du tube digestif, on la trouvera traitée ultérieurement avec les développements nécessaires.

Le *sucre* jouit d'une mauvaise réputation dans les maladies stomacales et cependant Bardet a montré que le sucre est parfaitement toléré par les hypersthéniques, Lenhartz le donne dans l'*ulcère gastrique,* L. Meunier *dans la gastrite hyperchlorhydrique.*

D'après Rodari le sucre en augmentant le degré de concentration moléculaire du contenu de l'estomac provoque une transsudation plus abondante d'eau, à la surface de la muqueuse, d'où dilution plus grande du suc gastrique.

Toutefois il n'est pas douteux qu'en général le sucre en excès soit mal supporté par l'estomac, provoquant facilement des fermentations, des aigreurs, de l'inappétence, des troubles intestinaux. Et en particulier c'est là certainement l'origine des divergences entre les observateurs au point de vue de l'emploi du sucre à hautes doses dans l'armée à l'occasion des marches par exemple et c'est ce qui explique qu'à côté de rapports dithyrambiques, on rencontre ce jugement très motivé du Dr Boigey : « Nous donnions du sucre à nos hommes, pensant leur infuser une vigueur musculaire plus grande ; en réalité, nous les affaiblissions et nous en faisions par surcroît des malades et des dyspeptiques. » Affaire d'estomac !

L'emploi du sucre dans *la tuberculose* a fait de la part de certains auteurs l'objet de quelques réserves. En général les praticiens après Rabuteau et avec Plicque, Toulouse, Laufer et Massolingo lui reconnaissent au contraire une valeur diététothérapeutique de premier ordre.

Mentionnons enfin les *propriétés cutociques* du sucre, stimulant des contractions utérines.

Mais à poursuivre cette énumération nous sortirions de la diététique.

De tout ce qui précède on voit qu'on est bien revenu du « sucrisme » et de ses dangers ; on en est même trop revenu et pour mettre les choses au point nous rappellerons le réquisitoire de Bunge de Bâle déclarant le sucre un produit dangereux et demandant qu'on le surtaxe comme tel. L'usage exagéré du sucre aurait pour conséquence l'appauvrissement de l'organisme en chaux et en fer, appauvrissement particulièrement déplorable et dangereux chez l'enfant. Un enfant qui mange beaucoup de sucre, mange peu ou pas d'autres aliments contenant les éléments nécessaires à son évolution, éléments dont le sucre est tout à fait dépourvu ; et c'est à cause de cela que les enfants qui mangent beaucoup de sucre ont les dents mauvaises (insuffisance de chaux), et le visage pâle (insuffisance de fer).

Morale, si j'ose m'exprimer ainsi, ou mieux morales :

1° Usons, n'abusons pas.

3° Il n'y a pas de vérité générale, il n'y a que des vérités particulières.

Il faut en prendre notre parti la diététique rationnelle ne se résumera jamais en une formule unique ; elle consistera toujours quoi qu'on dise et quoi qu'on fasse en la recherche des solutions particulières infiniment variées et complexes, résultant de l'adéquation d'aliments eux-mêmes variés et complexes à des espèces cliniques elles-mêmes variées et complexes.

*
* *

La question des hydrates de carbone est le point central du régime des diabétiques.

On a considéré longtemps le diabète sucré comme une contre-indication quasi absolue à l'usage diététique des amylacés, cette question a singulièrement évolué. On la trouvera traitée avec les développements qu'elle comporte dans le volume les « Régimes usuels » à l'occasion du régime des diabétiques.

Les hydrates de carbone sont ingérés soit en nature à l'état solide (sucre, bonbons, etc.) ou en solution (sirops, liqueurs), soit le plus souvent dans des aliments composés surtout végétaux dont ils constituent une portion plus ou moins considérable. En ce dernier cas ils prêtent à des préparations culinaires multiples qui peuvent en modifier singulièrement la composition et qui trouveront mieux leur place dans l'étude des aliments en particulier.

ALBUMINOIDES

Propriétés chimiques.

Les substances albuminoïdes constituent un groupe de substances organiques des plus importantes au point de vue diététique, en ce qu'on les rencontre dans presque tous les tissus animaux et végétaux et qu'elles forment la base de notre alimentation étant les seuls aliments organiques dont notre organisme ne puisse se passer. Il est impossible d'en donner une définition chimique précise ; mais toutes ces substances possèdent un certain nombre de caractères qui permettent de les distinguer des autres substances organiques et qui autorisent à les considérer comme formant un groupe naturel : Ce sont des substances azotées, neutres et amorphes; elles ne peuvent être ni fondues, ni volatilisées ; la chaleur les altère au-dessus de 200°.

1° *Elles sont formées par la combinaison de 5 éléments* : C — O — Az — H *et* S dans des proportions qui diffèrent peu de l'une à l'autre et dont les limites extrêmes semblent jusqu'ici être les suivantes :

C.	50 à 55	pour 100.
O.	19 à 24	—
Az..	15 à 19	—
H.	6 à 7	—
S.	0,3 à 2	—

Certaines substances albuminoïdes (nucléines) renferment aussi du phosphore en proportion parfois assez élevée jusqu'à 9 pour 100;

2° *Les substances albuminoïdes sont des substances colloïdes,* c'est-à-dire qu'elles ne traversent pas les membranes animales naturelles ou les membranes artificielles telles le parchemin, en d'autres termes elles ne dialysent pas contrairement aux substances cristalloïdes telles par exemple le sel, les sucres, les sels métalliques, etc. Cette propriété constitue un *caractère analytique de la plus haute importance*. Elle semble démontrer que bien que de nombreux liquides clairs animaux et végétaux contiennent de l'albumine et que nous puissions même les reproduire artificiellement, ils ne constituent pas des solutions parfaites ;

3° *Elles donnent les mêmes produits de décomposition, tant in vitro que dans l'organisme :*

Avec les acides concentrés et les alcalis caustiques à l'ébullition et par la putréfaction, elles donnent de l'ammoniaque, de l'hydrogène sulfuré, de l'acide carbonique, de la tyrosine, de la lucine ; les produits de leur dédoublement dans l'organisme sont principalement l'urée, l'acide urique et des bases hippoxanthiques.

Les albuminoïdes sont constituées par des mélanges complexes d'amides et de produits amidés.

La matière albuminoïde chauffée dans un autoclave avec de l'eau et de l'hydrate de baryte se décompose et donne par distillation des produits fixes et des produits volatils.

Les *produits volatils* sont le gaz ammoniaque, l'anhydride carbonique, les acides acétique, oxalique, malonique. Ces produits étaient d'abord à l'état d'amides (urée, acétamide, oxalamide, malonamide) qui en fixant de l'eau ont fourni le sel d'ammoniaque correspondant décomposé à son tour par la baryte.

Les *produits fixes* sont des produits amidés de deux espèces : les premiers sont des *leucines*, $C^nH^{2n+1}AzO^2$ (glycocolle $C^2H^5.AzO^2$, alanine $C^3H^7AzO^2$, leucine proprement dite $C^6H^{13}AzO^2$ etc.) ; les seconds sont des *glucoprotéines* beaucoup plus complexes du type

$$C^mH^{2m}Az^4O^8.$$

Ces produits de décomposition sont les mêmes, proportions exceptées, pour toutes les substances albuminoïdes ;

4° Certaines *réactions de coloration* leur sont communes et permettent de les reconnaître :

a) L'acide nitrique à l'ébullition colore en jaune les substances albuminoïdes ou leurs solutions ; les alcalis caustiques ajoutés jusqu'à réaction alcaline à ces solutions jaunies par l'acide nitrique donnent une coloration jaune orangé foncé : *Réaction xanthoprotéique.*

b) Les substances albuminoïdes ou leurs solutions traitées par un grand excès de lessive concentrée d'alcali caustique (soude ou potasse) et par une très petite quantité d'une solution très étendue de sulfate de cuivre se colorent en bleu violacé : *Réaction du biuret.*

c) Les solutions de substances albuminoïdes traitées par le réactif de Millon, azotate acide de mercure (solution d'azotate de mercure dans l'acide nitrique-nitreux) donnent un précipité blanc qui se colore en rouge brique lentement à la température ordinaire, rapidement à la température d'ébullition : *Réaction de Millon.*

d) Une dissolution de matière albuminoïde dans l'acide acétique se colore en violet par l'acide sulfurique.

*
* *

L'incertitude où nous sommes encore de la constitution moléculaire exacte des substances albuminoïdes ne permet pas d'en donner une classification rigoureuse, rationnelle ; nous adopterons celle généralement en cours chez les physiologistes, et dont l'importance diététique est considérable, elle consiste à diviser ces substances en deux groupes : les *substances albuminoïdes naturelles,* telles qu'on les rencontre dans la nature, dans les tissus; les *substances albuminoïdes de transformation,* résultant de la transformation des albuminoïdes naturelles sous l'influence des ferments digestifs, des acides, des alcalis, etc.

*
* *

Les *substances albuminoïdes naturelles,* outre les propriétés générales des albuminoïdes sus rappelées, jouissent des propriétés communes suivantes :

Elles sont précipitées de leurs solutions :

1° *Par les acides minéraux* (HCl, AzO^3H) et le précipité est soluble dans un excès d'acide ;

2° *Par les solutions salines,* en particulier par les solutions de sublimé, de sulfate de cuivre, d'acétate de plomb, de sulfate d'ammoniaque à saturation : *Propriété analytique des plus précieuses* ; *propriété thérapeutique non moins précieuse* qui fait de l'albumine le meilleur antidote des empoisonnements par les sels métalliques, par le sublimé en particulier. La liqueur de Brücke, solution aqueuse d'iodure double de mercure et de potassium ne précipite les solutions albuminoïdes que lorsqu'elles ont été acidifiées par HCl ;

3° *Par l'alcool ;*

4° *Par les solutions de tanin ;*

5° *Par les solutions aqueuses d'acide picrique.*

Mais comme le fait justement remarquer M. Arthus, ces réactions de précipitation sont nécessaires sans être suffisantes. En d'autres termes elles ne suffisent pas à elles seules à démontrer l'existence d'une substance albuminoïde dans une solution : chacun de ces réactifs ne peut être employé dans certains cas, par exemple l'alcool précipite non seulement les albuminoïdes, mais encore les sulfates d'alcalis ; l'acide picrique précipite l'acide urique, etc. En sorte que le chimiste doit avoir toujours présentes à l'esprit, dans le cas donné, ces diverses précipitations possibles.

Les *substances abuminoïdes naturelles* peuvent à leur tour être divisées en deux groupes suivant qu'elles sont ou non coagulables, c'est-à-dire suivant que la chaleur ou l'alcool peut ou non les transformer en un coagulum qui ne peut plus être dissous dans l'eau et dans ses dissolvants primitifs (ce caractère de la non-dissolution ultérieure possible différencie nettement la coagulation de la simple précipitation).

Les substances albuminoïdes naturelles coagulables forment le groupe des albumines globulines.

Les substances albuminoïdes naturelles non coagulables forment le groupe des caséines.

Les *albumines globulines* sont donc par définition même coagulables par la chaleur, mais la coagulation n'est complète qu'en milieu acide (1 à 2 pour 1 000 d'acide acétique par exemple).

L'œuf, le lait, le sérum sanguin, le muscle renferment des

albumines globulines ordinairement associées : ovalbumine et ovovitelline, lactalbumine et lactoglobuline, sérumalbumine, sérum-globuline et fibrine. On en rencontre dans la plupart des sucs végétaux.

Au point de vue diététique, la distinction des albumines et des globulines n'a qu'une importance secondaire. Nous rappellerons simplement que les albumines sont solubles dans l'eau distillée, que les globulines ne le sont pas ; que les solutions salines des albumines peuvent être diluées sans précipitation, alors que les solutions salines des globulines sont partiellement précipitées par la dilution ; que l'acide acétique ne précipite pas les albumines alors qu'il précipite partiellement les globulines ; que les albumines ne sont pas précipitées par le sulfate de magnésie dissous à saturation, alors que les globulines sont totalement précipitées par le même réactif à la température ordinaire.

La *fibrine* est la matière albuminoïde qui emprisonne les globules dans le sang coagulé. Elle ne préexiste pas dans le sang, mais se forme aux dépens d'une matière albuminoïde dite fibrogène dès que ce liquide est exposé à l'air.

Le *gluten* est la matière azotée des graines de céréales : il est constitué par un mélange de matières albuminoïdes parmi lesquelles domine la fibrine. Par malaxation de la farine sous l'eau il forme une masse grisâtre, élastique : c'est le principe nutritif albuminoïde de la farine.

Les *caséines* ne sont, par définition, coagulables ni par la chaleur ni par l'alcool.

Les caséines sont insolubles dans l'eau distillée et solubles dans les solutions étendues d'alcalis caustiques, dans quelques solutions salines (carbonates alcalins, sels neutres d'alcalis).

Les solutions des caséines dans les sels sont précipitées par l'acide carbonique après dilution et ne sont pas précipitées par NaCl à saturation.

Les solutions des caséines dans les alcalis ne sont pas précipitées par CO^2 après dilution et sont précipitées totalement par NaCl à saturation à la température ordinaire.

La caséine est la matière albuminoïde principale du lait qui en renferme environ 30 à 40 grammes par litre. Le lait abandonné au repos se sépare en crème et petit lait, ce dernier contenant la caséine et les autres principes solubles du lait. Le lait frais a une réaction alcaline ; abandonné à l'air, il subit la fermentation lactique par transformation de la lactose en acide lactique qui coagule la caséine. Cette coagulation se produit de même quand on ajoute au lait écrémé de la présure extraite de la caillette des veaux (préparation des fromages) (voir les articles Lait et Fromages).

*
* *

Les *substances albuminoïdes de transformation* résultent de l'action de la chaleur, des acides, des alcalis, des sucs digestifs sur les substances albuminoïdes naturelles — telles sont les *substances albuminoïdes coagulées*, les *alcalis albuminoïdes*, les *acides albuminoïdes*.

Les plus importantes pour nous sont les PROTÉOSES, qui résultent des transformations digestives des albuminoïdes naturelles et qui portent le nom générique d'albumoses, globuloses, caséoses, suivant qu'elles résultent de la transformation d'une albumine, d'une globuline, d'une caséine.

Les protéoses ne sont pas coagulables.

Elles sont solubles dans l'eau distillée et dans les solutions salines neutres étendues.

Elles sont précipitées par l'alcool, le sublimé, le tanin.

Elles ne sont pas précipitées par les acides minéraux.

On divise les protéoses en deux groupes :

Les *protéoses vraies* qui précipitent par l'acide picrique, la liqueur de Brücke, le sulfate d'ammoniaque à saturation.

Les *peptones* qui ne précipitent ni par l'acide picrique, ni par la liqueur de Brücke, ni par le sulfate d'ammoniaque.

*
* *

Les PROTÉIDES sont des substances plus complexes qui peuvent être considérées comme résultant de la combinaison d'une substance albuminoïde et d'une autre non albuminoïde. Le nombre en est considérable — 3 groupes surtout nous intéressent :

L'*hémoglobine,* combinaison d'une globuline et de l'hématine.

Les *mucines,* combinaisons probables de substances albuminoïdes et d'hydrates de carbone.

Les *nucléo-albumines* que l'analyse décompose en une substance albuminoïde et une nucléine.

Les nucléines ont fait, depuis quelques années, l'objet d'études considérables qui en ont précisé la composition, les réactions, et ont montré de façon indiscutable le rôle prépondérant dans le métabolisme des substances phosphorées et la genèse de l'acide urique (voir plus loin Excrétion).

Les ALBUMINOÏDES forment un groupe d'attente dans lequel on range provisoirement les substances protéiques qui ne peuvent pas être rangées dans les deux groupes précédents : Nous y mentionnerons surtout la gélatine, la chondrine, la substance collagène, l'élastine, la kératine.

La *gélatine* diffère principalement des albuminoïdes par l'absence de soufre, elle résulte de la transformation par l'ébullition des substances collagènes, gélatinisables, dont la plus importante est l'osséine qui existe dans les os, les cartilages, la peau.

PROPRIÉTÉS PHYSIOLOGIQUES.

Digestion. — Assimilation.

Nous serons bref sur la digestion et l'absorption des albuminoïdes qu'on trouvera surtout traitées dans les détails au chapitre : Viande. Nous n'en rappellerons brièvement ici que les grandes lignes générales et la conception actuelle du processus général d'assimilation des albuminoïdes d'après Lambling (Revue générale des Sciences, 15 avril 1906) :

« La digestion peut détacher, de la molécule protéique, *des acides aminés sans que ce départ entraîne en aucune façon un écroulement complet de l'édifice,* mais en laissant subsister, au contraire, des fragments volumineux de la molécule. Essayons maintenant de confronter ces données avec ce que nous savons sur le résultat physiologique de l'acte digestif.

« Ici nous constatons qu'avec une matière albuminoïde étrangère à l'organisme, et qui, introduite dans le sang ou sous la peau, serait éliminée par les urines comme une substance non utilisable, en provoquant des réactions spéciales (formations de précipitines), l'économie fait une substance désormais assimilable, c'est-à-dire une des matières albuminoïdes spécifiques de l'organisme considéré. Or, on sait que les diverses matières albuminoïdes contiennent sensiblement les mêmes acides aminés, mais en quantités différentes. On conçoit donc que, pour transformer une de ces matières en une autre, il suffise que la digestion détache de la molécule telles ou telles chaînes d'acides aminés, le gros de l'édifice subsistant intact, sous la forme d'un ou de plusieurs fragments assez complexes, tels que les polypeptiques, ou peut-être même des albumoses et des peptones, trois catégories de composés que l'on trouve dans le contenu intestinal à côté des aminés. Parmi ces acides, ceux qui sont inutiles ou surabondants seraient brûlés, les autres serviraient, associés à des fragments plus volumineux, à la reconstruction de la nouvelle molécule.

« L'intestin serait donc bien un *broyeur moléculaire,* selon l'heureuse expression de Hugounenq, mais ce broyage ne serait pas uniforme et réduirait les protéiques en fragments de très inégale grosseur.

« Nous voici donc assez loin de l'idée que l'on se faisait autrefois de la protéolyse digestive : une opération ayant pour but de transformer les protéiques en produits solubles et dialysables, c'est-à-dire de préparer simplement l'*absorption* de ces aliments. Il semble bien qu'il y a plus et que la dislocation digestive, propre à chaque protéique, est telle qu'elle prépare non seulement son absorption, mais encore sa *reconstruction en un protéique spécifique* de l'organisme considéré. *La digestion aurait donc*, conclut Abderhalden, *un rôle considérable dans le maintien de la spécificité des organismes, laquelle est, en dernière analyse, d'ordre chimique.* »

Nutrition. — Excrétion.

En ce qui concerne le rôle général des albuminoïdes dans la nutrition, nous renvoyons surtout à l'article « Viande », où la question sera traitée de façon concrète.

Toutefois, sans crainte de redites, nous rappellerons quelques faits et quelques théories à cause de leur importance suggestive ou de leur nouveauté. La *genèse de l'acide urique* aux dépens des nucléines est de ce nombre.

L'acide urique chez l'*homme sain* a une double origine, mais il dérive toujours de la désintégration des substances nucléiniques. D'origine endogène, il résulte de la destruction des leucocytes, sa quotité est toujours très faible à l'état normal ; d'origine exogène il résulte de la désintégration des nucléines alimentaires, c'est la partie de beaucoup la plus importante à l'état normal.

Quelle que soit cette origine (endogène ou exogène), cette production d'acide urique aux dépens des nucléines se produirait toujours conformément au schéma ci-dessous :

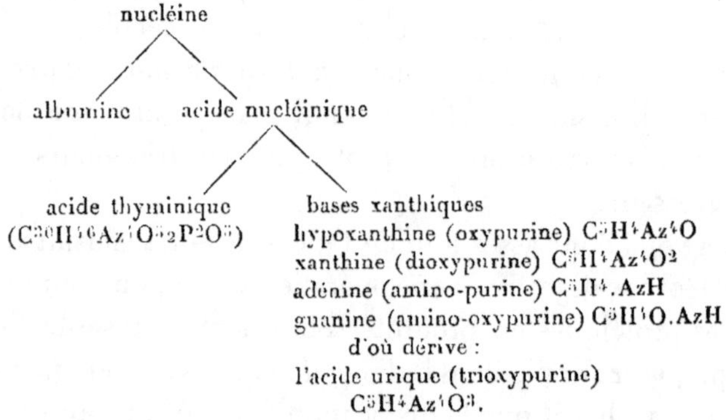

En sorte qu'à l'état normal l'acide urique serait toujours formé avec de l'acide thyminique. Des expériences nombreuses ayant montré qu'à 37° l'acide thyminique dissout 3 fois son poids d'acide urique, il est logique de supposer, qu'à l'état sain, l'acide urique quasi insoluble est solubilisé et éliminé grâce à sa combinaison avec l'acide thiminique concurremment formé.

Au point de vue spécial de la formation intra-organique de l'acide urique, il faut distinguer trois grandes classes de protéides :

1° Les *albumines proprement dites*, ne renfermant pas de phosphore, elles constituent le protoplosma de la cellule vivante, animale et végétale ; elles ne donnent pas par définition même d'acide nucléinique dans leurs produits de dédoublement ;

2° Les *paranucléines* contenant un certain pourcentage de phosphore, mais présentant toutes les réactions et les propriétés des albuminoïdes proprement dites (vitelline du jaune d'œuf, caséine de lait). Elles ne donnent pas d'acide nucléinique dans leurs produits de dédoublement ;

3° Les *nucléines* constitutives du noyau cellulaire contiennent du phosphore en assez large proportion. Elles sont caractérisées par la présence d'acide nucléinique dans leurs produits de dédoublement. Elles constituent l'*origine unique de l'acide urique* chez l'homme sain.

Mais *chez les goutteux* et *chez certains rhumatisants*, en dehors des deux origines précédentes, l'acide urique se produirait probablement par synthèse — en vertu d'un mécanisme encore mal connu — mais ne dériverait pas nécessairement de la désintégration des substances nucléiniques, en sorte qu'il ne serait pas accompagné des corps résultant de ladite désintégration dont un au moins, comme nous l'avons vu, l'acide thyminique, semble jouer un rôle important dans la solubilisation de l'acide urique. L'absence d'acide thyminique, en quantité suffisante chez le goutteux et le rhumatisant, expliquerait la précipitation de l'acide urique dans le sang et dans les tissus.

En fait de nombreuses expériences cliniques semblent démontrer (Schmoll, Minkowski, Teuner, Bluth, Breton, etc.) :

1° Que l'acide thyminique augmente considérablement l'excrétion d'acide urique chez les goutteux ;

2° Qu'il exerce une action favorable sur les manifestations goutteuses.

*
* *

En ce qui concerne *l'urée,* elle se forme bien entendu, qu'aux dépens des protéiques — soit qu'elle dérive directement de la désintégration protéique, soit qu'elle en dérive indirectement après une série de transformations intermédiaires. Comme on n'est pas encore parvenu à passer, *in vitro,* directement des protéiques à l'urée, on est amené à admettre et à rechercher les intermédiaires entre les protéiques et l'urée.

Ces intermédiaires doivent être vraisemblablement recherchés parmi les substances azotées, coexistant dans l'organisme avec l'urée, savoir : l'acide urique, les acides amidés, les sels ammoniacaux.

« *En résumé,* l'urée a vraisemblablement plusieurs sources dans l'organisme. Une partie provient sans doute de la désintégration des protéiques, sur place, dans les divers tissus. Cette production d'urée est accompagnée d'une production de corps ammoniacaux, car ces derniers sont, comme l'urée, plus abondants dans les divers tissus que dans le sang. Une partie de l'urée provient de la transformation intra-hépatique des corps ammoniacaux, produits dans les divers tissus, et plus particulièrement dans les tissus du tube digestif et de ses annexes. Une partie de l'urée enfin provient, probablement, de la transformation intra-hépatique d'acide urique ou d'urates, formés dans les tissus. »

DEUXIÈME PARTIE

DES ALIMENTS EN PARTICULIER

INTRODUCTION

REPRÉSENTATION GRAPHIQUE PRATIQUE DES ALIMENTS ET DES REGIMES

La composition chimique des aliments et des régimes est présentée à l'ordinaire sous forme de tableaux numériques résumant la composition centésimale ou millésimale desdits aliments et desdits régimes. C'est ainsi qu'on exprimera, par exemple, de la façon suivante la composition centésimale de la viande moyenne de bœuf, du pain de froment frais et du fromage de gruyère :

Aliments.	Albumines.	Graisses.	Hydrates de carb.	Sels.	Eau.
Viande de bœuf (moyenne). .	21	6	0,5	1	61,5
Pain de froment frais. . . .	7	0,4	52	1	39,6
Fromage de gruyère. . .	30	30	1,5	5	33,5

Ces tableaux ont l'inconvénient d'exiger pour être retenus un grand effort de mémoire ; la comparaison des analyses exige une véritable étude ; bref, ils ont l'inconvénient de toutes les expressions purement numériques : ils ne parlent pas aux yeux.

Le procédé suivant de représentation graphique nous paraît présenter l'avantage de donner pour un aliment déterminé une figure caractéristique. Sur deux lignes droites, se coupant à angle droit et formant axes de coordonnées, on porte, en partant du point d'intersection successivement sur chaque segment, en suivant un ordre conventionnel toujours le même, des grandeurs proportionnelles aux taux de l'albumine, des graisses, des hydrates de carbone, des sels; on réunit les points ainsi obtenus et on obtient une figure caractéristique de l'aliment considéré. C'est ainsi que les trois aliments susrappelés donneront les figures suivantes très différentes, trè sfaciles à établir sur papier quadrillé (v. fig. 1).

Viande de bœuf.

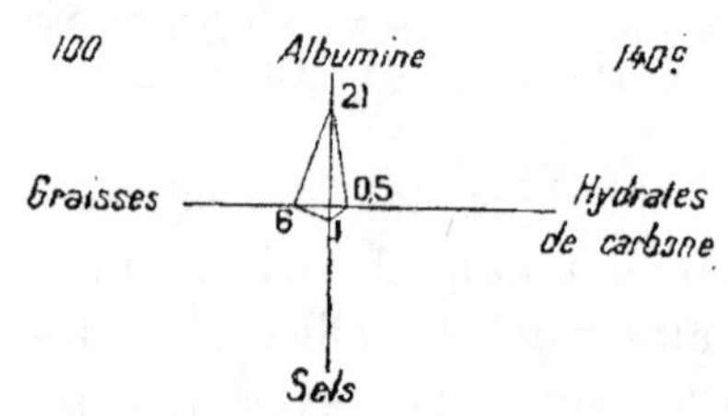

Pain de froment.

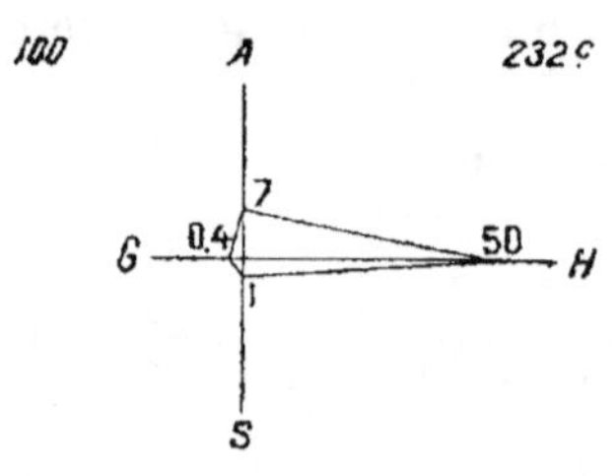

Gruyère.

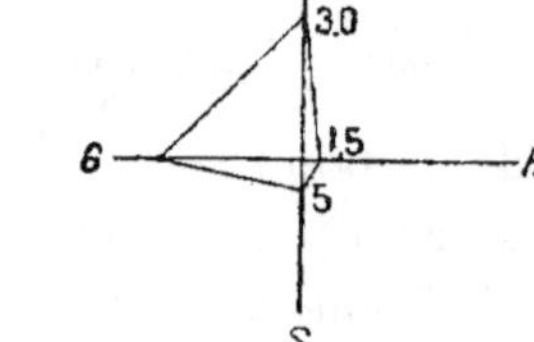

Fig. 1.

Ces schémas symboliques sont caractéristiques de l'espèce alimentaire considérée; ils mettent bien en évidence la dominante albuminoïde dans le cas de la viande, la dominante hydrocarbonée dans le cas du pain, les dominantes graisses et albuminoïde dans le cas du gruyère. Comme on le voit, nous portons sur la ligne horizontale à gauche les graisses, à droite les hydrates de carbone; sur la ligne verticale en haut les albuminoïdes, en bas les sels;

en sorte que, en adoptant la classification de Liébig, la diagonale horizontale représente les aliments respiratoires et la diagonale verticale les aliments plastiques.

Nous complétons le schéma en inscrivant à gauche le chiffre 100 indiquant que le schéma représente la composition centésimale (nous inscririons 1 000 dans le cas de composition millésimale), et à droite le coefficient calorimétrique des 100 parties schématisées en acceptant comme unités calorimétriques pratiques :

Lait de femme.

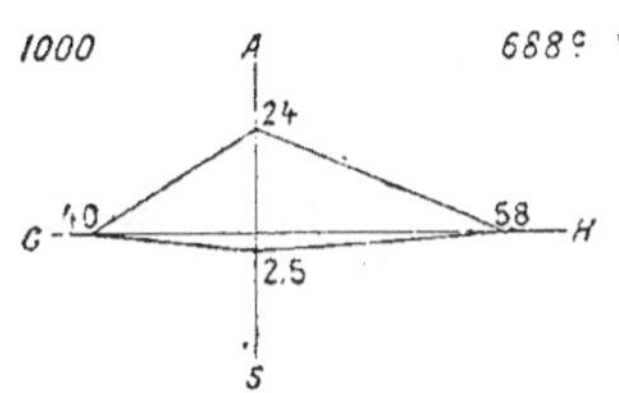

Lait de vache.

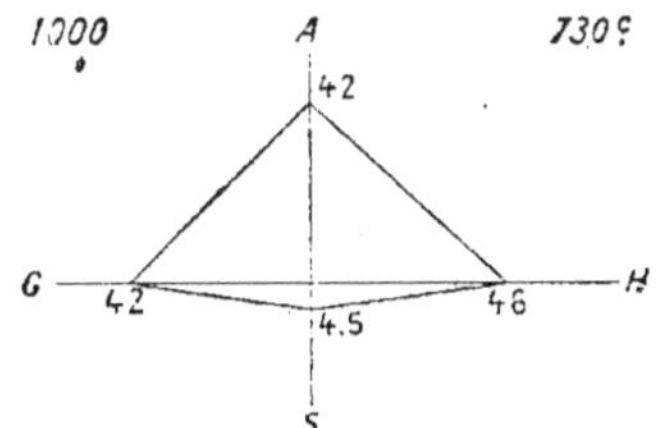

Lait d'ânesse.

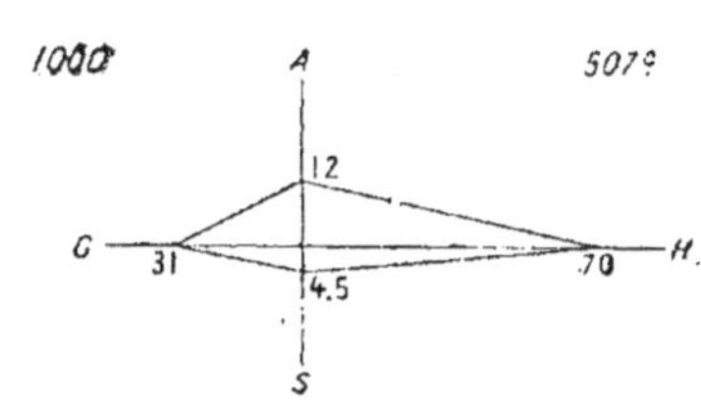

Fig. 2.

1 gramme albuminoïde = 4 calories ; 1 gramme hydrates de carbone = 4 calories ; 1 gramme graisse = 9 calories.

Ce mode de représentation n'a d'autre valeur que de transformer la composition chimique globale chiffrée en une image visuelle caractéristique et de la faire « sauter aux yeux », si l'on peut ainsi dire ; il nous paraît en particulier singulièrement faciliter les comparaisons d'aliments, si utiles, si suggestives en diététique.

Exprimons, par exemple, conformément aux conventions précédentes les compositions millésimales respectives des laits de femme, de vache et d'ânesse, nous obtiendrons les trois figures suivantes qui font déjà « sauter aux yeux » littéralement les différentes constitutions de ces différents laits (v. fig. 2).

La comparaison du lait de femme, respectivement au lait de

Comparaison des laits de femme et de vache.

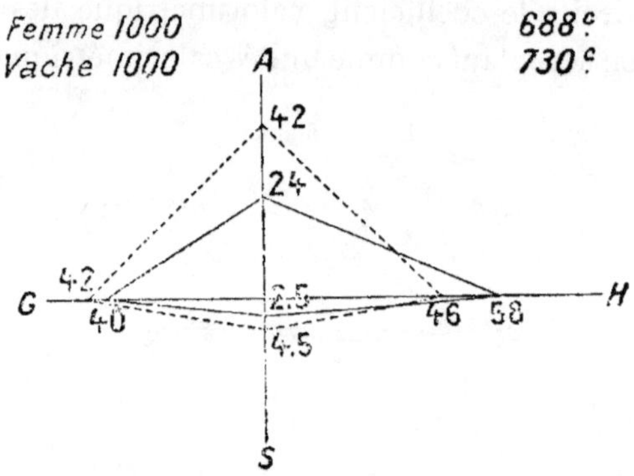

Comparaison des laits de femme et d'ânesse.

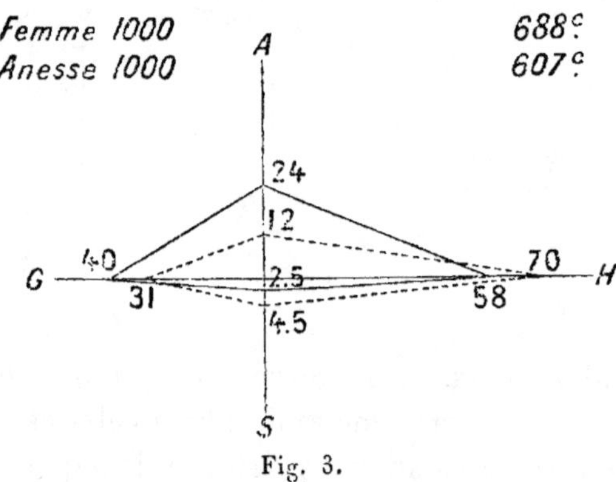

Fig. 3.

vache et au lait d'ânesse, s'exprimera schématiquement par la superposition des figures précédentes (v. fig. 3).

Les figures sont si claires que tout commentaire semble superflu. L'expression verbale de la première est la suivante : le lait de vache est beaucoup plus riche en albuminoïdes et en sels que le lait de femme, il est moins riche en lactose ; la figure met en évidence que pour les « materniser », il faudra le couper (pour corriger l'excès d'albumines et de sels) et le « sucrer » (pour corriger l'insuffisance de lactose).

L'expression verbale de la deuxième est la suivante : le lait d'ânesse est beaucoup moins riche en albuminoïdes et en graisse que le lait de femme ; il est beaucoup plus riche en sels et en sucre ; la figure fait « sauter aux yeux » qu'on peut le considérer comme un lait de femme étendu d'eau (insuffisance albumino-graisseuse) et additionné de sucre et de sels.

Il est bien évident que ce même mode de graphisme peut s'appliquer et avec avantage à la représentation et à la comparaison des régimes.

*
* *

Un autre mode de représentation dont nous userons plus souvent encore au cours de ce volume consiste simplement à porter sur une bande de papier quadrillé des longueurs proportionnelles aux teneurs de l'aliment considéré en albumines, graisses et hydrates de carbone. Supposons pour fixer les idées que nous veuillons représenter conformément à cette convention la composition de l'avoine qui est la suivante pour cent : albumines 15, graisse 6, hydrates de carbone 65. Si le papier est quadrillé et que nous prenions comme longueur-étalon centésimal 20 divisions ; chaque division représentera une longueur 5 et nous aurons la figure suivante (fig. 4 et 5) :

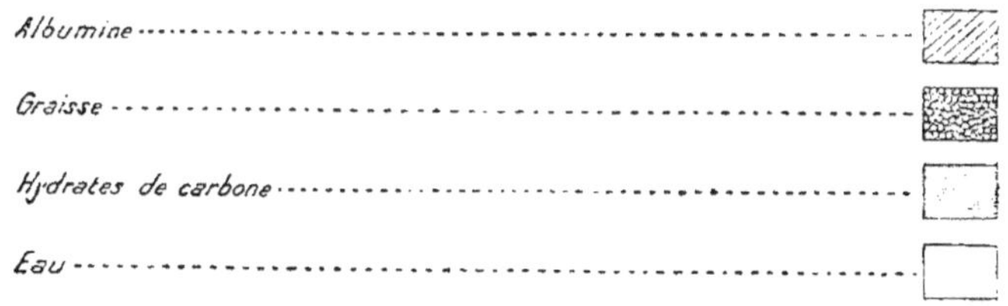

Albumine ....
Graisse ....
Hydrates de carbone ....
Eau ....

Fig. 4.

Ce mode de représentation prête aussi très facilement aux

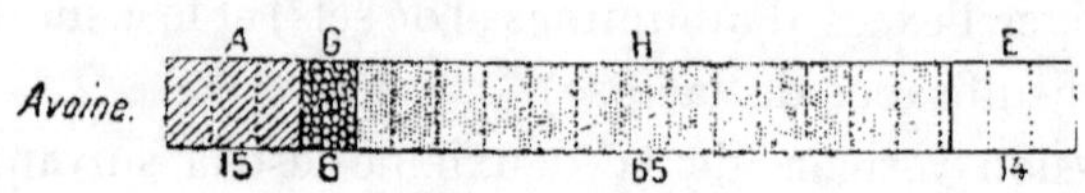

Fig. 5.

comparaisons diététiques ; on en trouvera de multiples exemples au cours de ce volume.

*
* *

Ces représentations conventionnelles nous paraissent susceptibles de rendre de réels services en diététique, en ce qu'elles sont, nous semble-t-il, simples et claires.

CHAPITRE PREMIER

ALIMENTS ANIMAUX

VIANDE

I. — Viande de boucherie.

1. *Composition.*

La viande est dans nos climats — et d'une façon générale dans les régions dites civilisées du globe — un aliment quasi constant de l'alimentation humaine. En certains pays, tels l'Amérique, l'Angleterre, l'Allemagne, la France, et surtout dans la classe aisée, elle tend à prendre dans l'alimentation courante une place prépondérante, certainement excessive et dangereuse ; aussi, par une réaction sans doute moins dangereuse, mais certainement excessive aussi, tout un groupe d'individus, dont quelques hygiénistes, ne tendent à rien moins qu'à la proscription absolue de la viande au nom de principes physiologiques, pathologiques et philosophiques que nous discuterons ultérieurement (V. *Régimes usuels*).

*
* *

Sous la rubrique viande nous grouperons les aliments constitués par la chair des animaux, en sorte que nous aurons en vue dans ce chapitre : la viande de boucherie ou viande proprement dite, la viande des animaux de basse-cour, le gibier, les poissons, les crustacés et les mollusques. Ce groupement est, culinairement parlant, un peu disparate, chimiquement et physiologiquement il est assez homogène.

Tous les aliments susénumérés ont en effet, chimiquement, les caractéristiques communes suivantes :

1° Ce sont des *aliments albuminoïdes,* c'est là leur caractéristique la plus nette ; et leur teneur en albuminoïdes est sensiblement comparable, elle oscille autour de 20 pour 100 ou 1/5 du poids de l'aliment considéré à l'état frais, débarrassé des os et des cartilages ; cette teneur varie suivant l'espèce animale et dans une même espèce animale suivant l'état d'engraissement de

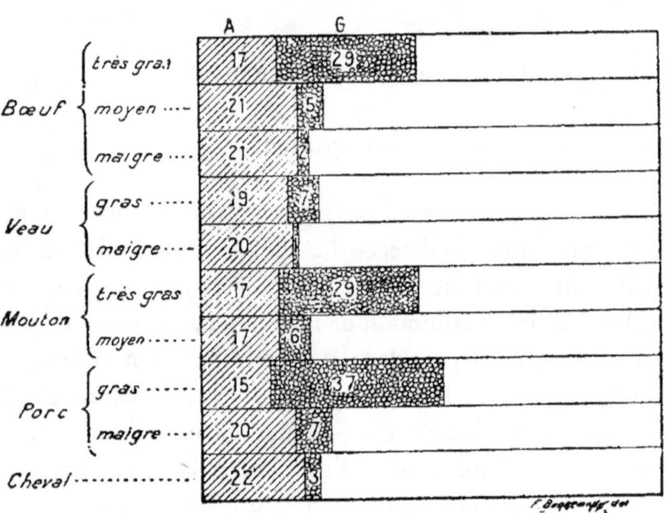

Fig. 6.

l'individu considéré, mais elle ne descend jamais au-dessous de 15 pour 100 (exception faite des mollusques) et n'atteint qu'exceptionnellement 25 pour 100 (canard, dinde, perdrix, ris de veau) ; les proportions de beaucoup les plus fréquentes sont de 17 à 22 pour 100, les variations sont donc relativement étroites.

2° Ce sont des aliments qu'on peut considérer pratiquement comme *totalement dépourvus de substances hydrocarbonées,* les quantités qu'ils renferment étant tout à fait négligeables au point de vue diététique.

3° Ce sont des *aliments gras* en ce sens qu'ils renferment tous des graisses, mais dans des proportions qui varient d'une espèce à l'autre et d'un individu à l'autre dans des limites extraordinairement étendues. Le tableau ci-contre indique en effet à nous en tenir aux espèces les plus couramment comestibles que le taux des graisses, qui est de 1 pour 100 dans la viande maigre de veau, s'élève à 37 pour 100 dans la viande grasse de porc, voire à 46 pour 100 dans la viande d'oie. On remarquera que dans une même espèce animale les taux des graisses et des albumines varient en sens inverse, une viande grasse étant relativement pauvre en albumines et inversement : le bœuf très gras (29 pour 100 de geaisses) renferme en moyenne 17 pour 100 d'albumines, le bœuf très maigre (2 pour 100 de graisses) renferme en moyenne 21 pour 100 d'albumines, le porc gras (37 pour 100 de graisses) renferme en moyenne 15 pour 100 d'albumines, le porc maigre (7 pour 100 de graisses) renferme en moyenne 20 pour 100 d'albumines.

4° Ces *aliments renferment tous des substances extractives* (créatine, créatinine, xanthine, hypoxanthine, guanine, adénine, etc.), dérivés probables de la désintégration intra-organique des albuminoïdes ; véritables substances excrémentitielles destinées à être éliminées par l'animal.

Physiologiquement, ils ont aussi des caractéristiques communes :

1° Les *albuminoïdes animales*, ainsi que l'a nettement démontré Pawlow, sont les albuminoïdes dont l'assimilation est la plus complète et la plus facile, qui nécessitent le moindre travail digestif.

2° Mais ce sont aussi celles qui *subissent le plus facilement les processus de putréfaction* tant exogène qu'endogène (intestinal) ; d'où la possibilité d'intoxications exogènes et endogènes (auto-intoxications) et d'infections gastro-intestinales.

3° Les *substances extractives des viandes* sont, d'après les travaux de Pawloff, les excitants normaux, physiologiques, des sécrétions digestives ; mais elle jouent probablement un rôle important dans la genèse de certaines déviations humorales (rhumatisme, goutte, etc.).

4° Les aliments susénumérés, absorbés d'une façon quasi intégrale à l'état normal, ne laissent qu'une *très faible quantité de résidu excrémentitiel* ; et jouent de ce fait un rôle important dans la genèse de la constipation.

De tout ce qui précède il résulte que les aliments d'origine animale du type de la viande sont d'une façon élective des *aliments albuminoïdes* ; la facilité relative de leur digestion, le moindre travail digestif qu'ils exigent, leur assimilation parfaite semblent même en faire, abstraction faite des autres facteurs qui peuvent intervenir dans l'appréciation des faits, les aliments albuminoïdes auxquels nos fonctions digestives sont le plus parfaitement adaptées. *La signification spéciale de ces aliments semble donc être de couvrir les pertes normales de l'organisme en albuminoïdes, c'est ce qu'exprimait Liébig quand il en faisait des aliments plastiques types.*

On voit qu'à quelque point de vue qu'on se place l'opposition est parfaite avec les aliments d'origine végétale dont nous rappellerons seulement les caractéristiques : richesse extraordinaire en hydrates de carbone, pauvreté en graisses, teneur variable, mais habituellement faible (légumineuses exceptées), en albuminoïdes, absence habituelle de substances extractives ; assimilation pénible et incomplète des albuminoïdes, assimilation facile et quasi complète des hydrates de carbone ; moindre prise aux putréfactions, résidu fécal abondant et peu odorant : ce sont principalement des aliments hydrocarbonés. *La signification spéciale semble donc être de fournir à l'organisme les éléments de combustion nécessaires à la production de la chaleur et du mouvement, bref de l'énergie, c'est ce qu'exprimait Liébig quand il en faisait des aliments respiratoires types.* Toutefois la teneur élevée de certains végétaux en albuminoïdes (exemple : céréales, légumineuses) permet d'en faire par l'addition de graisses diverses de véritables aliments complets susceptibles de satisfaire entièrement aux besoins de la diététique humaine ; et nous verrons qu'il est maintes conditions pathologiques où le régime végétarien plus ou moins strict est recommandable.

*
* *

Nous prendrons comme type de notre étude *la viande de bœuf*, type de la viande de boucherie. Ce type connu et précisé, nous donnerons par comparaison quelques indications sur les autres viandes de boucherie, veau, mouton, porc et cheval, et sur les abats de ces différentes espèces animales. Nous passerons ensuite rapidement en revue les animaux de basse-cour, le gibier, les poissons, les crustacés et les mollusques.

La *viande de bœuf* est représentée par les tissus musculaires dudit animal, plus ou moins infiltrés de graisses, plus ou moins débarrassés, suivant les morceaux, de leurs aponévroses. Elle renferme en moyenne 1/5 de son poids à l'état frais d'albumines diverses. Le tableau inclus montre qu'il y a un certain rapport entre l'état d'engraissement de l'animal et la teneur en albuminoïdes de ses tissus ; le bœuf très gras (29 pour 100 de graisse) renfermant un taux relativement faible d'albumines (17 pour 100), le bœuf moyen ou maigre (2 à 5 pour 100 de graisses) renfermant un taux relativement élevé d'albumines (21 pour 100) ; teneur en graisse et teneur en albuminoïdes varient donc en sens inverse.

Ces albuminoïdes sont constituées par un mélange en proportions mal définies de globuline (myosine), de myo-albumine, de nucléo-protéides, de peptones, de substances collagènes (osséines), transformables en gélatine par la coction. Nous verrons plus loin que ces albuminoïdes sont facilement digérées par le suc gastrique.

Ces albuminoïdes sont accompagnées *d'autres substances azotées, dites extractives*, cristallisables, vraisemblablement produits excrémentitiels de désintégration des albuminoïdes : créatine, créatinine, xanthine, hypoxanthine, adénine, etc. La plupart de ces substances appartiennent au groupe des purines dont fait partie, comme nous savons, l'acide urique (trioxypurine).

Les *graisses*. Nous avons déjà vu que la teneur en graisse peut varier dans des limites très étendues (2 à 29 pour 100) d'un animal à l'autre, d'un morceau à l'autre.

Les sels, enfin, représentés surtout par le phosphate de potasse, le phosphate de chaux, le chlorure de sodium, etc., peuvent constituer 1 à 2 pour 100 de la chair fraîche. A noter en passant le faible taux relatif du chlorure de sodium qui a permis à MM. Achard et Widal de faire de la viande un des éléments de leurs régimes de déchloruration.

*
* *

La qualité de la viande et sa valeur marchande sont fonction d'un grand nombre de facteurs (teneur en graisse, moindre richesse en aponévroses, saveur, etc.) qui tiennent évidemment sous leur dépendance la plus ou moins grande digestibilité, la plus ou moins parfaite assimilation ; les conditions physiques, anatomiques desdits morceaux semblent jouer un rôle plus important que la composition chimique de ladite viande, les morceaux réputés de première qualité sont ceux qui sont le plus exempts de tendons, d'aponévroses, le mieux dissociés par de fines travées graisseuses, ce que les cuisinières et les bouchers expriment de façon imagée en disant que ce sont les morceaux les plus tendres, les plus « persillés », c'est-à-dire dont la coupe macroscopique par la fine dissociation des fibres musculaires par les travées graisseuses rappelle l'aspect des feuilles de persil. Ces qualités physiques leur confèrent évidemment deux qualités diététiques de premier ordre : 1° il y a moins de déchets et partant leur valeur nutritive est supérieure ; 2° leur dissociation facile permet une attaque plus parfaite des sucs digestifs, leur digestibilité est plus grande.

Le schéma ci-contre montre que pratiquement on divise la viande de bœuf en trois qualités :

La 1re *qualité* comprend surtout les *régions supérieures et postérieures de l'animal,* savoir : les muscles des régions sus et sous-lombaires, fessières, ischio-tibiales ; aux régions lombaires appartiennent l'entrecôte, l'aloyau, le faux-filet, le filet (muscle psoas) ;

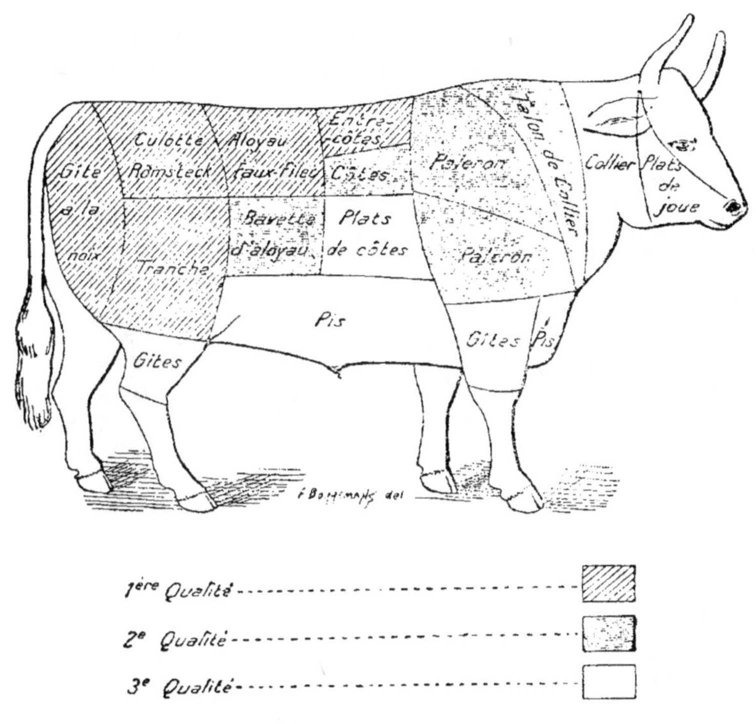

Fig. 7.

aux régions fessières : la culotte, d'où on tire ainsi que de la tranche le rumsteck et le roasbeef, le gîte à la noix : aux régions ischio-tibiales : la tranche.

La 2e *qualité* comprend les *muscles des régions scapulaire et costale* : talon de collier, paleron, côtes, bavette d'aloyau.

La 3e *qualité* est formée par les *muscles abdominaux* (plats de côtes, pis), les *régions du cou et de la tête* (plats de joue, collier), les *parties inférieures des membres* (gîtes). Lesdits morceaux sont plus durs, plus grossiers, plus tendineux, plus pauvres en graisse intercellulaire que les précédents.

*
* *

La *viande de veau,* dont la blancheur relative est caractéristique, est plus pauvre en myosine, plus riche en nucléines, plus riche en principes résistants à l'action des sucs acides : la tradition la tient pour plus digestible que la viande de bœuf, l'expérimentation (Penzoldt) la tient pour moins digestible, il est très probable qu'elle l'est tantôt plus, tantôt moins suivant les individus et leurs habitudes digestives et même suivant les veaux.

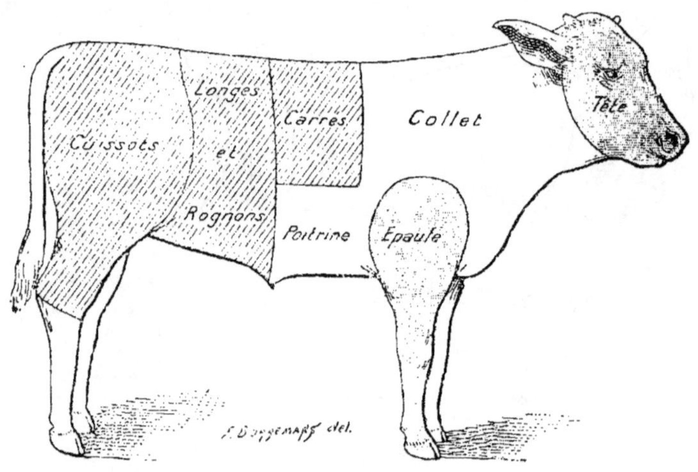

Fig. 8.

Mais il est intéressant de signaler la richesse relative en nucléines et l'augmentation d'excrétion urique provoquée par son ingestion. Cette observation n'avait pas, paraît-il, échappé à certain manufacturier anglais qui pour fabriquer du rouge pourpre nourrissait ses ouvriers avec de la viande de veau, recueillait leurs urines avec lesquelles il préparait du rouge pourpre par la réaction classique dite de la murexide. De ce fait elle ne paraît pas très recommandable chez les arthritiques, les goutteux, les eczémateux, les urinaires.

Comme pour le bœuf, la 1re *qualité* est représentée par les muscles des régions postérieures et supérieures (carrés, longes et rognons, cuissots); la 2e *qualité* par la tête et l'épaule; *la* 3e par le collet et la poitrine.

*
* *

La *viande de mouton,* quoique non persillée, est en général plus grasse que la viande de bœuf et partant un peu moins facilement digestible. Quelquefois les viandes grasses de mouton ont une saveur spéciale désagréable due à la présence de suif.

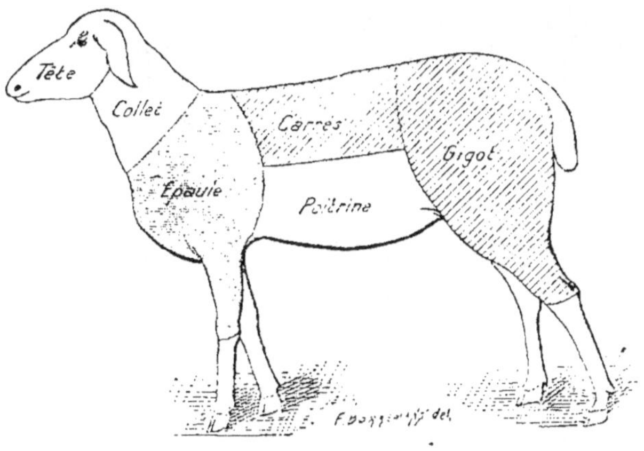

Fig. 9.

La 1re *qualité* est représentée par les carrés et le gigot; *la* 2e par l'épaule; *la* 3e par la tête, le collet et la poitrine.

*
* *

La *viande de porc* se rapproche des viandes blanches par son aspect, mais sa teneur élevée en graisses, la texture serrée, compacte de ses fibres en font en général un mets de digestion pénible qui réclame en tous cas une bonne cuisson et une consciencieuse mastication. Son importance diététique tient surtout à la facilité de l'élevage du porc, omnivore comme on sait, à son bon marché relatif, et surtout à sa conservation facile et à la variété extraordinaire des produits frais ou de conserve dans lesquels il peut entrer. D'après Potain la viande de porc serait la mieux tolérée par les albuminuriques, fatiguant peu les reins malades et laissant passer par le rein le minimum d'albumine.

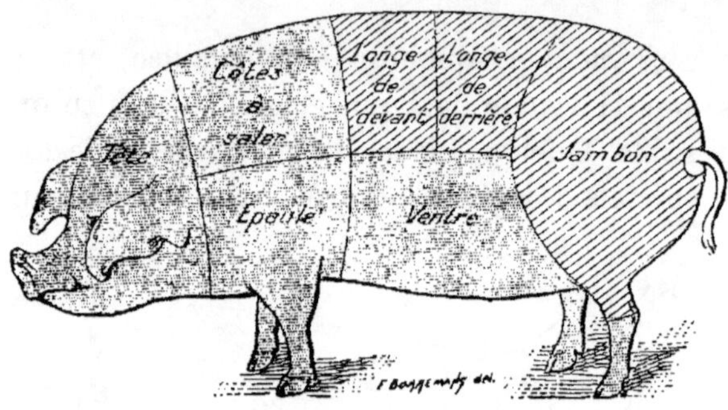

Fig. 10.

La 1re *qualité* est représentée par la longe de devant, la longe de derrière (régions lombaires) et les jambons ; la 2e *qualité* est représentée par la tête, les côtes à saler, l'épaule et le ventre.

* * *

La *viande de cheval* enfin, longtemps dédaignée, fait maintenant l'objet d'une consommation régulièrement progressive : Paris mange annuellement 10 000 chevaux, ânes et mulets.

Si le cheval n'est ni trop âgé, ni mal nourri, ni surmené, sa viande paraît équivaloir, comme valeur nutritive et comme digestibilité, à celle du bœuf, elle est sensiblement plus maigre que cette dernière ; elle coûte moitié moins. On voit de suite quel parti on en peut tirer dans la diététique des tuberculeux pauvres.

En dehors de la chair musculaire que nous avons eue spécialement en vue au cours de l'exposition précédente, on emploie aussi couramment dans l'alimentation certaines parties des animaux que l'on désigne en boucherie sous le nom générique d'*abats* et qui sont constitués par la plupart des *viscères*. Le tableau ci-contre en donne la composition approximative, on voit qu'au point de vue chimique strict elle se rapproche assez de la chair musculaire même.

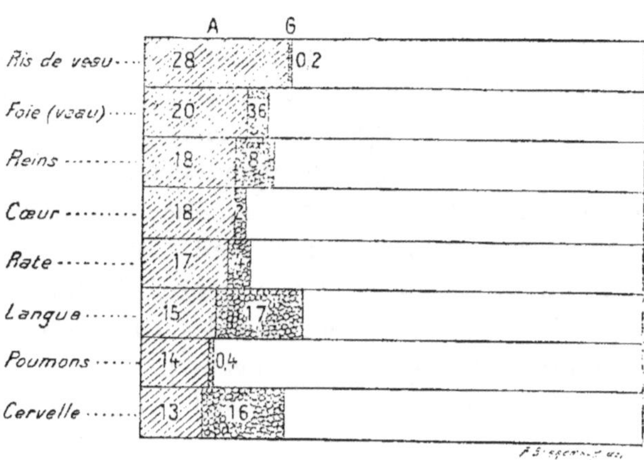

Fig. 11.

Au point de vue physiologique et en diététique thérapeutique leur importance est considérable, en ce qu'ils peuvent parfaitement servir à pratiquer une *opothérapie* souvent très efficace ; dans ce dernier cas, on les emploiera *très frais,* broyés, hachés, dissociés, pulpés, incorporés à du bouillon *tiède,* à des purées, à des confitures ; on se rappellera que la chaleur détruit les propriétés opothérapiques desdits produits, c'est pourquoi il faut les prescrire dans un liquide ou une purée seulement tièdes et ne les soumettre à aucune coction.

La *cervelle* a une composition comparable à celle du jaune d'œuf (13 albumines, 16 graisses) ; les graisses sont surtout représentées par des lécithines libres ou combinées aux albuminoïdes ; malgré sa richesse en graisse, elle est relativement assez digestible et très nutritive ; 250 grammes de cervelle séjourneraient de 2 à 8 heures dans l'estomac; on n'emploie plus guère que les cervelles de veau, de porc et de mouton.

On pourrait en prescrire l'usage dans les cas d'asthénie nerveuse, de neurasthénie; c'est un bon mets de convalescents.

La *moelle osseuse* renferme jusqu'à 97 pour 100 de substances grasses riches en lécithines phosphorées; sa digestion est difficile. Elle est recommandable chez les leucémiques, les anémiques, les chlorotiques.

Les *foies* de veau et de mouton sont aussi nutritifs et presque aussi assimilables et digestibles que la viande; les foies de bœuf et de porc sont gras, compacts, lourds, indigestes.

Ils ont été particulièrement recommandés comme moyens opothérapiques à la dose de 100 à 150 grammes par jour, broyés, râpés ou pulpés dans du bouillon (Gilbert). Ils s'adressent tout spécialement au syndrome de l'insuffisance hépatique; ils ont donné des résultats tout à fait remarquables dans les diabètes par anhépatie et les cirrhoses; nous en avons personnellement obtenu un résultat extrêmement remarquable dans deux cas de cirrhose atrophique avec ascite rédicivante rebelles à tous traitements; dans ces cas nous avons administré quotidiennement par voie rectale une macération pendant 2 heures dans 200 centimètres cubes d'eau tiède légèrement salée de la quantité susdite de foie. Le principe actif ne semble pas altéré par les sucs gastrique et pancréatique.

Les *rognons* ou reins de veau, de mouton, de porc, malgré leur consistance si ferme, sont très digestifs et très nutritifs. Ils ont été recommandés broyés et macérés dans de l'eau légèrement salée contre la néphrite aiguë. Le silence semble s'être fait autour de cette méthode thérapeutique.

Sans continuer cette énumération, qui deviendrait fastidieuse, disons simplement que l'on peut employer de même et avec la même technique le pancréas (insuffisance pancréatique), la rate (leucémie, etc.), le corps thyroïde (myxœdème), le thymus (arrêts de croissance), le testicule (impuissance, neurasthénie), les ovaires (insuffisance ovarienne spontanée ou post-opératoire, etc.).

Ces organes, en dehors de l'emploi opothérapique susmentionné, peuvent faire l'objet, à seules fins diététiques, de préparations culinaires de tous points analogues à celles des viandes que nous étudierons ultérieurement.

Mentionnons encore : les *têtes* de veau et de porc, les *pieds* de mouton et de porc, de digestion en général difficile, de valeur nutritive médiocre, mais qui font l'objet de préparations spéciales fort appréciées des gourmets.

La *langue*, surtout celle de bœuf, est un mets délicat et recherché, nourrissant, assez facile à digérer ; elle se mange surtout fumée.

Le *ris de veau* (thymus), particulièrement riche en nucléines, donne lieu à une abondante excrétion d'acide urique ; il devra donc être proscrit chez les lithiasiques, quoique les recherches les plus récentes tendent à faire admettre que l'acide urique formé dans l'organisme par désintégration de l'acide nucléinique (dérivé caractéristique des nucléines), dérive des bases xanthiques résultant du dédoublement dudit acide et soit toujours de ce fait accompagné d'acide thyminique, dissolvant normal dudit acide urique, et produit constant du dédoublement de l'acide nucléinique[1].

* * *

Au point de vue *calorimétrique*, la viande ne supporte pas la comparaison avec les végétaux, 100 grammes de viande maigre ne

1. Ces abats peuvent servir à la confection de quenelles qui soit isolées soit dans du potage peuvent constituer un élément diététique fort intéressant pour maints convalescents.

En voici un type d'après Ali Bab (Gastronomie pratique) :

Quenelles à la moelle pour potage : 125 grammes de moelle de bœuf ; 3 œufs entiers ; 125 grammes de chapelure ; farine ; sel.

Écraser moelle, passer ; incorporer les œufs ; ajouter chapelure par petites quantités. Salez, mélangez. Roulez cette pâte sur planche farinée ; coupez en morceaux gros comme des noix ; roulez en quenelle ; faites cuire dans un bouillon bouillant ; enlevez avec une écumoire ; mettez dans le potage.

fournissent guère plus de 80 calories, 100 grammes de riz 345 calories, 100 grammes de pain 257 calories, 100 grammes de pommes de terre, 98 calories. A vrai dire, la viande moyenne est d'un rendement calorimétrique plus élevé, 100 grammes de bœuf moyen fournissent 125 calories, 100 grammes de bœuf très gras 228 calories ; mais en moyenne le rendement calorimétrique de la viande comparée au rendement des végétaux est faible, par là s'accuse encore son caractère d'aliment plastique et non d'aliment thermodynamique (respiratoire, Liébig). La viande est un mauvais combustible.

Au point de vue *économique*, la comparaison est désastreuse.

1 kgr. de viande brute coûte en moy.		1fr,60	et donne à peine	1 000 calories.	
1 — de riz	—	0 80	—	3 450	—
1 — de pain	—	0 35	—	2 570	—
1 — de pommes de terre	—	0 15	—	980	—

Les 1 000 calories	viande	coûtent plus de		1fr,60
—	riz	—	à peine	0 22
—	pommes de terre	—	—	0 15
—	pain	—	—	0 13

Tout commentaire serait superflu. On voit qu'*au point de vue économique la viande est un aliment de grand luxe* ; on comprend presque par là comment sa consommation est devenue, par une déviation diététique somptuaire, un signe de richesse chez les individus comme chez les nations.

2. *Préparations culinaires et diverses.*

La préparation culinaire essentielle de la viande consiste dans la cuisson ; dans des cas exceptionnels, principalement dans la cure de certaines maladies, en particulier de la tuberculose, on emploie fréquemment *la viande crue.*

La *viande crue* présente les *avantages* suivants :

1° Elle est plus digestive que la viande cuite et son assimilation plus parfaite. Des expériences précises de Linossier (*Journal de

Pathologie et de Physiologie générales, mars 1899) démontrent que dans les mêmes conditions de temps le suc gastrique dissout deux fois plus de viande crue que de viande bouillie ;

2° Des expériences répétées et variées de Richet, sur des chiens, ont incontestablement démontré la très grande supériorité de la viande crue sur la viande cuite au point de vue nutritif et tonique ;

3° Ce même auteur a cru être autorisé par ses expériences à considérer la viande crue et le plasma musculaire comme un véritable médicament opothérapique curateur de la tuberculose pulmonaire. Disons de suite que tout en considérant la viande crue — depuis longtemps d'ailleurs — comme un aliment de choix, en certaines circonstances, chez les tuberculeux, la plupart des cliniciens et des phtisiothérapeutes n'ont pas souscrit à cette proposition thérapeutique ;

4° Pawloff a montré le rôle important joué par la viande crue comme excitant physiologique normal de la sécrétion gastrique ; en revanche la viande bouillie ne produit plus qu'une action sécrétoire très faible ou même nulle.

Pour l'administration de la viande crue, on choisira de préférence *la viande de mouton* ou de bœuf ou de cheval, exempte de trichine et de cysticerque (viande de porc). La tranche de bœuf est le morceau de choix à cause de son prix modique et de la disposition de ses fibres. Elle sera râpée et pulpée avec le tranchant d'un couteau et non hachée, elle est ainsi parfaitement pulpée et exempte de tendons et d'aponévroses. Un morceau de tranche de bœuf de 300 grammes, correctement et consciencieusement râpé, doit donner 200 grammes de pulpe de viande.

Cette pulpe de viande est administrée salée ou non, sucrée ou non suivant le goût du malade, soit à la façon de cachets, en boulettes de la grosseur d'une amande avec un peu de cognac ou d'eau, soit mélangée à de la purée de pommes de terre, à des confitures, à de la marmelade, à des œufs brouillés, à des épinards, etc.

Rappelons les trois formules classiques suivantes qui peuvent servir de types à une infinité d'autres :

Conserve de Damas :

Filet de bœuf pulpé.	60 grammes.
Sel marin..	1 —
Gelée de fruits.	500 —
	à manger à la cuillère.

Marmelade de viande :

Viande crue râpée.	100 grammes.
Sucre pulvérisé. } ãã.	50 —
Vin de Bagnols. }	
Teinture de cannelle.	3 —
	à manger à la cuillère.

Looch à la viande crue (surtout pour les enfants) :

Viande crue pulpée..	50 grammes.
Amandes douces mondées. } ãã.. . .	15 —
Sucre blanc.. . . . . }	
Amandes amères.	1 —

Voici 2 autres formules empruntées à MM. P. Montagné et Dr F. Regnault (*Avenir médical et thérapeutique,* 1908).

Sandwichs à la viande crue.

Tartiner d'une couche de viande crue passée au tamis fin, des tranches minces de pain de mie (pain anglais). Réunir ces tranches deux à deux, les souder en appuyant et servir aussitôt. Ces sandwichs qui peuvent être servis avec le thé, sont de composition variable. On peut leur ajouter les ingrédients suivants ayant pour objet d'atténuer la fadeur de la viande crue : jaunes d'œufs durs hachés, maigre de jambon cuit haché, feuilles de cresson, gelée de groseille, marmelade d'orange, etc. Un sandwich de 10 centimètres carrés peut recevoir 30 grammes de viande.

Canapés variés.

Les canapés, de dimensions moindres que les sandwichs, ne sont pas doubles. Les tranches de pain de mie sont taillées de forme rectangulaire et tartinées de viande après avoir été colorées sur le gril. On peut les saupoudrer de jaune d'œuf dur haché ou de maigre de jambon cuit haché finement.

On emploie couramment la viande crue aux doses progressives de 50 à 150 grammes pour une prise.

C'est une ressource alimentaire importante chez les tuberculeux, les chlorotiques, les anémiés, les consomptifs, les convalescents, les débiles.

*
* *

La *viande cuite* présente, dit-on, les *inconvénients* inverses d'être moins digestible, moins nutritive, de n'avoir aucune action curative ou même d'avoir une action nocive dans la tuberculose et de n'exercer aucune action excito-sécrétoire sur l'estomac. Cela est vrai pour la viande bouillie, épuisée par la coction ; cela est faux pour la viande rôtie, qui, quand elle est saisie, saignante, possède, *dans une certaine mesure*, des propriétés susénumérées de la viande crue et qui présente en plus les *avantages* :

1° D'être plus appétissante, plus sapide, plus excitatrice (psychiquement au moins) des sécrétions gastriques, ce qui compense même avantageusement la diminution de digestibilité résultant de la coagulation de l'albumine dans les régions externes du rôti ;

2° D'être moins fade, plus agréable, moins monotone, tranchons le mot, moins répugnante à la longue que la viande crue et d'en permettre, si cela est nécessaire dans le cas donné, une absorption plus abondante ;

3° La cuisson enfin dissout, ramollit, dissocie, attendrit, gélatinise au moins en partie, le tissu conjonctif, les tendons, les cartilages et les rend de ce fait plus digestibles, plus utilisables par l'organisme ;

4° Elle stérilise enfin complètement la surface de la viande toujours contaminée et dans une certaine mesure l'intérieur ; mais à vrai dire en ce qui concerne l'intérieur la stérilisation implique la coagulation des albumines et la viande ainsi cuite perd les avantages susénumérés.

Bref, *pour les usages diététiques courants, la viande rôtie est préférable à la viande crue, cette dernière reprenant une supé-*

riorité incontestable dans les cas pathologiques précédemment énumérés.

La *viande cuite* se présente sous deux aspects généraux, la *viande rôtie* et la *viande bouillie*.

La *viande rôtie* s'obtient soit par la cuisson de la viande à l'air libre (à la broche, à la grillade, à la friture), soit par cuisson de la viande au four ou à l'étuvée en casserole. Quoiqu'il y ait quelques différences entre les deux méthodes, nous les confondrons dans notre description.

Le but à obtenir est en somme de « saisir » la viande, c'est-à-dire de la porter d'emblée à une température telle que les albumines de la surface de la pièce soient coagulées de suite, de façon à former une sorte d'enveloppe, de croûte protectrice, dans laquelle la partie intérieure cuira doucement dans son jus ; on devra donc cuire la pièce soit devant un feu clair et vif, soit dans un four spacieux porté au préalable à une température de 200 à 250° (type four de boulanger), soit, mais ceci s'applique surtout à la cuisson du poisson, dans une « friture » (graisse fondue) extrêmement chaude (250 à 290°).

Le type de la viande rôtie est cette préparation à laquelle Chateaubriand, gourmet célèbre, a donné son nom : Dans un morceau de filet de bœuf de $1^{gr},500$ par exemple, on découpe trois tranches, une grosse au milieu de la pièce comprenant les deux tiers du morceau, soit environ 1 kilogramme, deux petites latérales comprenant le reste, soit environ un demi-kilogramme à elles deux ; ces trois tranches ont même section, même surface, les deux tranches minces devant servir de « bardes » à la tranche épaisse. Les tranches minces sont appliquées sur les côtés de la tranche épaisse et le tout est ficelé et placé sur le gril à feu très vif et retourné de temps à autre suivant l'usage. Il faut compter d'ordinaire 15 minutes par livre de viande pour un rôti cuit à point ; ici il faudra compter, cela se conçoit, un peu plus ; au surplus les deux tranches extérieures permettent de surveiller très facilement la cuisson ; la viande sera à point quand ces tranches bien « rissolées » seront un peu trop cuites. La viande sera alors enlevée du gril, la ficelle coupée ; les deux tranches latérales, qui ont subi l'action directe et très vive du feu, seront mises de côté et utilisées, au besoin, ultérieurement ; la grosse tranche sera seule servie. Rôtie à point, elle sera bien rouge, bien saignante, parfaitement tendre, très savoureuse, bien digestible.

Les trois conditions essentielles d'un bon rôti sont :

1° Que le morceau à rôtir soit suffisamment épais ;

2° Que le feu soit vif et ardent, afin que la surface de la pièce soit bien saisie et que son action ne soit pas trop prolongée (15 minutes environ par 500 grammes) ;

3° Que, suivant le judicieux conseil de Brillat-Savarin, la pièce ne soit salée qu'après la cuisson, le sel faisant couler le sang par osmose et faisant perdre de la qualité à la viande.

Enfin il peut être utile d'arroser souvent la pièce pendant sa cuisson avec le jus de la viande ou du beurre fondu pour éviter la dessiccation exagérée de la croûte superficielle.

La température extérieure de la pièce peut atteindre 120° et plus et sous cette influence les albumines se coagulent et se caramélisent en partie, ce qui donne à la croûte cet aspect brun caractéristique ; la température intérieure varie évidemment suivant l'épaisseur des pièces, si le morceau est gros elle peut ne pas dépasser 50°. Le rôtissage développe et concentre les matières odorantes et sapides (osmazone) de la viande ; il coagule en *partie* les albumines, ramollit et fait fondre les graisses qui s'écoulant mélangées à du sang et recueillies constituent le jus du rôti ; gélatinise, solubilise en partie les tissus conjonctifs, les substances collagènes ; évapore une certaine quantité d'eau de constitution, concentre ainsi la viande à laquelle elle peut faire perdre de 20 à 25 pour 100 de son poids, la proportion de substances nutritives en est augmentée d'autant.

Ces considérations diétético-culinaires s'appliquent à tous les types de viande rôtie (viande ou volaille).

La *viande bouillie* est obtenue par coction dans l'eau. Le résultat est différent suivant que la viande est plongée dans l'eau froide dont la température est ensuite élevée jusqu'à l'ébullition et maintenue pendant plusieurs heures ; ou au contraire plongée dans de l'eau préalablement bouillante et maintenue telle.

Dans le premier cas, toutes les parties nutritives solubles (albumines, substances extractives, sels) sont passées dans le liquide, mais l'albumine en est enlevée en écume : la viande est épuisée, a perdu 30 à 40 pour 100 de son poids, est sèche, filandreuse, insipide, mais le bouillon est savoureux, excellent.

Dans le deuxième cas, la viande plongée dans l'eau bouillante est « saisie », ses couches superficielles coagulées forment une coque protectrice, une partie seulement des portions solubles de la viande passe dans le liquide, le résultat est inverse du précédent : la viande reste tendre, savoureuse, relativement nutritive, mais le bouillon est très dilué, peu coloré, insipide.

Mentionnons un troisième cas dans lequel la viande est placée, additionnée de sels et de légumes, dans une quantité d'eau froide juste suffisante pour qu'elle y trempe, le vase recouvert d'un parchemin ficelé et fermé aussi hermétiquement que possible, porté à une température inférieure à 85° et maintenu à cette température 10 à 12 heures, on obtient ainsi un bouilli délicat et un liquide de consistance de gelée, nourrissant et agréable au goût ; mais cette dernière pratique est exceptionnelle et ne convient qu'à la préparation des consommés et des gelées de viande.

Voici une formule précise de bon bouilli et de bon bouillon : Prendre 1 kilogramme et demi de bœuf (tranche, gîte à la noix, culotte), ou plus économiquement (poitrine, paleron, plates-côtes et surtout bavette d'aloyau) ; y joindre 400 grammes d'os (os des côtes, vertèbres) et un bon morceau d'os à moelle qu'on habillera d'une mousseline bien attachée. Mettre de préférence dans une marmite en terre ou en bonne porcelaine à feu ou en fonte émaillée, les marmites en métal donnant mauvais goût au bouillon (toutefois nous avons vu faire d'excellent bouillon dans des marmites en cuivre bien étamées).

Il est bon de mettre ces composants dans l'ordre suivant : les os, la viande de façon que l'écume albumineuse ne soit pas retenue, ajouter 4 litres et demi d'eau froide et faire partir sur feu vif, de préférence sur feu découvert ; pendant ce temps éplucher les légumes. Quand la montée d'écume commence, c'est-à-dire quelque temps avant l'ébullition, vers 85°, car elle est provoquée, comme on sait, par la montée des albumines solubilisées dans l'eau et coagulées, écumer soigneusement en y consacrant une dizaine de minutes, pendant ce temps l'ébullition se fera à gros bouillons.

Ajouter alors 100 grammes de carottes, 50 grammes de navets, quelques poireaux, quelques panais, dont la saveur aromatique se transmet au bouillon, et ab libitum un petit bouquet de céleri et une tomate.

Écumer à nouveau à la reprise de l'ébullition un moment interrompue par l'addition des légumes.

Saler à ce moment seulement — en salant plutôt on épuiserait plus encore la viande de ses albumines, sans enrichir le bouillon, puisqu'elles s'en iraient en écume — et saler légèrement, car il sera facile d'ajouter plus tard la quantité juste nécessaire au goût.

Diminuer alors le feu de façon que la coction continue à une température régulière, l'eau accusant seulement à la surface un léger frémissement et placer le couvert de la marmite un peu de côté pour permettre l'évaporation d'une partie de l'eau.

A partir de ce moment une coction de 4 à 5 heures est suffisante pour obtenir un bouillon appétissant et corsé et un bouilli savoureux et encore suffisamment juteux quoique peu nutritif. Le bouillon est réduit d'un tiers environ et ramené à 3 litres ; au delà de 4 heures le bouillon subit une réduction considérable et passe au consommé.

Le bouillon sera absorbé tel quel ou en potages on en sauces ; le bouilli sera servi égoutté sans être refroidi[1].

1. *Bouillon simple (d'après A. Escoffier).* — Pour obtenir 5 litres de bouillon : 2 kilogrammes de maigre de bœuf (gîte ou paleron) ; 1^{kgr},500 os charnus ou jarret ; 600 grammes de carottes ; 450 grammes de navets ; 300 grammes de poireaux ; 100 grammes de panais ; 100 grammes d'oignons ; 40

*
* *

Voyons ce que sont exactement la *viande bouillie* et le *bouillon* :

D'après le Pr Gautier « la *viande bouillie* perd en grande partie ses albuminoïdes solubles et coagulables, ses peptones préexistantes, une partie des matières collagènes que l'eau transforme à chaud en gélose, ses pigments solubles, ses ferments. Des substances non albuminoïdes, l'eau chaude enlève à la viande ses matières extractives basiques ou leucomaïnes (créatine, amphicréatine et bases analogues), ses lécithines, son inosite, son glycogène, ses acides lactique et inosique, un peu de taurine, enfin ses sels minéraux solubles et une partie de sa graisse et de son eau. 1 000 grammes de chair fraîche donnent 450 grammes environ de chair bouillie.

« Voici la composittion comparative de la viande de bœuf crue et bouillie d'après Balland » (C. rend. T. CXXX, p. 533).

État frais.	Bœuf cru pour 100.	Bœuf bouilli pour 100.
Eau.	75	57
Matières azotées. . .	21	35
Graisses.	1,3	2
Matières extractives. .	1,3	5
Sels minéraux. . .	1	1

Physiologiquement la viande bouillie est, nous l'avons vu, non

grammes de céleri ; 10 grammes d'ail ; 1 gros clou de girofle ; 35 grammes de gros sel ; 7 litres d'eau.

Pour les grands dyspeptiques, enlever l'oignon, l'ail et le clou de girofle.

Méthode : Ficeler la viande désossée ; casser les os en menus morceaux. Empoter le tout dans une grande marmite. Mouiller avec l'eau. Faire partir en plein feu. Écumer. Ajouter le sel, les légumes et aromates. Retirer sur le coin du fourneau et laisser cuire, la marmite aux trois quarts couverte, à très faible ébullition pendant 5 heures. Dégraisser et passer le bouillon.

Bouillon simple (d'après J. Favre). — 500 grammes de culotte de bœuf; 500 grammes de plate-côte ; 500 grammes de queue de bœuf ; 500 grammes de pied de veau (1/2 pied) ; 45 grammes de sel marin ; 1 petit oignon piqué d'un clou de girofle ; 1 petite gousse d'ail ; 1 bouquet garni ; poireaux, carottes, céleri, très peu de panais.

Méthode : Empotage habituel. Laisser cuire 5 heures. 5 litres d'eau.

excitatrice de la sécrétion gastrique, d'une digestion très lente, d'une assimilation médiocre, sa richesse en substances extractives la rend dangereuse dans tous les cas où le filtre rénal est imparfait, les expériences de Richet montrent qu'elle exerce une action nocive dans la bacillose. Bref, c'est un aliment médiocre, qu'on pourrra tolérer chez les individus en bonne santé, qu'on aura presque toujours intérêt à proscrire chez les individus malades.

*
* *

Le *bouillon*, préparé conformément à la formule précédemment donnée ou dans des conditions comparables, renferme surtout des albumines, des substances extractives, des matières colorantes odorantes et des sels.

Gautier donne la composition millésimale suivante pour un bouillon de 2 litres et demi préparé avec 1 kilogramme de bœuf modérément gras sans os ou $1^{kgr},330$ avec os :

COMPOSITION MILLÉSIMALE D'UN BOUILLON DE BŒUF

Extrait sec.	Albumines (gélose, albumoses, peptones).	Substances extractives (créatine, xanthine).	Sels (phosphates, chlorures, sulfates).	Matières colorantes odorantes.	Inosite et glycogène.
—	—	—	—	—	—
19	7,5	1,3	4	$5^{gr},5$	1,4

L'addition de sels et de légumes peut élever sensiblement le taux de l'extrait sec; il en est évidemment de même de la concentration.

L'action nutritive du bouillon, comme l'indique suffisamment l'analyse précédente, *est très minime,* puisqu'à s'en tenir au taux des albumines (seuls aliments nutritifs vrais avec les sels), à s'en tenir au taux des albumines : 1 000 grammes ou un litre de bouillon équivaut à 40 grammes de viande crue. Se basant sur cette faible valeur nutritive, sur la teneur relativement élevée du bouillon en substances extractives, dans une certaine mesure toxiques et nocives, on a voulu, un moment, au nom de la chimie pure, proscrire absolument et en toutes circonstances le bouillon de viande considéré comme une simple solution de substances toxiques. La physiologie en a appelé de cette condamnation et voici ce qu'on peut dire des *propriétés* et en conséquence des *indications* et des *contre-indications du bouillon* :

1° Le bouillon *a une valeur nutritive très réduite* ; nous venons de rappeler qu'un litre de bouillon équivaut à peine à 40 grammes de viande ;

2° Le bouillon a, en revanche, *une action excito-sécrétoire marquée sur la sécrétion gastrique* ; c'est surtout Pawloff et ses élèves qui ont bien mis cette action en évidence : « Le bouillon de viande, le jus de viande et les solutions d'extrait de viande se sont montrés des excitants constants et puissants du processus sécrétoire de l'estomac » ; au cas où le pain ou l'albumine sont pris sans appétit, « le bouillon et l'extrait de viande peuvent jouer le rôle d'allumette d'amorce » qui met le feu au foyer et commande la mise en marche des processus digestifs (Pawloff, p. 165).

Il est donc *indiqué* de ce fait dans *l'anorexie, les convalescences avec leurs sécrétions gastriques amoindries, dans l'hypochlorhydrie, l'asthénie gastrique, les dyspepsies par insuffisance,* etc. Bref, dans tous les cas où la sécrétion gastrique demande à être stimulée ;

3° Le bouillon, par ses substances extractives, par sa xanthine, son hypoxanthine, sa créatine, sa créatinine si proches voisines, comme on sait, de la caféine, de la théobromine, de la théocine, de la théophylline qui dérivent comme elles du groupe des purines et probablement aussi par les sels de potasse qui les accompagnent exerce une action effective sur le cœur dont il précipite les battements et sur la tension artérielle qu'il élève :

De ce fait encore il trouvera son *indication dans les hyposthénies vasculaires* de la convalescence. En revanche, il sera *formellement contre-indiqué dans l'athérome, l'artériosclérose, l'hypertension artérielle* ; enfin et surtout *dans les néphrites,* et sa teneur relativement élevée en sel renforce singulièrement cette contre-indication formelle, à notre avis, et de toutes la plus importante ;

en fait, nous avons vu au moins une fois une attaque d'urémie mortelle déterminée chez un emphysémateux, bronchitique, à vrai dire en imminence d'attaque, par l'ingestion d'un bol de bouillon de jarret de veau ;

4° Le *bouillon* enfin, à cause encore de sa teneur en substances extractives et en corps similaires aux dépens desquels semble se former si facilement l'acide urique et ici sans qu'il soit accompagné de son dissolvant physiologique normal, l'acide thyminique, puisqu'il ne dérive pas de l'acide nucléinique, est *contre-indiqué*, au moins comme *aliment habituel chez les arthritiques, les goutteux, les rhumatisants, les uricémiques.* Il est particulièrement contre-indiqué chez les *lithiasiques biliaires* en état de crise.

Le bouillon très facilement digestible peut se prendre avant, pendant ou après le repas, suivant le goût et suivant les cas.

Mentionnons deux bouillons de viande d'un emploi diététique courant : le *bouillon de jarret de veau* ou bouillon blanc ou white broth américain et le *bouillon de poulet.*

Le *bouillon de jarret de veau* s'obtient par la coction sur feu modéré, dans une quantité d'eau légèrement salée suffisante pour recouvrir complètement les morceaux, d'un gros jarret de veau, avec divers déchets de viande de même nature et des os. Après écumage on ajoute des légumes (carottes, navets, oignons, persil, poireaux, céleris) et on laisse bouillir légèrement 2 heures. On passe alors sur un tamis garni d'une étamine de façon à le dégraisser totalement.

Le *bouillon de poulet, de pigeon* exige exactement la même technique en remplaçant le jarret de veau par du poulet ; 1/4 de poulet moyen ou un jeune pigeon remplacent 125 grammes de jarret de veau, un poulet une livre.

Ces deux bouillons ont à peu près même composition et mêmes propriétés : ils sont plus riches en gélatine, moins riches en substances extractives, moins toxiques, plus légers encore que le bouillon ordinaire.

Ils sont appréciés par les convalescents, les vieillards, et après une purgation où ils peuvent remplacer le classique bouillon aux herbes[1].

Les *consommés*, sortes de bouillons concentrés préparés sous pression, sont par définition même plus riches en créatine, xanthine, leucomaïnes et albuminoïdes solubles que le bouillon ordinaire ; ils sont plus nourrissants, plus excitants, mais aussi plus toxiques. Cette notion de la toxicité possible domine les indications.

Le *beef-tea* ou thé de bœuf se prépare en prenant une livre de bœuf maigre, coupant en morceaux, jetant dessus un poids égal d'eau chaude à 60°, faisant infuser une heure. A notre avis, il est préférable ici de saler l'eau dès le début, de façon à obtenir le maximum de substances solubilisées. Les propriétés sont comparables à celles du bouillon, leur seul avantage est celui de la technique extrêmement simple, mais aussi plus dispendieuse.

*
* *

Les *viandes cuites* à la casserole participent surtout des propriétés diététiques des viandes bouillies ; elles sont toutefois moins

1. Voici encore quelques bonnes formules de bouillon :

Bouillon léger pour malade. — Eau, 2 litres 1/2 ; os de crosse et gîte, jarret de veau, *åå* 500 grammes ; 2 abatis de poulet ; 10 grammes de sel gris.

Bouillon pour convalescent. — Eau, 2 litres 1/2 : os de crosse et gîte, tranche et nourrice (?), *åå* 500 grammes ; 2 abatis de poulet ; 1 carotte ; 1 navet ; 1 poireau ; 15 grammes de sel gris.

Bouillon corsé pour amateur. — Eau, 2 litres 1/2 ; os de crosse et gîte, 500 grammes ; tranche avec os, 750 grammes ; 2 abatis de volaille ; 3 carottes ; 1 navet ; 1 bouquet : 2 blancs de poireau, petit doigt de panais, petit doigt de céleri, feuille de laurier, racine de persil, 1/2 oignon, 1/2 gousse d'ail ; 30 grammes sel gris ; 1/2 gramme poivre.

Faire bouillir 8 heures, passer : 1 litre 1/4 bouillon qui, refroidi, se prend en gelée.

On pourra les rendre encore plus *nourrissants* pour des convalescents par exemple, par addition de : jus de viande ; jaunes d'œuf ; boulettes ; quenelles ; raviolis ; pâtes ; pâtes au fromage (Ali-Bab, *loco citato*).

épuisées, beaucoup plus savoureuses, beaucoup plus digestives; elles sont enfin toujours associées à des sauces. Nous dirons un mot de leur confection à propos du gibier de basse-cour.

*
* *

Associations culinaires. — Les sauces.

La viande, aliment albuminoïde, s'associe rationnellement aux graisses et aux hydrates de carbone. Ces associations sont réalisées en pratique et traditionnellement par les *sauces* et les *légumes*.

Les *sauces*, en dehors du jus du rôti, mélange comme nous l'avons vu précédemment de jus de viande exsudé et de beurre fondu dont la pièce était garnie, les sauces sont presque toutes à base de beurre et de farine additionnées suivant les cas de bouillon, de lait, de vin, d'épices divers. Elles dérivent toutes ou presque des trois variétés principales suivantes :

Velouté simple ou roux blanc : Faire fondre dans une casserole 150 grammes de beurre, y délayer 100 grammes de farine, laisser « mijoter » sur le coin du fourneau à une température relativement peu élevée, en remuant de temps en temps sans laisser prendre couleur au roux (transformation des amidons en dextrines). La sauce blanche se prépare de même avec addition d'un peu d'eau, de sel et de jus de citron.

Cette sauce sans sel peut parfaitement convenir aux albuminuriques.

Espagnole ou roux brun : 100 grammes de beurre, 100 grammes de farine, remuer sur feu doux jusqu'à couleur marron clair, laisser refroidir un peu et ajouter bouillon de pot au feu et jus de viande, laisser mijoter sur le coin du fourneau en remuant toujours jusqu'à bonne liaison. L'adjonction de bouillon et de jus de viande rend cette sauce moins grasse, plus digestible que la précédente.

Béchamel : Lier beurre et farine comme précédemment, y ajouter sel, poivre et mouiller ultérieurement avec du lait, ajouter du persil haché et faire bouillir en tournant constamment.

On peut corser toutes ces sauces et les rendre plus nutritives en les « liant », une fois faites, avec des jaunes d'œuf. On conçoit qu'on peut y associer les condiments les plus divers[1].

Toutes ces sauces et leurs innombrables variétés sont, comme on voit, des mélanges lipo-hydrocarbonés qui s'associent à merveille aux viandes et en font des manières d'aliments complets,

1. SAUCES. — Pour donner une idée de l'extraordinaire variété des sauces nous rappellerons ici succinctement à titre documentaire, la composition des principales :

Ayoli : Sauce froide faite de jaunes d'œuf et d'ail pilés, montés à l'huile, assaisonnés de sel et de jus de citron.

Béarnaise : Sauce jaunâtre faite avec une réduction de vinaigre à l'estragon, additionné d'échalotes et de jaunes d'œufs montés au beurre fondu. Le tout passé et fini avec fines herbes hachées.

Béarnaise tomatée : *Id.*, et purée de tomates.

Béchamel : Sauce faite avec un roux blanc, et lait.

Blanche : Sauce blanche faite avec velouté, liée à la crème.

Bordelaise : Sauce brune faite avec échalotes fondues au beurre, additionnée de vin rouge, sauce espagnole et moelle de bœuf.

Bourguignonne : Sauce brune faite avec vin rouge réduit avec carottes, oignons, thym, ail, laurier et beurre d'anchois.

Brune : Sauce faite avec fonds de cuisson de diverses viandes et gibier, avec carottes, oignons et bouquet garni.

Câpres : Beurre fondu et farine mélangés, additionnés de câpres et d'eau de cuisson de poisson bouilli.

Chantilly : Mayonnaise et crème fouettée.

Chaud-froid (blanche) : Velouté de volaille, additionné de gelée de volaille, crème double et gélatine.

Crème : Sauce Béchamel et crème.

Espagnole : Sauce brune et épaisse — *base fondamentale de presque toutes les sauces brunes* — se fait avec un *roux brun* mouillé avec de bon jus brun (obtenu par cuisson de viandes de bœuf, jarret de veau, carcasses de volaille, couennes de lard, carottes, oignons, *bouquet garni,* etc.) cuit lentement pendant plusieurs heures.

Hollandaise : Sauce jaunâtre faite avec un peu d'eau, des jaunes d'œuf battus, le tout monté comme une mayonnaise en y ajoutant du beurre fondu à petits intervalles.

Marinière : Sauce blanche faite avec cuisson de moules ou de poisson, et réduc-

leur apportant précisément ce qui leur manque ; elles sont d'un emploi traditionnel et somme toute rationnel.

tion de vin blanc avec échalotes, oignons, fines herbes hachées et jus de citron.

Matelote : Sauce brune faite avec fumet de poisson au vin rouge additionné de sauce espagnole et beurre d'anchois.

Mayonnaise : Jaunes d'œuf, sel, poivre, huile d'olives, un filet de vinaigre.

Mousseline : Sauce jaune faite avec jaunes d'œuf montés au beurre fondu et additionnés de crème fouettée.

Moutarde : Se fait avec une sauce hollandaise et velouté de poisson mélangés et additionnés d'une cuillerée de moutarde anglaise. Elle se sert d'ordinaire avec des harengs grillés.

Piquante : Sauce brune faite avec sauce espagnole, vinaigre, échalotes, poivre de Cayenne, cornichons et fines herbes hachés.

Poulette : Sauce blanche faite avec velouté de volaille additionné de crème, jus de citron, persil haché, le tout lié aux jaunes d'œuf.

Rémoulade : Sauce mayonnaise relevée avec Cayenne et moutarde, additionnée d'essence d'anchois, de câpres, cornichons et fines herbes hachés.

Suprême : Sauce de volaille et crème ; se fait avec velouté de volaille additionné de cuisson de champignons, réduite et finie avec crème.

Velouté : *Base fondamentale de toutes les sauces blanches* ; s'apprête avec un roux blanc mouillé de bon fonds blanc (obtenu par la cuisson lente de viandes et jarret de veau, os cartilagineux, carcasses de volailles, couennes de lard, oignons et carottes, poivre en grain et bouquet garni).

Verte : Se fait avec sauce mayonnaise additionnée d'une purée froide d'épinards, cresson, fines herbes.

Vinaigrette : Huile, vinaigre, sel et poivre additionnés selon le goût, de fines herbes, oignons, ciboules, câpres, cornichons, œufs durs hachés, etc.

Et qu'on soit convaincu que cette énumération peut-être longue est loin d'épuiser la série des sauces, même usuelles.

Voici 2 formules développées de sauces relativement complexes mentionnées ci-dessus :

Sauce hollandaise. — 4 jaunes d'œuf ; 250 grammes beurre frais ; 30 grammes eau froide.

Couper le beurre en petits morceaux, amener par la chaleur à l'état mou.

Mettre les jaunes d'œuf dans un bol au bain-marie : ajouter l'eau ; tourner ; ajouter le beurre par petits morceaux ; continuer à tourner.

La sauce doit monter comme des œufs à la neige et avoir à la fois légèreté et cohésion.

Comme assaisonnement au choix on ajoutera : sel, poivre, jus de citron, vinaigre.

Toutefois il est deux catégories de cas dans lesquels *leur emploi est contre-indiqué*.

1° *Chez les dyspeptiques* surtout hyposthéniques, à cause de leur teneur en graisse et de l'inhibition exercée, comme on sait, sur les processus digestifs par cet élément ; d'où la proscription classique des sauces chez les dyspeptiques hyposthéniques, nous les permettons en revanche et souvent avec bénéfice, chez certains hypersthéniques[1]. On autorisera en général le « jus du rôti », bien dégraissé, additionné au besoin d'un peu de bouillon.

2° *Chez les diabétiques* à cause de la teneur élevée des sauces susdécrites en hydrates de carbone. Chez ces derniers, qui supportent en général si bien les corps gras, véritables substitutifs chez eux des hydrates de carbone, on pourra avoir recours à des sauces spéciales dont le type est la *mayonnaise* dont voici la formule : Tourner au pilon deux jaunes d'œuf cru jusqu'à ce qu'ils fassent pommade, ajouter goutte à goutte 150 grammes à 200 grammes d'huile d'olive en continuant à tourner ; quand la sauce est bien épaisse, de consistance de crème, ajouter goutte à goutte, en continuant à tourner, le jus d'un demi-citron. *L'ayoli* procède de la même technique, mais en écrasant au préalable

La sauce hollandaise à la ravigote sera préparée avec beurre de ravigote, c'est-à-dire avec du beurre travaillé avec cerfeuil, estragon, pimprenelle, civette, cresson, huile et vinaigre à l'estragon.

Cette sauce s'associe très bien au filet grillé, aux poissons au court bouillon (turbot, barbue), aux langoustines.

La sauce béarnaise n'est autre chose qu'une sauce hollandaise relevée avec une réduction passée de vinaigre et d'échalotes et aromatisée avec de l'estragon.

Sauce au vin rouge. — Faire un roux avec 100 grammes de beurre ; 15 grammes de farine ; 50 grammes oignons hachés fin.

Mouillez de 125 grammes bouillon ; 1/2 bouteille de vin rouge.

Ajouter en bouquet garni ; 15 grammes de vinaigre de vin ; sel, poivre, muscade au goût.

Laisser bouillir 1 heure, passer la sauce au travers d'une passoire fine en se servant d'un pilon en bois ; tenir la sauce au chaud sans qu'elle bouille ; au moment de servir ajouter le contenu de la lèchefrite.

Cette sauce va très bien avec râble de lièvre, gibier à poil, etc.

1. V. les corps gras chez les hypersthéniques in « Régimes usuels ».

dans le mortier quelques gousses d'ail. Il existe d'ailleurs une grande variété possible de sauces à base de beurre, d'œufs et de condiments divers (sel, poivre, oignons, citron, herbes diverses, muscade, etc.).

On pourrait aussi autoriser, dans certains cas, certaines sauces au bouillon sans farine, comme la sauce dite au pauvre homme, faite d'une « fricassée » d'oignons et d'échalotes, mouillée de bouillon, additionnée de vinaigre, de laurier, d'ail, de poivre, de sel et en dernier lieu, après ébullition, de jus de viande.

Le chapitre des sauces est digne des méditations d'un médecin thérapeute, grâce à lui, il parviendra souvent, tout en satisfaisant aux indicactions du cas à traiter, à faire accepter les régimes les plus stricts. C'est à la formule des sauces que l'on jugera le mieux du savoir et du savoir-faire du diététo-thérapeute.

Les légumes, sous toutes leurs formes, s'associent parfaitement aux viandes. Les développements que nous leur consacrerons ultérieurement nous dispensent ici de longs commentaires. Rappelons seulement que les féculents, les farineux et leurs dérivés (riz, pommes de terre, pâtes, etc.) s'associent le mieux aux viandes maigres ou moyennement grasses, et que les légumineuses (haricots, lentilles, fèves, pois) s'associent le mieux aux viandes grasses.

*
* *

La viande et ses dérivés sert à la préparation, par des techniques variées, d'innombrables conserves (conserves proprement dites, pâtés, extraits, etc.), que nous ne pouvons pas même énumérer. Nous mentionnerons seulement quelques variétés parmi les plus importantes, telles les saucissons, les pâtés, les viandes fumées, les extraits et les jus de viande.

Les *saucissons* sont préparés avec de la chair fraîche ou salée de porc, de bœuf, de cheval, d'âne et de mulet, avec du sang de porc additionné de lard, de sel, d'épices (poivre, feuilles de laurier-cerise, ail, clou de girofle, etc.) ; dans quelques variétés la chair est remplacée par des abats (poumon, foie, rate, rognons, sang, cervelle, etc.), parfois additionnés de farine ou de fécules (saucissons aux pois de la guerre franco-allemande). Tous ces ingrédients sont hachés, pulvérisés, soigneusement mélangés et la masse ainsi obtenue est poussée à l'aide d'un entonnoir dans des intestins nettoyés ou dans des tubes cylindriques de papier parcheminé.

D'après les compositions de la farce on distingue :

Le *boudin* préparé avec du sang de porc, des oignons, du lard, des épices et quelquefois de la farine.

Les *cervelas* et les *saucissons* proprement dits, préparés avec de la viande de porc maigre ou grasse, additionnée de viande de bœuf ou même de viande de cheval, de graisse et d'épices (sel, poivre, clou de girofle, etc.) et légèrement fumés. Il en existe de nombreuses variétés dont les plus répandues en France sont les saucissons d'Arles (tendres) et les saucissons de Lyon (durs). Signalons en passant le « salami » italien où la farce a été mélangée de vin rouge dans lequel on a fait macérer de l'ail.

Les *saucisses* sont confectionnées avec de la farce de porc gras additionnée de poivre et de sel, de clou de girofle et enroulée dans des morceaux d'intestin grêle ou d'épiploon. Elles nécessitent 5 minutes de cuisson avant d'être servies.

Les *pâtés de foie gras* sont confectionnés avec du foie, de la graisse de porc, des oignons, du sel, des épices, des truffes.

Le *fromage de tête* est formé d'un hachis d'estomac, d'oreilles, de peau, de queue et d'autres parties de porc riches en substances collagènes et préalablement bien cuites.

Nous rappellerons seulement la composition approximative du boudin, du cervelas et de la saucisse de Francfort :

	EAU	ALBUMINES	GRAISSES	HYDRATE DE CARBONE	CENDRES
Boudin.	58	22	10	20	2
Cervelas.	37	17	40	»	5
Saucisses de Francfort. .	42	12	40	2	2

Tous ces mets ont ce caractère commun d'être gras, lourds, indigestes, facilement fermentescibles ; ils ne peuvent être tolérés que chez les individus absolument normaux, dont l'estomac, le foie, l'intestin et les reins sont indemnes, c'est-à-dire qu'ils devront être défendus aux dyspeptiques, aux hépatiques, aux entéritiques, aux brightiques. La choucroute, très probablement à cause des ferments lactiques qu'elle renferme, en diminue certainement les dangers au point de vue intestinal.

Comme types de *viandes fumées*, nous citerons le *jambon* et la *langue fumée*.

Voici, d'après Kœnig, la composition moyenne des *jambons frais et fumés* :

	JAMBON FRAIS	JAMBON FUMÉ ET SALÉ
Eau.	70	28
Albuminoïdes.	21	25
Graisses.	8	36
Sels.	1	11

On voit que chimiquement les jambons fumés sont un peu plus riches en albuminoïdes, plus riches en graisses, beaucoup plus riches en sels. A poids égaux ils sont donc plus nourrissants, beaucoup plus excitants que les mêmes aliments frais. Leur digestibilité paraît égale ou supérieure à celle des jambons frais. Ils seront une précieuse ressource chez bien des dyspeptiques (surtout le maigre de jambon) ; inutile de dire qu'ils sont formellement contre-indiqués chez les brightiques et les scléreux.

La *langue fumée*, bien préparée, finement persillée, très nutritive, assez digestive, découpée en fines tranches comme le jambon fumé, peut trouver place sur la table des dyspeptiques.

Ces préparations fumées comme les salaisons sont surtout précieuses à cause de leur conservation indéfinie ; elles sont beaucoup moins putrescibles que les viandes fraîches et peuvent de ce fait être parfois autorisées au début de la reprise de l'alimentation carnée chez les entéritiques.

*
* *

Mentionnons pour finir diverses préparations tirées de la viande et à la vérité plus thérapeutiques qu'alimentaires :

Suc de viande fraîche. La viande fraîche soumise à l'action d'une forte presse donne, suivant qu'elle a été au préalable congelée ou non, de 33 à 50 pour 100 d'un sérum rougeâtre, filtrable sur papier Joseph. C'est ce jus dont Richet a conseillé l'usage aux consomptifs, aux tuberculeux en particulier ; cette méthode thérapeutique a été baptisée zomothérapie ; elle a donné quelques résultats intéressants, moins sensationnels toutefois que ceux promis par l'auteur; elle rend toutefois d'incontestables services chez les tuberculeux.

D'après Gautier 1 000 centimètres cubes de suc donnent 67 grammes d'extrait sec dont 10 grammes d'albumines, 9 grammes de sels, 48 grammes de matières extractives indéterminées.

Les extraits de viande sont en somme, en général, des consommés obtenus sous pression, ultra-réduits et concentrés dans le vide jusqu'à consistance pâteuse. L'extrait de Liébig pris comme type renferme 15 pour 100 d'eau, 12 à 28 pour 100 d'albumines diverses (peptones, propeptones, albumoses, caséine, etc.), 10 pour 100 de substances extractives (créatine, créatinine, xanthine, sarcine, etc.), 12 pour 100 de matières sapides, odorantes et colorantes, près de 25 pour 100 de sels.

« Ainsi le quart de ces préparations est constitué par des sels minéraux où domine beaucoup la potasse. Cette remarque suffirait pour détourner de l'idée de faire servir ces préparations à l'alimentation directe. Ils ne sauraient être considérés ainsi que le bouillon lui-même que comme d'utiles adjuvants, des excitants digestifs et nerveux particulièrement du cœur et de la circulation » (A. Gautier).

Les sucs et jus de viande des différentes marques anglaises, allemandes, américaines, se rapprochent plus ou moins de la composition précédente. Ils sont souvent précieux chez les convalescents, les asthéniés, les hypopeptiques, chez lesquels leurs propriétés excitantes digestives, cardiaques et nerveuses sont particulièrement indiquées à condition que les reins filtrent bien et qu'il n'y ait pas de tendance à l'urémie.

Leur prix très élevé en doit faire réserver l'emploi aux milieux vraiment aisés. Le flacon de 2 onces (60 grammes) de telle marque, d'ailleurs excellente, de jus de viande, coûte plus de 6 francs.

Les *préparations à base de peptones* dérivent de la chair musculaire par digestion artificielle, soit en liqueur légèrement acide (HCl 1 à 4 pour 100) en présence de pepsine ou de papaïne, soit en liqueur faiblement alcaline au contact de pancréas de porc haché. Elles sont filtrées, concentrées dans le vide soit à sec (peptone sèche), soit à consistance de sirop (peptone liquide).

Les bonnes peptones ont une odeur faible et fade de colle forte, un goût neutre ou à peine amer. Elles sont de bons excitants digestifs, à ce titre on peut les employer comme apéritifs, par exemple une cuiller à café de peptone de bonne marque française dans un verre à Bordeaux d'eau de Vichy chaude 20 minutes avant le repas. Les albumoses et les peptones pures nourrissent à poids égal comme les albumines dont elles proviennent ; la peptone liquide représente en moyenne trois fois son poids de viande, la peptone sèche six fois son poids de viande.

On emploie la peptone soit par voie buccale, soit par voie rectale.

On administrera la peptone dans du bouillon, du lait ou du vin sucré à la dose quotidienne de 2 à 4 cuillers à café de peptone sèche, de 2 à 4 cuillers à soupe de peptone liquide.

Dans les lavements nutritifs à garder on l'additionnera toujours de quelques gouttes de laudanum, exemple :

Peptone liquide.	2 cuillers à soupe.
Bicarbonate de soude. . . .	1 gramme.
Jaune d'œuf.	n° 1.
Lait.	un verre à Bordeaux.
Laudanum de Syd.	4 gouttes.

Potion pour un lavement à garder.

On sait quels services peuvent rendre ces lavements dans les cas où l'alimentation stomacale est impossible (sténoses pyloriques, vomissements incoercibles, hématémèses, etc.).

Les *poudres de viande* sont préparées par pulvérisation de viande desséchée ; elles se préparent surtout à la Plata. D'après Kœnig, la composition moyenne serait la suivante: eau 11, albuminoïdes 70, graisses 6, matières minérales 13, substances organiques non azotées 0,40. On voit que sous un très petit poids et un très petit volume elles possèdent une capacité nutritive théorique considérable, mais à vrai dire elles sont incomplètement assimilées. Leur valeur diététothérapeutique est des plus discutées. On les administrera incorporées à du bouillon, des bouillies, du lait, des purées, etc. ; voire en gavage, à la façon de Debove, délayées dans un peu d'eau alcaline.

3. *Digestion et nutrition.*

Au point de vue stomacal, la viande, nous n'y reviendrons pas, exerce une action excito-sécrétoire manifeste ; elle est, surtout la viande crue ou saignante, d'une *digestibilité rapide et relativement facile.* Les expériences très précises de Pawloff et de son école, à ce sujet, donnent des indications très précieuses : Appliquant le procédé de Mett à la recherche de l'intensité du pouvoir digestif des sucs vis-à-vis des albuminoïdes et tenant compte de la loi de Borisow[1] ces auteurs sont arrivés aux constatations suivantes :

1° A poids égal et par comparaison au pain et au lait c'est sur le pain que se déverse le plus de suc et sur la viande le minimum ; pour la viande le maximum de sécrétion apparaît à la première ou à la deuxième heure, le suc le plus actif est celui de la première (pour le lait, maximum deuxième et troisième heure, suc le plus

1. Loi de Borisow : Dans les divers sucs les quantités respectives de pepsine sont entre elles comme les carrés des vitesses de digestion, c'est-à-dire comme les carrés des millimètres d'albumine qui ont été digérés dans un même temps par les sucs.

actif la dernière heure ; pour le pain, maximum la première heure, suc le plus actif la deuxième et la troisième heure).

2° Les quantités de ferment délivrées par l'estomac pour des poids équivalents d'azote sont les suivantes (Chigin) :

100 gr. de viande (25 gr. albumine) exigent 25cc de suc gastrique de force digestive de 4mm, soit $25 \times 4^2 = 400$ unités.
600 gr. de lait (25 gr. caséine) exigent 34cc de suc gastrique de force digestive de 3mm,1, soit $34 \times \overline{3,1}^2 = 340$ unités.
250 gr. de pain (25 gr. de légumine) exigent 45cc de suc gastrique de force digestive de 6mm,1, soit $42 \times \overline{6,1}^2 = 1\,600$ unités.

L'azote de la viande exige une quantité de pepsine supérieure d'un quart à celle nécessitée par l'azote du lait et égale au quart seulement de celle nécessitée par l'azote du pain.

On voit par ailleurs que le suc de viande est d'une grande force digestive, qu'en conséquence il maintient la sécrétion à un potentiel élevé, ce qui en fera un bon agent d'entraînement digestif.

Les chiffres relatifs à la *sécrétion pancréatique* classent de même dans le même ordre les trois aliments ci-dessus : lait, viande, pain.

Comme on voit le prix de revient physiologique de la digestion de la viande est relativement bas et le rendement de la digestion avantageux.

*
* *

Au point de vue intestinal la viande a deux propriétés diététiques importantes :

1° *Le coefficient de digestibilité est très élevé* (97 pour 100 pour les albuminoïdes, 95 pour 100 pour les graisses (Atvater) ; *le résidu intestinal est donc normalement extrêmement faible.*

2° *L'alimentation carnée augmente considérablement les putréfactions intestinales et cela d'autant plus que la viande est moins fraîche.*

L'observation clinique grossière a depuis bien longtemps fortement établi la proposition précédente, à laquelle les recherches les plus récentes ont apporté de multiples vérifications. Les viandes sont les aliments les plus putrescibles et qui jouent de ce fait le rôle le plus important dans la genèse des gastro-entérites, des infections gastro-intestinales banales.

La putréfaction microbienne de l'intestin fait apparaître dans le tube digestif à côté des toxines et parallèlement à elles des substances dites aromatiques : oxyacides, scatol, indol, phénols éliminées par l'urine et dosables dans ce liquide en sorte qu'elles peuvent servir d'index et de mesure des toxines formées ; ces substances aromatiques se laissent facilement doser soit sous forme de sulfo-éthers, soit en nature. La putréfaction intestinale pourra être estimée d'autant plus grande que l'on trouvera dans l'urine plus de sulfo-éthers, d'indol ou de phénol.

Une longue série de travaux de Salkowski, Jaffé, Muller, Ortweiler, Bachman, Mester, Combes, etc., ont démontré l'augmentation énorme des sulfo-éthers, de l'indol et du scatol éliminés sous l'influence de l'introduction de la viande dans un régime type d'épreuve.

Les recherches bactériologiques de Tissier, Eschrich, Aman ont apporté une vérification absolue et directe à cette proposition.

*
* *

Agissant comme excitatrice des sécrétions gastriques, il est à prévoir, qu'en vertu de la loi d'enchaînement automatique des sécrétions si bien mises en évidence par Pawloff, la viande exercera une influence excitatrice sur les autres sécrétions digestives. Il semble bien en être ainsi pour le foie. D'après Dufour[1] la *viande l'emporte comme cholagogue sur les autres aliments* parce qu'elle produit le plus d'acides biliaires et que ceux-ci sont les meilleurs cholagogues, les hydrates de carbone seraient très inférieurs à ce point de vue, mais l'action antiputride intestinale de ces derniers ne doit pas moins les faire préférer dans le régime de lithiasiques chez lesquels le réel danger est en somme l'infection.

1. *Presse médicale*, 17 mars 1906.

*
* *

Nous ne reviendrons pas sur le broiement moléculaire des albuminoïdes dans l'intestin, sur la dislocation probable de chaque élément protéique et la reconstruction au moyen des éléments dissociés d'un nouvel édifice moléculaire protéique spécifique de l'organisme considéré (V. aliments simples, albuminoïdes).

Sans entrer dans le détail il convient toutefois de rappeler le rôle de l'alimentation carnée dans la genèse de l'acide urique.

Nous empruntons à la *Revue générale des sciences* (15 juin 1904) les documents suivants émanant de divers auteurs.

I. — Des travaux publiés ces dernières années résultent un certain nombre de faits :

1° La quantité d'acide urique excrétée peut varier tout autrement que la quantité d'aliments azotés ingérés c'est ainsi qu'une urine avec $5^{gr},8$ d'azote total contient $0^{gr},45$ d'acide urique et une autre avec $20^{gr},08$ en fournit $0^{gr},492$.

2° La qualité de l'aliment azoté exerce une action très directe sur la quantité d'acide urique excrétée. Les expériences de P. Pfeil et de Fr. Soetbeer, celles de Siven, Burian, Scher sont à ce point de vue très démonstratives :

a) Avec une alimentation exempte d'azote (soupe et gâteau contenant de l'arrow-root, du beurre et du sucre, la quantité d'acide urique excrétée tombe au troisième jour à son minimum ($0^{gr},28$ en vingt-quatre heures dans un cas), et y reste ensuite.

b) Avec une alimentation contenant de l'azote mais exempte de viande (lait, riz, pommes de terre, œufs, fromage) l'excrétion d'acide urique s'installe au troisième jour sensiblement au même minimum que pour l'alimentation exempte d'azote ($0^{gr},30$).

(Ce minimum varie quelque peu d'un individu à l'autre.)

c) L'introduction de la viande dans le régime (pain, beurre, œufs, fromage, pommes de terre et viande) produit dans les trois à quatre heures qui suivent, une hausse considérable dans la quantité d'acide urique excrétée. Le surplus est d'environ $0^{gr},40$ à $0^{gr},50$

d'acide en vingt-quatre heures pour 350 grammes de viande et cette hausse est immédiate même après un long régime sans viande.

d) Lorsqu'après l'alimentation avec viande, on revient brusquement au régime sans viande, ce n'est qu'au troisième jour que l'excrétion est redescendue à son minimum, ce qui indique que, pendant un certain temps, il reste à éliminer un surplus d'acide urique provenant des jours précédents.

L'acide urique se compose donc de deux parties :

a) *Un certain minimum indépendant de l'alimentation puisqu'il atteint la même valeur avec ou sans aliments azotés. Il correspond probablement à la formation endogène de l'acide urique.*

b) *Un surplus variable avec la quantité de viande consommée et nullement influencé par les autres aliments azotés énumérés plus haut. Il correspond probablement à la formation exogène alimentaire de l'acide urique.*

II. — M. Soetbeer a continué cette étude *chez le goutteux*, et a constaté que l'influence de l'alimentation sur l'excrétion de l'acide urique n'est pas la même ici qu'à l'état normal.

Avec le régime sans viande la courbe d'excrétion est moins régulière que chez l'individu normal et présente de subites ascensions.

Après addition de 300 grammes de viande, on constate que le malade n'élimine pas le surplus d'acide urique auquel on pourrait s'attendre. Ainsi dans un cas, pour vingt-quatre heures la quantité d'acide était par exemple de $0^{gr},316$ et après addition de 300 grammes de viande de $0^{gr},310$ bien que la diurèse fut abondante. Toutefois ce résultat n'est pas constant.

Dans la goutte aiguë sans fièvre et sans accidents du côté des reins, la courbe d'excrétion avec le régime sans viande s'éloigne peu de la normale ; mais lorsqu'on ajoute de la viande à la ration, on constate que l'ascension immédiate de l'excrétion urique, si nette à l'état normal, fait entièrement défaut et que cette courbe révèle des désordres profonds dans l'exécution de ce produit. Il y a rétention.

III. — Deux objections, ou plutôt deux remarques sont à faire au point de vue des documents précédents.

1° Les observations n'ont porté que sur un petit nombre de sujets, toutefois elles semblent avoir été confirmées dans l'ensemble par les recherches ultérieures.

2° La notion de la solubilité de l'acide urique en présence de l'acide thyminique, produit constant du dédoublement de l'acide nucléinique, a introduit récemment un nouvel élément d'interprétation pathogénique et permettra probablement d'expliquer le non-parallélisme entre la formation et l'excrétion de l'acide urique.

On a cru en effet longtemps que l'acide urique représentait simplement un produit de désintégration incomplète des protéiques, un « produit vers l'urée », une manière d'urée restée en route par oxydation incomplète. Il paraît à peu près certain aujourd'hui que l'acide urique dérive simplement des bases puriques (xanthine, hypoxanthine, guanine, adénine, etc.), avec lesquelles il a d'ailleurs une parenté chimique étroite. L'étude du mécanisme intime chimique et biologique de ces transformations a été poussé assez loin. On peut admettre en conséquence deux origines à l'acide urique : 1° une *origine endogène* (à l'état normal relativement réduite) par décomposition des nucléines des noyaux et aux dépens de l'hypoxanthine produite constamment par le muscle à l'état de travail (Burian) ; 2° une *origine exogène*, alimentaire beaucoup plus importante à l'état normal ; la source des purines exogènes, génératrices de l'acide urique, réside dans l'alimentation et provient soit des purines contenues dans les nucléo-protéides des aliments et mises en liberté par le broiement moléculaire digestif, soit des purines libres que nous avons vu exister à l'état libre dans la viande par exemple.

On conçoit donc de façon un peu plus précise qu'autrefois la genèse exacte de l'acide urique, dans l'organisme, la question de la solubilité reste encore assez obscure et c'est pourtant d'elle que dépend en grande partie une explication pathogénique précise de la goutte, de l'uricémie et une thérapeutique rationnelle et efficace[1].

1. Nous avons déjà rappelé en maints endroits que des recherches récentes semblent avoir démontré que l'acide urique formé aux dépens des nucléoprotéides

Nous savons encore peu de chose sur la production de l'acide urique endogène et nous n'avons en conséquence, en dehors de l'empirisme que peu de moyens d'action, en revanche nous pouvons diminuer la formation et l'ingestion des purines exogènes en supprimant dans la ration les corps riches en nucléoprotéides (ris de veau, foie, reins, abats) ou riches en substances extractives préformées telles le bouillon, la viande et surtout les extraits de viande probablement plus dangereux encore.

Il est intéressant à ce point de vue de rappeler la teneur en nucléoprotéides et en bases puriques de quelques aliments :

		Nucléoprotéides et purines pour 100.
Aliments animaux	Thymus (ris de veau)	1,20
	Foie	0,20 à 0,33
	Chair musculaire (animaux de boucherie, poissons, volailles)	0,06 à 0,25
Aliments végétaux	Farines d'avoine et de légumineuses	0,04 à 0,07
	Autres aliments végétaux	traces.
Boissons	Bières	0,01 à 0,02
	Vin	pas trace.
	Thé (par tasse)	0,04 à 0,07
	Café (par tasse)	0,11 à 0,25
	Chocolat (par tasse)	0,26 à 0,57

Ce simple tableau montre l'intérêt qu'il y aura à supprimer au moins momentanément chez les *uricémiques,* les *goutteux,* les *rhumatisants,* les aliments animaux et à instituer un régime lacto-végétarien.

A ce point de vue encore l'excès de viande dans le régime sera pour le rein l'occasion d'un véritable surmenage excrétoire, et susceptible de déterminer de la congestion rénale et peut-être même de la néphrite interstitielle.

était toujours accompagné d'acide thyminique qui est son dissolvant physiologique et en permet une excrétion facile. La rétention dans le sang, la précipitation dans les tissus serait due à l'absence d'acide thyminique soit qu'il y ait absence de cette formation soit que l'acide urique dérivât directement de purines préformées sans formation contemporaine d'acide thyminique. La question est encore à l'étude.

Ce même régime est généralement incriminé comme *cause d'artério-sclérose et d'athérome* cela est bien probable, mais il faut bien dire que la preuve expérimentale n'en a pas été administrée et que le régime végétarien strict n'est peut-être pas l'idéal à ce point de vue, si l'on veut bien se rappeler la calcification précoce et fréquente des artères de la vache essentiellement herbivore cependant. Toutefois par l'action vasculaire des substances extractives, véritables excitants cardiovasculaires, l'alimentation carnée semble jouer un rôle certain dans la genèse desdites affections.

*
* *

Au point de vue de la nutrition générale, la viande crue exerce une action remarquable chez les tuberculeux. Rappelons à ce sujet les conclusions de Richet :

1° Avec un régime azoté (spécialement la viande crue), la consommation en calories diminue chez les tuberculeux du premier degré, jusqu'à s'abaisser à 10 calories (en moyenne et par décimètre carré) ce qui représente, pour un homme de 50 kilogrammes, 1 520 calories. S'il est au repos du lit, il peut être soumis à un régime, minimum et suffisant, de 300 grammes de viande crue, 50 grammes de beurre et 350 grammes de pain. Donc l'objection faite au régime de la viande crue, qu'on soumet les malades à la suralimentation, n'est guère recevable; car on peut au contraire, par le fait même de ce régime, soumettre les malades à une suralimentation très peu abondante qui devient tout à fait suffisante (1 500 calories).

2° Un régime peu azoté est extrêmement défavorable, quand le taux de l'azote est inférieur à 0^{gr},05. Le minimum paraît être voisin de 0,062 (par décimètre carré), ce qui représente 50 grammes de matières albuminoïdes pour un homme de 50 kilogrammes [1].

Les *conclusions cliniques de Robin et Binel* [2] tout en recon-

1. *Revue médicale*, 1905, n° 2.

2. Recherches sur l'alimentation des phtisiques. *Bulletin Génér. Thérapeutique*, 20 avril 1906.

naissant l'utilité de la viande crue dans l'alimentation des phtisiques sont les suivantes : « on dépasse souvent le but, en suralimentant outre mesure le tuberculeux avec de la viande crue ; il faut se limiter à la ration optima de 150 grammes par jour en trois doses de 50 grammes sous peine de voir l'excès d'alimentation carnée créer et entretenir dans les tissus du phtisique une stimulation des échanges qui est déjà un des éléments morbides essentiels de leur maladie. »

Ces dernières conclusions auxquelles nous nous rallions sont toujours l'application de la règle diététique tant de fois énoncée : « usons, n'abusons pas » (V. Régimes usuels : alimentation des tuberculeux).

4. *Régime carné. — Indications. — Contre-indications.*

Nous sommes maintenant en mesure de nous faire une idée un peu précise des indications et contre-indications du régime carné non pas strict — car nous ne croyons pas qu'il soit jamais indiqué, ni pratiqué dans nos climats — mais du régime mixte, avec alimentation carnée moyenne ou prédominante.

Les *indications* résultent des 5 propriétés suivantes :

1° La viande est un excitant physiologique des sécrétions digestives, de la sécrétion gastrique en particulier ;

2° La viande est, comme aliment albuminoïde, celui dont le coefficient de rendement nutritif est le plus élevé ;

3° La viande est un excitant cardiovasculaire, hypertenseur ;

4° La viande ne renferme pas de substances hydrocarbonées ;

5° La viande crue enfin, soit par suite des propriétés susénoncées, soit par suite de propriétés spécifiques encore mal connues semble exercer une action favorable sur la nutrition du tuberculeux.

1° Comme excitant des sécrétions digestives l'usage de la viande sera indiqué à titre d'*aliment d'* « *entraînement digestif* » *et de reconstitution dans les hyposthénies stomacales d'origines diverses*, hyposthénies primitives, hyposthénies secondaires, hyposthénies neurasthéniques, tuberculeuses, post-infectieuses, etc. A titre d'excitant des sécrétions digestives on pourra dans les cas d'anorexie, d'hypopepsie prescrire 20 à 30 minutes avant le repas, quelques cuillers à soupe de bouillon de viande additionné de peptones, d'extrait ou de jus de viande ;

2° Comme *aliment de rendement albuminoïde élevé*, elle constituera de même un aliment de choix dans les cas de *nutrition insuffisante*, d'*assimilation défectueuse*, de dénutrition au cours des convalescences, dans certaines formes d'anémies, chez les tuberculeux, chez les cachectiques ;

3° Comme *excitant cardiovasculaire, hypertenseur*, elle pourra encore contribuer à relever la tension artérielle des hypotendus convalescents, anémiques, tuberculeux ;

4° L'*absence totale d'éléments hydrocarbonés* en fait l'*aliment de choix des diabétiques* ; le régime desdits malades est en définitive un régime albuminograisseux plus ou moins strict suivant les espèces cliniques. A ce même titre, il constituera l'*aliment électif dans les cures d'obésité*, où la restriction des hydrocarbonés et des graisses, de l'un ou l'autre, ou de l'un et l'autre constitue le principe directeur de la cure ;

5° La viande, surtout la viande crue bien supportée, *améliore la nutrition du tuberculeux* ; la zomothérapie est basée sur cette remarque. Chez ces malades, toutefois, on devra veiller avec soin aux contre-indications, intestinales, rénales, cardiaques, que nous allons examiner maintenant.

Les *contre-indications du régime carné* résultent des 5 propriétés suivantes : Le régime carné :

1° Favorise les putréfactions intestinales, entretient la constipation, provoque ou aggrave l'entérite aiguë ou chronique ;

2° Provoque la formation surabondante de déchets azotés, d'acide urique en particulier ;

3° Élève la tension artérielle et surmène le cœur ;

4° Augmente le taux des excreta urinaires et congestionne le foie ;

5° Agit dans une certaine mesure comme un excitant du système nerveux.

1° *Le régime carné* favorise les putréfactions intestinales, entretient la constipation ; il est de ce fait *contre-indiqué absolument ou relativement dans les infections gastro-intestinales aiguës et chroniques,* dans les entérites en particulier ;

2° Il *provoque la formation surabondante de déchets azotés, d'acide urique en particulier,* il est contre-indiqué de ce fait dans les formes multiples de l'*uricémie* (goutte, lithiases, rhumatisme chronique d'origine uricémique, pléthore, etc.). On proscrira surtout les aliments nucléinés (ris de veau, foie, reins, etc.) ;

3° Il *élève la tension artérielle et surmène le cœur,* d'où contre-indication chez les *hypertendus, dans l'artério-sclérose, l'athérome, les anévrismes aortiques, les myocardites, les affections cardiaques en rupture d'équilibre, ou l'hyposystolie,* où la moindre élévation de tension peut être le point de départ d'une rupture d'équilibre cardiovasculaire, d'une asystolie ;

4° *Il augmente le taux des toxines hépatiques, des excreta urinaires, congestionne le foie et le rein* ; d'où contre-indication dans les *congestions hépatiques et rénales,* les *cirrhoses,* les *hépatites* (où le danger d'infection par voie intestinale est à redouter par ailleurs) ; dans *les néphrites parenchymateuses ou interstitielles, aiguës ou chroniques,* dans les néphrites chroniques on pourra sous bénéfice d'inventaire introduire un peu de viande dans les régimes (Voir *Régime déchloruré*).

5° Il *agit dans une certaine mesure comme excitant du système nerveux,* à la façon des boissons alcaloïdiques (thé, café, etc.), à la faveur de ses substances extractives ; il sera de ce fait contre-indiqué chez les névropathes excités, hypertendus, dans les insomnies, les névralgies rebelles, bref dans tous les cas d'excitation anormale douloureuse ou non du système nerveux.

II. — Animaux de basse-cour. — Gibier.

Le tableau ci-contre montre qu'au point de vue de la composition chimique la viande des animaux de basse-cour est fort comparable à celle des animaux de boucherie ; au point de vue de l'aspect ce sont des viandes blanches, rappelons une fois pour toutes à ce propos que la coloration des viandes, n'est en rien un indice de leur digestibilité plus ou moins grande contrairement à ce qu'on a cru et enseigné longtemps les viandes blanches étant réputées, à tort, plus légères à l'estomac. En fait les viandes

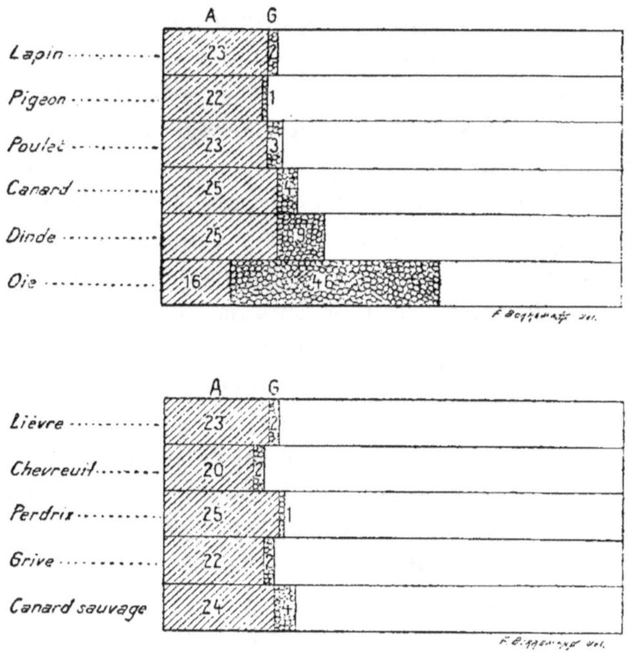

Fig. 12.

blanches de poulet, de veau, de lapin sont à teneur en graisse égale plus difficiles à digérer que les viandes rouges de bœuf et de mouton ; et comme la plupart d'entre elles (pigeon, lapin, veau, etc.), sont très riches en nucléines et en substances extractives, on voit qu'elles ne sont pas d'une indication particulière dans l'alimentation des convalescents ou des dyspeptiques. Mais il n'y a aucune raison de les proscrire d'une table normale, toutefois le pigeon et le lapin devront être bannis de la table de l'uricémique, le canard et l'oie de la table du dyspeptique.

***

Ces viandes se mangent comme les viandes de boucherie rôties, bouillies exceptionnellement (poule au pot), fricassées le plus souvent. Nous n'avons rien de spécial à dire des deux premiers modes dont on trouvera la technique et les principes exposés aux chapitres consacrés à l'étude des viandes de boucherie. Nous donnerons en passant une idée de ce dernier genre de cuisson à la casserole, qui est un mode de rôtissage un peu spécial, en décrivant le mode de préparation si répandu du *poulet fricassé.*

Le poulet étant bien choisi en chair, fin, blanc et ferme, on le plume avec soin, on le flambe, on le vide, on le découpe en morceaux de grosseur moyenne. On met alors dans une casserole un bon morceau de beurre, les morceaux de poulet, du sel, un peu de poivre ; et on fait partir sur feu vif en retournant les morceaux de temps en temps afin qu'ils se dorent ; quand ils sont bien dorés, ce qui demande en moyenne 30 à 40 minutes, on les dresse sur un plat chaud qu'on tient sur le feu ; on sert avec une sauce au beurre, au bouillon, aux herbes et aux champignons.

On comprend sans qu'il soit utile d'y insister le mécanisme du rôtissage au contact des parois de la casserole portées à une température très élevée et au contact de la graisse fondue bouillante. C'est un mode de cuisson intermédiaire au rôtissage à la flamme et à la friture dans un bain de graisse, le résultat est comparable chimiquement, mais très différent culinairement ; le mode de préparation à la casserole prête à la confection de sauces particulièrement savoureuses.

Elles servent aussi à la confection de « veloutés » fort précieux pour l'alimentation des convalescents[1].

1. *Velouté de volaille.* — Mettre dans une petite casserole, 5 grammes de beurre et une cuillerée d'arrow-root. Faire fondre à chaleur douce en remuant

*
* *

Le *gibier* comprend les mammifères sauvages à poils ou à plumes ; il est surtout caractérisé au point de vue diétético-culinaire par sa saveur forte, son fumet spécial si apprécié des gourmets, la coloration de sa chair habituellement foncée par suite de la rétention du sang, l'animal n'ayant pas été saigné. Il est riche en substances extractives, sa composition élémentaire se rapproche par ailleurs comme l'indique le tableau précédent de celle de la viande de boucherie et de basse-cour. Mais 2 facteurs peuvent intervenir, qui augmentent singulièrement le taux des toxines alimentaires et des substances extractives et en font un aliment particulièrement dangereux chez les malades, à intestin, à foie, ou à rein altéré et d'une façon générale chez tous les individus en imminence d'intoxication, ces 2 facteurs sont le *forçage* et le *faisandage*.

On sait en quoi consiste le forçage, c'est la poursuite de la bête jusqu'à épuisement de cette dernière ; elle est de règle pour certains animaux : chevreuil, sanglier et la plupart des animaux à poil, etc., l'animal est tué après un surmenage musculaire violent et continu, sa chair et son sang sont de ce fait imprégnés de substances extractives dont nous avons déjà rappelé longuement les dangers.

avec une cuillère. Mouiller de 5 décilitres de bouillon de volaille tiède. Mélanger et faire cuire pendant 12 minutes. Terminer comme ci-dessus.

Selon prescription, ajouter une cuisse de poulet dans ce velouté. Laisser cuire dans ce cas pendant 30 minutes. Égoutter la cuisse de poulet, et après avoir enlevé la peau, la piler, la passer au tamis et l'ajouter au potage.

En opérant ainsi on obtient un coulis d'aspect plus homogène se rapprochant davantage des veloutés ou crèmes de volaille de la cuisine normale.

On peut aussi, pour modifier le régime et varier les bases d'apprêt, préparer ces veloutés avec des fécules de riz ou des farines d'orge. Ces variantes ne doivent être exécutées qu'après avis du médecin.

Velouté de pigeon. — Procéder ainsi qu'il est dit dans la recette précédente en remplaçant la cuisse de poulet par un pigeon jeune.

F. Regnault et P. Montagné (*loco citato*).

Le faisandage est encore plus condamnable. Le principe en est le suivant : la viande des animaux fraîchement tués est dure et coriace (rigidité cadavérique) et le devient encore davantage par la préparation (coagulation des albumines), aussi attend-on habituellement pour la consommation la disparition de la rigidité musculaire, mais les gourmets vont encore plus loin afin d'obtenir un gibier tendre et délicat, ils le conservent jusqu'au début de la putréfaction cadavérique qui communique audit gibier une saveur spéciale dite de « faisandé » très appréciée par certains palais. On ne saurait assez s'élever contre cette pratique répugnante et dangereuse. On ne compte plus les intoxications mortelles provoquées par l'absorption de gibier faisandé.

Pour ces raisons particulières le gibier doit être défendu aux malades atteints de gastro-entérite, d'affections hépatiques et rénales, aux eczémateux, aux rhumatisants, aux goutteux.

On n'autorisera chez les autres que le gibier frais, n'ayant aucune apparence de faisandage, certains oiseaux comme la perdrix ou la caille doivent être mangés aussitôt tués, « au bout du fusil » suivant l'expression imagée des chasseurs.

Pour attendrir le gibier à chaire dure et rigide, on pratiquera le « marinage » qui est basé sur la remarque suivante : l' « attendrissement » des chairs, l' « assouplissement des membres », qui succède à la rigidité cadavérique est dû au gonflement et à la dissociation du tissu de soutènement des fibres musculaires par l'acide lactique formé aux dépens du glycogène au cours de la rigidité, on peut obtenir ce même « attendrissement » d'une façon aseptique par la macération dans des acides dilués tels le vinaigre ou le vin blanc, c'est en cela que consiste le « marinage » absolument recommandable.

C'est ainsi que dans certaine préparation de lièvre, dite « lièvre à la royale », l'animal préalablement préparé, étendu entre deux couches de bardes de lard, baigné dans un quart de litre de bon vinaigre, de vin rouge, une bouteille et demie de bon vin de Mâcon additionnés de diverses aromates, est ainsi soumis à la cuisson ; on obtient de cette façon une chair remarquablement tendre et une stérilisation des plus recommandables. Un filet de sanglier, un gigot de chevreuil devront « mariner » pendant 2 jours au moins ; les gourmets reprochent à cette pratique de détremper les chairs, de les amollir, de leur communiquer le goût particulier de la marinade et de leur faire perdre le leur propre ; cela est vrai en partie, mais en partie seulement et au point de vue hygiénique les avantages sont considérables.

III. — Poissons.

Le tableau suivant indique que de même que pour la viande de boucherie pour une teneur en albumines assez constante puisque nous la voyons pour la plupart des poissons osciller de 15 à 20 pour 100, la teneur en graisse est extrêmement variable puisqu'elle peut osciller de 0,3 (aiglefin) à 28 pour 100 (anguille de rivière). A ce dernier point de vue on peut classer les poissons en *poissons maigres* (dont la teneur en graisse est inférieure à 2 pour 100) en général légers, digestibles, recommandables aux dyspeptiques (sole, limande, truite, brochet, carpe, aiglefin, barbeau, morue), encore faut-il tenir compte de la consistance plus ou moins tendre de la chair et la classification précédente les donne à peu près en ordre de digestibilité décroissante et en *poissons gras* dont la teneur en graisse est supérieure à 8 ou 9 pour 100 et peut atteindre 28 pour 100 (alose, maquereau, anguille de mer, hareng frais, saumon), ils sont en général lourds et indigestes, à défendre aux dyspeptiques.

*
* *

Au point de vue diététique on peut dire :

1° Que la chair du poisson est légèrement inférieure comme composition en albuminoïdes à celle de la chair des mammifères herbivores ;

2° Que sa teneur en graisse, comme nous venons de le voir, est extrêmement variable d'une espèce à l'autre ; que cette graisse diffère de celle des mammifères en ce qu'elle est liquide et renferme de 50 à 60 pour 100 d'oléine;

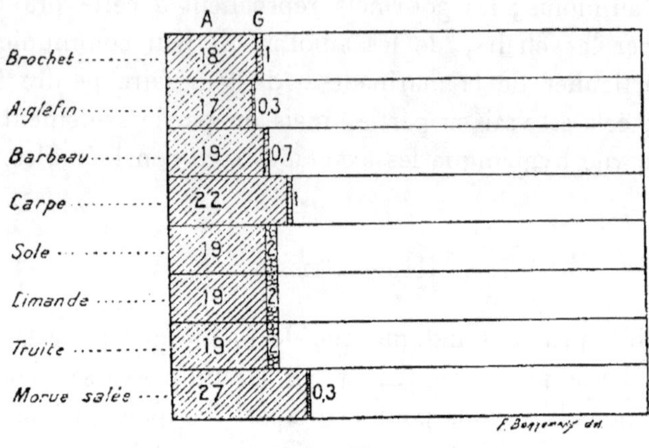

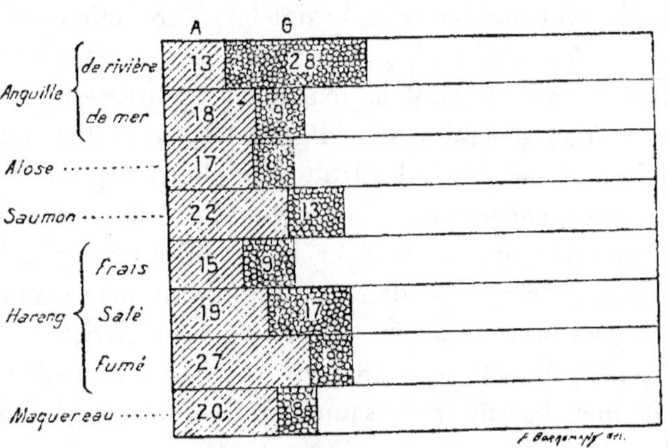

Fig. 13.

3° Que, d'après le Pr Armand Gautier, les matières extractives seraient beaucoup moins abondantes dans le poisson que dans la viande de bœuf;

4° Qu'il faut sur le poids brut défalquer en moyenne 1/4 de déchets (arêtes, nageoires, tête, écailles, etc.) pour avoir le poids de la chair nette, comestible;

5° Que la putréfaction du poisson est particulièrement facile et rapide ; quelques heures suffisent en été surtout par les temps d'orage, et cela est d'autant plus dangereux que, contrairement à ce qui a lieu pour la viande de boucherie, ce commencement de putréfaction peut au début ne se trahir, ni par l'odeur, ni par la saveur : la conservation en glacières, très recommandable, est nocive toutefois en ceci qu'elle permet de conserver et de livrer à la consommation des poissons manifestement putréfiés. Le poisson doit donc être particulièrement frais. La moindre altération peut provoquer des démangeaisons, de l'urticaire, de la diarrhée, etc. ;

6° Que les poissons maigres, la sole, la limande en particulier, sont d'une digestibilité particulièrement facile qui en fait un aliment de choix pour les convalescents.

*
* *

Le poisson est d'une haute importance pour l'alimentation populaire à cause du bon marché des espèces les plus courantes. Il n'y a en effet aucun frais d'élevage, le poisson se développe naturellement et rapidement dans les cours d'eau et dans la mer, et la pêche n'entraîne que peu de frais, en sorte qu'à valeur nutritive égale — à part quelques espèces de luxe (saumon, truite, etc.) — la valeur marchande du poisson est de beaucoup inférieure à celle de la viande des mammifères. Il y a lieu d'en recommander la consommation dans les milieux peu fortunés ; elle peut très bien convenir avec les végétaux à une alimentation complète ; on sait de reste que les Chinois et les Japonais se nourrissent presque exclusivement de riz et de poissons, et qu'il existe sur quelques régions littorales de l'Europe et de l'Asie du Nord des peuples dits ichthyophages dont le poisson constitue presque l'unique nourriture.

*
* *

Le poisson se mange en général bouilli, frit ou rôti.

Il est rationnel de conseiller de manger les poissons maigres cuits dans la graisse, surtout dans le beurre ou mieux frits dans l'huile ou assaisonnés d'une sauce grasse genre mayonnaise — suivant les cas considérés bien entendu — et de conseiller plutôt de manger rôtis ou bouillis les poissons gras. On tiendra pour se guider en pareil cas le plus grand compte de la tolérance de l'individu considéré à l'endroit des graisses.

Nous signalerons comme exemples culinaires types des préparations précédentes :

La truite saumonnée au court-bouillon à la Genevoise,

La sole frite,

Le hareng grillé.

Ils serviront de types de comparaison pour les préparations similaires :

Pour la *truite saumonée* on se sert d'une poissonnière oblongue en cuivre étamé ou en fer battu, munie d'une grille à oreilles sur laquelle reposera le poisson.

On prépare le bouillon dans lequel baignera la pièce en ajoutant par litre d'eau environ 60 grammes de vinaigre, 20 grammes de sel gris, 12 grains de poivre, quelques rondelles de carottes, d'oignon, quelques feuilles de persil, une branche de thym. La quantité de liquide est calculée à l'œil de façon à recouvrir entièrement le poisson étendu à plat, sur un côté, sur la grille et recouvert d'une serviette repliée en double. Poser la poissonnière sur feu vif ; au premier bouillonnement reculer la poissonnière tout en la tenant au chaud sur un coin du fourneau jusqu'au moment de servir. Au moment de servir on retire la grille avec le poisson, on fait égoutter et on sert avec une sauce genevoise.

Cette sauce genevoise relativement maigre convient très bien à ce poisson naturellement gras. Elle se prépare avec un petit roux fait avec des ronds de carotte, un peu d'oignon, très peu de beurre, une cuiller de farine, additionné de parties égales du bouillon de poisson et de vin rouge, agrémenté de quelques épices (échalottes, ail, etc.) et réduit à moitié par cuisson. Elle est passée sur une étamine et additionnée de jus de citron au moment de servir. La formule est à retenir car elle est très peu grasse et est acceptée de bien des dyspeptiques. Elle peut par ailleurs être additionnée de beurre ad libitum.

La carpe, le cabillaud, le maquereau, le saumon, la truite, le turbot, etc., prêtent à des préparations similaires.

La sole frite se prépare de façon très simple ; la sole est vidée, la peau du dos enlevée ; elle est trempée dans des œufs battus ou jetée sans autre préparation dans la poêle à frire garnie d'huile bouillante conformément aux préceptes de friture énoncés précédemment. Elle est égouttée et servie avec du citron. La sole étant très maigre, les préparations précédentes lui donnent un peu de graisse ; elle n'en reste pas moins de très facile digestion.

Le merlan, le rouget prêtent à des préparations similaires.

Le hareng grillé est aussi d'une technique culinaire élémentaire ; il sera vidé, écaillé, lavé, bien essuyé ; le gril et le hareng sont également huilés de façon à ne pas adhérer après cuisson et on fera cuire sans autre apprêt à feu modéré. Cette préparation dégraissera légèrement le hareng naturellement gras, qui malgré tout assez indigeste, sera servi avec une sauce moutarde très relevée faite d'un peu de beurre ou d'huile, de moutarde, de sel, de poivre, de vinaigre ou de jus de citron.

Les livres de cuisine sont remplis d'innombrables formules culinaires dignes d'intérêt ; se rappeler surtout la formule diététique suivante : à poisson gras sauce maigre, à poisson maigre sauce grasse. Le chapitre des sauces est ici particulièrement intéressant à méditer.

Signalons enfin l'usage possible des poissons salés ou boucanés : morue salée, hareng salé et fumé, saumon salé et fumé.

*
* *

Le poisson est réputé peu favorable aux goutteux, aux arthritiques, aux eczémateux, mais la question demanderait à être reprise ; en tout état de cause il y a poisson et poisson ; il ne nous a pas semblé que la sole, la limande, le cabillaud, le colin par exemple fussent particulièrement contre-indiqués dans les cas précités. Au surplus les auteurs sont peu d'accord sur ce sujet — comme sur beaucoup d'autres d'ailleurs.

*
* *

IV. — Crustacés et mollusques.

Comme l'indique le tableau ci-après les crustacés et les mollusques ont une valeur nutritive appréciable ; ils sont riches en albuminoïdes, très pauvres en graisses ; en général leur chair est dure, compacte et partant indigeste ; l'huître fait exception à

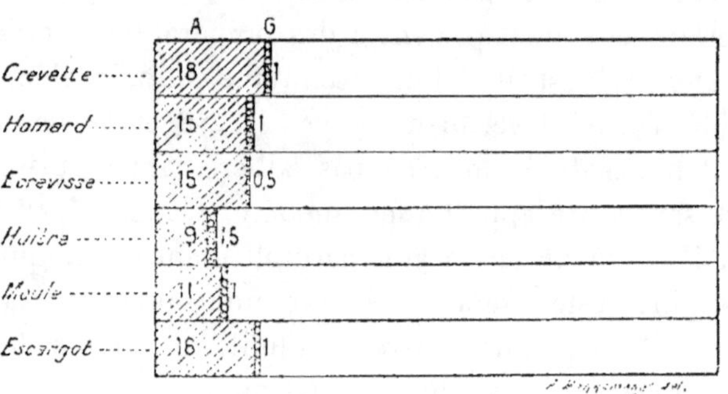

Fig. 14.

ce point de vue et constitue comme on sait un aliment des plus digestibles ; ils sont très riches en substances extractives ; leur indigestibilité relative oblige à les consommer très condimentés, très relevés, souvent avec des sauces.

Leur indigestibilité (huître exceptée), leur richesse en substances extractives, la facilité de leur putréfaction, les substances toxiques qu'elles peuvent renfermer (moules) les contre-indiquent à peu près formellement :

Chez les dyspeptiques gastro-intestinaux à cause des troubles digestifs et des empoisonnements qu'elles peuvent provoquer ;

Chez les urémiques à cause des phénomènes toxiques dont ils sont souvent la cause ;

Chez les eczémateux, les urticariens, etc., à cause des exanthèmes qu'ils peuvent provoquer.

Nous mentionnerons seulement les huîtres, les moules et les escargots.

Les huîtres sont très digestibles, succulentes et sans danger quand elles sont fraîches, d'octobre en avril (les mois avec r), époque pendant laquelle elles ne fraient pas. Mais elles doivent être fraîches et d'une provenance sûre, car un certain nombre de cas ont été publiés où la fièvre typhoïde ne semblait pas avoir d'autre cause que l'ingestion d'huîtres contaminées ; nous en avons personnellement observé 3 cas. Elles doivent être pêchées loin des embouchures de rivières où se jettent les eaux d'égouts.

Elles constituent un aliment de luxe, du fait de leur prix, mais un aliment précieux chez les dyspeptiques, les convalescents, les débilités ; on les a surnommées avec quelque raison l' « huile de foie de morue du riche ». Elles excitent les sécrétions gastriques, se digèrent facilement et sont relativement nourrissantes ; une douzaine d'huîtres représenteraient le 1/10 de la ration journalière.

Les moules sont plus nourrissantes que l'huître mais beaucoup plus toxiques ; leur bon marché leur a valu le surnom d' « huître du pauvre ». Certaines moules renferment diverses ptomaïnes extrêmement dangereuses ; les empoisonnements par les moules ne sont plus à compter. Elles sont souvent à rejeter, comme les huîtres, de mai à août (les mois sans r). C'est surtout contre elles qu'on doit édicter les proscriptions précédemment énoncées chez les individus à intestins, à reins, ou à peaux adultérés. Elles peuvent provoquer de l'urticaire, de l'eczéma, des vomissements, des superpurgations.

Les escargots enfin sont plus nourrissants encore que la moule ; leur chair assez indigeste doit être fortement relevée ; relativement peu répandus sur les tables parisiennes ils sont utilsés dans certains pays en assez fortes proportions ; les plus appréciés sont les escargots de vigne ou de Bourgogne.

LES ŒUFS

I. — Composition.

Un œuf se compose :

1° D'une *coquille calcaire* poreuse, plus ou moins épaisse ; elle laisse passer l'air nécessaire à la respiration du poussin ;

2° *De deux membranes coquillières minces,* qui, accolées à la façon des deux feuillets de la plèvre, laissent entre elles au gros bout de l'œuf, un espace vide, *une chambre à air* plus ou moins développée suivant l'âge de l'œuf ;

3° Un liquide blanc, visqueux, périphérique, albumineux, c'est l'*albumen* ;

4° Une masse sphérique, centrale, jaune, *c'est le vitellus,* il présente à sa partie supérieure une petite tache blanche qui est *le germe* originaire de l'embryon.

Au point de vue de la composition centésimale de l'œuf total (œuf et coquille) on peut admettre grosso-modo pour 1 kilogramme d'œuf :

Coquille.	100 grammes.
Jaune..	300 —
Blanc..	600 —

L'œuf de poule, le seul que nous aurons en vue dans cette étude, pèse en moyenne 60 grammes ; nous adopterons comme type cet œuf moyen, mais on admet commercialement une oscillation possible de 45 à 70 grammes, d'où la classification des Halles en œufs petits, moyens et gros. Un kilogramme représente environ 15 gros œufs, 17 moyens, 22 petits (*Bulletin des Halles*).

La composition centésimale moyenne est la suivante : coquille 12 pour 100, blanc 58 pour 100, jaune 30 pour 100. En sorte qu'un œuf moyen de 60 grammes, est constitué par environ 7 grammes de coquille, n'offrant aucun intérêt au point de vue alimentaire, 35 grammes de blanc, 18 grammes, de jaune.

Les analyses sensiblement concordantes des auteurs donnent pour l'œuf de poule débarrassé de sa coquille, la composition centésimale suivante :

POUR 100	EAU	ALBUMINES	GRAISSES	SELS	SUBST. EXTRACT.
Blanc d'œuf.	86	13	0	0,6	0,5
Jaune d'œuf.	51	16	32	1	0
Œuf total (blanc et jaune).	73,5	13	12	1	0,5

En sorte qu'un œuf type de 60 grammes a la composition moyenne suivante en chiffres ronds :

ŒUF TYPE DE 60 GRAMMES : BLANC + JAUNE = 53 GRAMMES

	EAU	ALBUMINES	GRAISSES	SELS	DIVERS
Blanc : 35 gr.	30	4,5	0	0,25	
Jaune : 18 gr.	9	2,9	5,7	0,25	
Œuf total = 53 gr. . .	39	7,4	5,7	0,50	0,50

Ces chiffres s'écartent quelque peu de ceux qu'on trouvera dans les tableaux de Munck et Ewald ; cela tient à ce que ces auteurs ont basé leurs calculs sur le poids moyen total de 53 grammes alors que nous avons adopté 60 grammes ; ils coïncident en revanche avec ceux d'Armand Gautier qui donne comme matériaux utiles d'un œuf pesant 60 grammes :

Composition d'un œuf moyen de 60 grammes.

Albuminoïdes du blanc		4,5
Vitellines, nucléo-albumines du jaune		2,6
Graisses du jaune { Graisses proprement dites	4,1	5,6
Lécithines	1,5	
Total		12,7

Abstraction faite de l'eau et des sels et nous exprimant en chiffres ronds, on peut donc dire :

a) Un œuf moyen de 60 grammes renferme 13 grammes de matériaux utiles, savoir un peu plus de 7 grammes d'albumines diverses, un peu moins de 6 grammes de graisses diverses ; il manque absolument de substances hydrocarbonées (ou du moins en renferme des quantités négligeables). Ce n'est donc pas un aliment complet.

b) Le blanc de l'œuf ne renferme que 4gr,5 environ d'albumine (ovalbumine et ovoglobuline).

c) Le jaune renferme près de 3 grammes d'albumine (vitelline et nucléo-albumine) et près de 6 grammes de graisses diverses dont plus de 4 grammes de graisses proprement dites (oléine et margarine) et 1 gramme 1/2 de lécithines, substances grasses phosphorées. On peut, dès maintenant, remarquer que les albumines constitutives du jaune d'œuf, les nucléines en particulier, sont elles-mêmes richement phosphorées. Le jaune d'œuf représente, au point de vue alimentaire, la totalité de l'œuf, moins 4gr,5 d'albumine.

Ayant surtout en vue la teneur en albuminoïdes et en graisses, Voit admet qu'*un œuf équivaut comme pouvoir nutritif à* 150 *grammes de lait de vache,* toutefois il ne renferme pas comme ce dernier de substances hydrocarbonées.

Si on le compare à la viande, on peut admettre avec Voit et Balland, qu'*un œuf de* 60 *grammes équivaut à peu près comme valeur nutritive à* 50 *grammes de viande,* soit 20 œufs à 1 kilogramme de viande ; il est curieux de remarquer qu'au point de vue économique, à s'en tenir au prix moyen de ces deux denrées, l'équivalence est complète.

En adoptant les unités calorimétriques approximatives : 1 gramme albumine = 4 calories, 1 gramme de graisse = 9 calories, on voit que les équivalences calorimétriques d'un œuf moyen sont les suivantes :

Œuf total : $4 \times 7,4 + 9 \times 5,7 = 80$ calories environ.
Blanc : $4 \times 4,5 = 18$ calories.
Jaune : $4 \times 2,9 + 9 \times 5,7 = 62$ calories environ.

L'absorption intestinale étant ici presque intégrale, il n'y a pas lieu d'adopter les unités calorimétriques corrigées de Gautier.

Mentionnons la très intéressante tentative faite récemment pour introduire dans la thérapeutique comme agents de la médication ferrugineuse des œufs dans lesquels on est parvenu à augmenter dans des proportions considérables la teneur en sels de fer en soumettant les poules à une alimentation spéciale. Les œufs normaux renfermeraient en moyenne pour cent de matières d'œuf (blanc et jaune) $0^{gr},0018$ de fer correspondant à $0^{gr},0025$ d'oxyde de fer ; les œufs ferrugineux renfermeraient pour cent $0^{gr},0103$ correspondant à $0^{gr},0142$ d'oxyde ferrique, ce qui représente pour un œuf entier de 60 grammes $0^{gr},005$ de fer ce qui est comme on sait appréciable.

II. — Digestion et nutrition.

Au point de vue de la digestibilité et de l'utilisation intestinale, les œufs constituent un aliment de tout premier ordre. Si nous nous reportons aux tableaux désormais classiques d'Atwater nous voyons en effet :

1° Que le temps moyen de séjour dans l'estomac des œufs à la coque est de une à deux heures, ce qui est la durée minima de la traversée stomacale ;

2° Que le coefficient d'utilisation intestinale est de 97 pour 100 pour les protéides constitutives de l'œuf, de 95 pour 100 pour les graisses, ce qui est un maximum. Ils laissent fort peu de résidus, excitent peu les contractions intestinales et sont, par conséquent, plutôt échauffants ;

3° Qu'au point de vue des putréfactions intestinales les œufs comme l'alimentation carnée les augmentent considérablement quoiqu'à un degré moindre que cette dernière.

III. — Indications et contre-indications.

Dans les cas de consomption — spécialement dans ceux de phtisie pulmonaire — *un régime mixte ordinaire, dans lequel les substances grasses sont simplement remplacées par des jaunes d'œuf, est souvent suffisant pour stimuler les fonctions assimilatrices et pour provoquer un accroissement de poids, de vigueur et de résistance.*

Si ce régime ne donne pas de résultats satisfaisants, c'est que le régime est mal établi quant aux aliments associés aux jaunes d'œuf, à ce sujet il est bon de se rappeler :

1° Que les jaunes d'œuf semblent faciliter la digestion des hydrates de carbone et inversement — en sorte que l'association aux farines, aux féculents et aux pâtes alimentaires est des plus recommandables en ce qu'elle réalise une manière d'alimentation complète (protéides, graisses, hydrates) d'une digestibilité facile ;

2° Que les jaunes d'œuf semblent aussi former avec les protéides une association d'une digestion relativement facile ; qu'on peut donc les associer à des quantités modérées de viande ou de poisson — soit dans des plats séparés simples (œufs à la coque, jambon, côtelette) soit en un plat composé (omelette au jambon, etc.). Cette association sera d'autant plus digestible qu'elle sera associée comme il est dit plus haut à des hydrates de carbone ;

3° Que les jaunes d'œuf déjà riches en graisses forment avec les graisses des aliments « surgras », d'une digestion difficile qui enrayent et troublent souvent les processus digestifs, « bourrent » et « coupent l'appétit » : les crêpes sont très typiques à ce point de vue, il faut résolument les défendre aux estomacs tant soit peu débiles. Dans un régime à base de jaune d'œuf, dans une « cure de jaunes d'œufs » il sera rationnel de supprimer en grande partie les graisses et de les remplacer purement et simplement par des jaunes d'œuf qui ne sont en somme qu'une émulsion de graisse dans une solution albumineuse. L'expérience indique d'ailleurs, dans les états d'amaigrissement, qu'alors que l'absorption des graisses est profondément troublée ainsi que l'indique la richesse des matières fécales en corps gras, celle des jaunes d'œuf l'est à peine. On pourra d'ailleurs ne pas continuer, sans interruption, la cure de jaunes d'œuf, mais l'alterner avec des jours de régime mixte avec graisse ordinaire en quantité modérée.

L'œuf entier pourrait être de même employé, mais les jaunes d'œuf sont certainement préférables pour les raisons suivantes : 1° dans l'œuf entier la proportion d'albumine est relativement considérable par rapport aux graisses, puisque ces substances y sont dans le rapport de 3 à 2 ; à vrai dire cet inconvénient est minime, peut-être même tout théorique, les suivants sont plus importants ; 2° l'œuf entier est constipant, probablement à cause justement de sa teneur élevée en albumine ; le jaune d'œuf l'est beaucoup moins, Voltaire en faisait un large usage et très judicieusement l'associait aux purées de pommes de terre ; 3° le jaune paraît beaucoup moins que le blanc sujet à ces putréfactions, si dangereuses, et si sournoises qu'un procès récent vient à nouveau de mettre en lumière ; son emploi met donc beaucoup plus sûrement à l'abri de ces intoxications graves qui dans leur forme atténuée doivent être si souvent méconnues.

Au point de vue de l'introduction des œufs dans le régime diététique des lithiasiques biliaires, M. Dufourt fait remarquer que depuis plusieurs années les médecins proscrivent les œufs du régime des cholélithiasiques en raison de ce fait que le jaune d'œuf contient de la cholestérine et que celle-ci forme la partie principale des calculs biliaires.

On semble donc craindre que les œufs ne favorisent la formation des calculs biliaires. Or, les expériences de Thomas et celles de Jaukau ont montré que l'ingestion ou l'injection sous-cutanée

1. *Presse médicale,* février 1906.

de cholestérine n'augmente pas la quantité de cette substance dans la bile. Pour sa part, M. Dufourt a injecté jusqu'à 4 grammes de cholestérine en solution éthérée dans l'estomac des chiens à fistule biliaire, et la bile analysée après ne contenait pas plus de cholestérine qu'avant. On peut en conclure que la cholestérine ingérée avec les aliments se détruit et ne passe pas comme telle dans la bile.

D'un autre côté les recherches faites au laboratoire de Pavlow ont montré que ce sont les produits de digestion des albuminoïdes, les graisses et les matières extractives qui excitent l'excrétion de la bile et son écoulement dans l'intestin. Il s'ensuit qu'un aliment qui contiendrait sous un volume donné un maximum d'albuminoïdes et de graisses, plus des extractives, serait à choisir pour amener l'excrétion de la bile. Or, le jaune d'œuf réalise assez bien ces conditions, puisqu'il contient environ 17 pour 100 d'albumine, 32 pour 100 de graisse et 0,40 pour 100 de substances extractives. Au reste c'est avec le jaune d'œuf que, dans ses expériences, Bruno a obtenu le maximum d'écoulement biliaire par l'ampoule de Vater.

Il n'existe donc aucune raison pour priver d'œufs les lithiasiques biliaires.

M. Soulier se demande si le jaune d'œuf ne serait pas capable de solubiliser les calculs biliaires, étant donné qu'il amène l'excrétion des sels biliaires qui sont les meilleurs agents de solubilisation de ces calculs.

Nous en pouvons au moins conclure que l'*on sera autorisé à introduire avec ménagement les œufs dans les régimes des lithiasiques.*

La question de savoir si l'on peut faire usage d'œufs dans l'albuminurie a fait l'objet de longues et anciennes discussions. Becquerel, Hammard, Benecke, Stokvis avaient trouvé que le blanc d'œuf passe directement dans les urines, et de ce fait interdisaient les œufs chez les albuminuriques. La question fut reprise par Œrtel, Hammond, Loevenmayer et leurs conclusions furent radicalement inverses.

Œrtel ne vit pas le blanc d'œuf reparaître dans les urines ; dans une de ses expériences diététiques un albuminurique reçut pendant 10 jours, 10 œufs par jour, puis on les supprima complètement, la quantité d'albumine fut moins élevée dans la première période que dans la seconde. Hammond pendant une longue période se soumit à un régime presque uniquement composé d'œufs, sans voir apparaître à aucun moment l'albumine dans son urine. Prior, von Noorden, A. Robin, Munke et Ewald, Widal, etc., firent des constatations identiques.

Actuellement l'accord est fait, *tous les thérapeutes admettent que l'on peut introduire les œufs dans le régime des albuminuriques et que le plus souvent ils s'en trouvent très bien.* Toutefois, comme nous le verrons plus loin, le blanc d'œuf pouvant être le siège d'altérations avec formation de leucomaïnes extrêmement toxiques, il sera sage de conseiller surtout l'usage des jaunes d'œuf beaucoup moins facilement altérables, de ne conseiller en tous cas que l'usage d'œufs bien cuits la chaleur semblant détruire en grande partie les toxines susdites (peut-être est-ce à cette cause qu'il faut rattacher la tolérance constatée beaucoup plus grande des albuminuriques pour l'albumine cuite que pour l'albumine crue) ; qu'il faudra enfin rigoureusement interdire l'usage des crèmes fouettées, crèmes à la vanille, « Saint Honoré », très facilement altérables.

Des études de MM. Robin et Binet relatives à l'*alimentation des phtisiques* il résulte que si l'on ajoute douze œufs crus par jour à l'alimentation d'un phtisique ; les échanges respiratoires totaux augmentent de 13,75 pour 100 ; l'acide carbonique formé de 20,84 pour 100 ; l'oxygène consommé total de 8,78 pour 100.

Si l'on restreint le nombre des œufs à six, la totalité des échanges respiratoires s'abaisse de 20,35 pour 100, l'acide carbonique formé de 13,27 pour 100, l'oxygène total consommé de 25,34 pour 100. Comme le malade a pris du poids, aussi bien avec six œufs qu'avec douze, et que son état général a été aussi bon dans une des périodes que dans l'autre, *il paraît bien fondé de considérer le nombre de six œufs par jour comme suffisant* puisque, sans profit sensible pour le malade, un nombre d'œufs plus élevé accroît les échanges respiratoires.

IV. — Préparations culinaires.

Les œufs se présentent à l'état culinaire sous des formes quasi innombrables. Nous nous tiendrons aux formes les plus usuelles.

Mentionnons tout d'abord l'*œuf cru* que maintes personnes gobent volontiers sans autre apprêt et digèrent à merveille ; il rend journellement d'inappréciables services comme agent pratique d'alimentation ou de suralimentation chez les personnes astreintes à des occupations sédentaires (employés de bureau, de commerce, etc.) et chez bien des malades. Si la forme d'œuf cru déplaît, on peut l'absorber sous forme dite « huître de prairie » : on casse un œuf dans un verre, on ajoute quelques gouttes de vinaigre avec très peu de sel et de poivre et on avale sans difficulté le tout qui a un peu le goût d'huître.

L'immersion dans l'eau bouillante produit dans l'*œuf cru* les modifications suivantes : au bout d'une minute la portion toute externe du blanc est à peine coagulée ; au bout de deux minutes, la moitié externe du blanc est coagulée ; au bout de trois minutes, tout le blanc est coagulé sans être toutefois absolument dur (c'est le type de l'*œuf à la coque*) ; au bout de quatre minutes, la couche externe du jaune durcit ; au bout de cinq minutes le jaune dans son entier est de consistance pâteuse ; au bout de six minutes le jaune est entièrement coagulé, l'*œuf est dur*. Il paraît avantageux de saler l'eau d'ébullition, de plonger les œufs dans l'eau bouillante retirée du feu et de les y laisser immerger trois minutes : le jaune conserve ainsi son onctuosité, le blanc son aspect laiteux et l'œuf est léger à l'estomac.

Les *œufs à la coque* sont, en général, d'une digestion très facile ; aussi est-ce un des premiers mets autorisés chez les convalescents. Il ne semble pas que les *œufs crus* soient plus digestibles ; d'ailleurs, on n'a probablement pas tenu assez compte à ce point de vue de la façon d'absorber l'œuf. Généralement on « gobe » l'œuf cru et on « mange » l'œuf à la coque : nul doute que ce dernier mode soit plus favorable à la digestion stomacale. Enfin qu'on se place au point de vue toxicologique ou au point de vue de la tolérance rénale, l'albumine cuite, c'est-à-dire l'œuf à la coque paraît préférable. Quant aux *œufs durs*, ils sont manifestement d'une digestion plus difficile, ils séjournent en moyenne deux à trois heures dans l'estomac et sont mal tolérés par bien des dyspeptiques ; toutefois, débités en tranches minces, ils sont, en général, bien digérés ; d'après Munck et Ewald, ils seraient même sous cette forme plus rapidement digérés par le suc gastrique artificiel que les œufs mollets ou crus.

Au point de vue purement diététique, il n'y a pas de différences très sensibles à établir entre les œufs à la coque plus ou moins cuits et les *œufs dits brouillés*, les *œufs pochés*, *sur le plat* ou *en omelette*. Tout au plus peut-on faire remarquer : 1° que, comme pour les œufs à la coque, la digestibilité est en rapport avec le degré de cuisson et que quelle que soit la forme culinaire adoptée, il conviendra, pour obtenir le maximum de digestibilité, de ne pas pousser la cuisson jusqu'à coagulation complète de l'albumine ; 2° que l'addition de beurre, d'huile ou de graisse nécessaire à la confection des diverses variétés d'œufs cuits à la poêle (brouillés, sur le plat, en omelette) en augmente sensiblement la valeur nutritive, mais en diminue la digestibilité, en sorte que dans les menus de convalescents ces plats ne doivent être autorisés qu'après les œufs à la coque[1].

1. Voici d'après Ali-Bab (*loco citato*) une excellente formule d'omelette :

Omelette. — Pour 4 œufs pesant ensemble 280 grammes : 50 grammes de beurre ; 30 grammes de lait ; 4 à 5 grammes de sel, 1/2 gramme de poivre ; délayer le sel et le poivre dans le lait ; mélanger les œufs ; battre le tout une minute.

L'addition de lait a pour avantages : 1° de bien répartir le condiment ; 2° d'empêcher une prise trop rapide.

Mettre le beurre à fondre dans la poêle sur feu vif.

« Lorsqu'il sera à la température voulue qui demande 2 minutes de cuisson et

*
* *

Si des formes culinaires simples on passe aux formes complexes, aux associations des œufs à d'autres substances alimentaires, on a des variétés quasi infinies. Nous n'examinerons que les plus intéressantes.

On peut d'abord remarquer que le blanc et le jaune d'œuf sont souvent employés séparément en diététique.

Le blanc d'œuf, nous le savons, n'est pratiquement qu'une solution fortement concentrée — 12 pour 100 — d'albumines dont la variété la plus importante est sulfurée ; un blanc d'œuf moyen renferme 4,5 d'albumine.

Le blanc d'œuf sert à fabriquer l'*eau albumineuse* dont on peut donner la formule suivante : battre un blanc d'œuf dans 200 à 250 centimètres cubes d'eau bouillie froide, ajouter quatre cuillerées à café de sucre en poudre. Sous cette forme simple, cette boisson renferme $4^{gr},5$ environ d'albumine, 15 à 16 de sucre. On peut, surtout chez les adultes, la rendre à la fois plus agréable et plus nourrissante par l'addition de cognac (10 centimètres cubes), de champagne (20 à 50 centimètres cubes), de jus d'orange, etc. ; ces additions lui confèrent des propriétés stimulantes qui en font une boisson recommandable chez les typhiques, les convalescents, les débilités, et dans bon nombre de maladies aiguës fébriles,

se reconnaît pratiquement à ce que la mousse qui surnage sur le beurre fondu a presque disparu et correspond à une coloration noisette, versez les œufs dedans. »

Au bout d'une demi-minute environ, la partie inférieure de l'omelette sera prise ; soulevez-la rapidement sur tout le pourtour de la poële avec une fourchette, inclinez la poële successivement en faisant couler sous la couche prise un peu du liquide qui surnage, laissez prendre encore. Répéter l'opération une deuxième fois. La cuisson complète dure environ 2 minutes. L'omelette est à point quand on voit se dégager de la fumée sur le pourtour de la poële.

A ce moment précis, plier l'omelette et servir.

On peut y incorporer du jambon, des champignons, des fines herbes, des hachis de viande, des crevettes, des truffes, etc., et dans ce cas il est bon de laisser en contact un quart d'heure au moins avant cuisson.

à condition toutefois que le blanc d'œuf employé soit absolument frais.

Le *jaune d'œuf* renferme un peu moins de 3 grammes d'albumine, en particulier de nucléines, et près de 6 grammes de graisse dont $1^{gr},5$ de lécithine dont la valeur thérapeutique, pour avoir été un peu trop vantée, n'en est pas moins réelle. On peut le donner dans un liquide quelconque, eau, bouillon, lait, vin, bière.

Dans de l'*eau sucrée*, aromatisée au besoin d'un peu de cognac, de champagne ou de fleurs d'oranger il constitue une manière d'aliment complet. Un jaune d'œuf, battu dans 100 grammes d'eau additionnée de 10 grammes de sucre et d'une cuillerée à soupe de champagne renferme : 3 grammes d'albumine, $5^{gr},5$ de graisse, 10 grammes de sucre, 2 grammes d'alcool et fournit environ 115 calories. Les proportions respectives des constituants sont rationnelles avec cependant un léger excès de graisse.

On a de tout temps conseillé comme succédanés du lait maternel pour l'alimentation des enfants des mélanges alimentaires à base de jaunes d'œuf ou d'œufs entiers.

Nous ne citerons que les deux formules très simples de Bouchut et de Martini.

Bouchut proposait :

1 jaune d'œuf.
15 grammes de beurre de cacao.
500 centimètres cubes d'eau sucrée tiède.

Martini recommandait :

un jaune d'œuf, soit.	. . .	18	grammes environ.
sucre de lait,	—	5	—
eau,	—	100	—

Ce dernier mélange qui renferme 2 pour 100 d'albumine, 3,7 pour 100 de graisse, 5 pour 100 de lactose se rapproche en effet de la composition du lait de femme — qu'il ne peut toutefois aucunement remplacer. Toutes ces préparations artificielles employées exclusivement provoquent rapidement des troubles gastro-intestinaux.

Dans le *bouillon* il constitue un excellent aliment, de digestion facile, « léger à l'estomac », riche en sels ; c'est un bon mets de convalescent. Si on l'associe au tapioca, au vermicelle, aux pâtes, aux potages variés on lui donne ainsi les hydrates de carbone qui lui manquent, mais il devient plus « lourd à l'estomac » et ne doit être autorisé en conséquence qu'après l'œuf au bouillon. Toutefois, l'association aux hydrates de carbone semble favorable au point de vue intestinal quant à la diminution des fermentations.

Le jaune d'œuf battu dans du lait est aussi une formule de diététique courante et très recommandable, mais à la condition que l'estomac le digère bien, car il y a une proportion trop considérable de graisse ; c'est ainsi qu'un jaune d'œuf battu dans 200 grammes de lait donne un aliment contenant environ 11 grammes d'albumine, 12gr,5 de graisse, 9 grammes d'hydrates de carbone et fournissant environ 185 calories. La proportion de graisse est trop élevée surtout par rapport aux hydrates de carbone, et celle-ci pourra en retarder la digestion stomacale et favoriser les putréfactions intestinales. On pourra corriger en partie cette formule diététique en y ajoutant 15 grammes de sucre et une pincée de sel. On aura alors : 11 grammes d'albumines, 12gr,5 de graisse, 24 grammes d'hydrate de carbone et 245 calories. Les *œufs à la neige* réalisent, d'une façon particulièrement savoureuse, cette association : œufs, lait, sucre.

Les *œufs entiers* se prêtent de même à des combinaisons multiples.

On trouve dans Munck et Ewald la recette suivante fort simple de *bière aux œufs* :

Battre un œuf additionné de 25 à 30 grammes de sucre en poudre jusqu'à ce que la masse entière soit transformée en écume : ajouter rapidement 250 centimètres cubes de bonne bière fraîche, agiter avec une cuiller à café et faire boire le mélange immédiatement. Ce mélange renferme environ 17 grammes d'albumine,

6 grammes de graisse, 40 grammes d'hydrates de carbone, $0^{gr},75$ de sels et dégage environ 240 calories. Malgré son origine allemande il est toléré par les estomacs les plus français ; il est vraiment recommandable chez les tuberculeux.

Pour finir nous donnerons comme exemple de *vin aux œufs* la formule un peu compliquée d'un des « triomphes » de la cuisine italienne le *Zabaglione* — 1er temps : mélanger dans un poêlon en terre (ce détail a, au dire « des maîtres ès cuisine », une grande importance) cinq jaunes d'œuf et 60 grammes de sucre en poudre, fouetter ce mélange en y ajoutant peu à peu 150 centimètres cubes (un peu plus d'un verre à Bordeaux) de muscat (en Italie on opère avec du Moscato d'Asti) ; — 2e temps : ajouter alors un morceau de vanille, un demi-zeste de citron et un morceau de cannelle, porter sur un feu doux et continuer à fouetter très doucement jusqu'à ce que le mélange soit presque bouillant et bien mousseux ; — 3e temps : retirer cannelle, citron et vanille, placer le poêlon dans une casserole plate pleine d'eau chaude, formant bain-marie, et continuer à fouetter, en ajoutant lentement avec précaution une cuillerée à café ou deux de rhum ou de marasquin, jusqu'à ce que le zabaglione soit épais et ferme. Le zabaglione se prend chaud dans de grands verres avec des biscuits.

Un zabaglione, fait conformément aux indications précédentes, renferme approximativement : 20 grammes d'albumine, 30 grammes de graisse, 70 grammes d'hydrates de carbone, 22 grammes d'alcool, et dégage 800 calories environ (un litre de lait donne environ 670 calories). On voit que c'est un plat de résistance, et que ses constituants élémentaires sont en proportions physiologiquement acceptables. Bien fait, il est accepté même par des estomacs délicats, mais il est difficile à réussir, il y faut un véritable tour de main ; manqué il est franchement détestable.

Cette formule peut servir de type à d'innombrables et fort précieuses préparations de *vins sucrés aux œufs*.

*
* *

Nous croyons inutile de multiplier les exemples et les formules, de passer en revue les omelettes aux lards ou aux confitures, les crèmes renversées, etc., etc., et les innombrables sauces et accommodements divers (mayonnaises, etc.), où les œufs entrent sous les formes les plus variées.

V. — Intoxications et intolérances.

C'est un point fort important que de pouvoir *reconnaître de façon au moins approximative la fraîcheur d'un œuf.*

Pour la vérification en grand, comme aux Halles, c'est le procédé du mirage qui est adopté; il consiste à examiner dans une chambre obscure la transparence de l'œuf à la flamme d'une lampe. Dans ces conditions : les œufs frais sont uniformément translucides avec un certain degré d'opacité à la périphérie et au centre, leur chambre à air se présente sous forme d'un espace très petit, clair, situé au gros pôle de l'œuf ; les vieux œufs sont plus ambrés vers la partie médiane, et sont, en général, troubles, foncés, *tachés,* la chambre à air est beaucoup plus grande que dans les œufs frais.

Autre signe le contenu des œufs frais reste immobile quand on le secoue, celui des œufs longtemps conservés « ballotte » dans les mêmes conditions.

Mais ces signes sont d'une appréciation délicate pour quelqu'un d'inexpérimenté ; le suivant adopté par la Société d'Aviculture de Saxe et basé sur ce fait que l'eau de l'œuf s'évapore avec le temps et que par suite le poids spécifique de l'œuf, le volume et la disposition de la chambre à air se modifient en fonction dudit temps est beaucoup plus précis. Plongé dans l'eau un œuf frais va au fond et s'y place horizontalement ; vieux de 3 à 5 jours il se relève un peu de façon que son grand axe fasse avec l'horizontale un angle de 20° environ ; à 8 jours il se relève à 45° ; à 3 semaines à 75° ; à un mois il se place verticalement ; plus âgé il surnage.

* * *

Les œufs constituent un excellent milieu de culture pour les champignons et les bactéries. Signalons en particulier les variétés de bacillus oogènes hydrosulfureus qui provoquent la formation d'hydrogène sulfuré, de bacillus oogènes fluorescens qui donnent naissance à un pigment vert fluorescent, de moisissures et même exceptionnellement de micro-organismes pathogènes (b. du choléra, de la fièvre typhoïde) qui y auraient été trouvés par Wilm, Zoerckendoerfer, etc.

Mais cette putréfaction est relativement peu dangereuse, les œufs ainsi altérés étant manifestement impropres à la consommation et facilement reconnaissables. Bien autrement redoutables sont ces *altérations encore à peu près inconnues du blanc d'œuf ancien, en apparence de bonne qualité qui provoquent les accidents relativement fréquents d'intoxication plus ou moins grave.*

En fait après l'ingestion de sauce de pudding, et surtout de crème de pâtisserie (Saint-Honoré, crème à la vanille) on voit parfois survenir des accidents : vomissements, diarrhée, vertiges, céphalée, prostration, parfois même cyanose, entrave singulière aux mouvements, délire, collapsus, fièvre et troubles cardiaques. Lewin rapporte le cas d'une intoxication en masse de 200 individus par un gâteau préparé avec du lait, des œufs, du sucre, de la farine et des noix. Cet état peut se prolonger pendant plusieurs jours ; il se termine en général par la guérison, la mort cependant a été observée dans quelques cas. La ressemblance avec une intoxication arsenicale est parfois manifeste. La littérature médicale en a rassemblé de nombreux cas ; les plus importants furent ceux de Sheffield (1879), de Saint-Denis et de Joinville-le-Pont (1881), de Saint-Paul-les-Dax (1895), du faubourg de Belleville (1901), de Bordeaux (1904), de Saint-Lô (1907).

Parmi les gâteaux à la crème, certains sont plus souvent la cause d'accidents et d'accidents graves. Des statistiques, il résulte que c'est la crème de Saint-Honoré qui offre le plus de danger :

c'est elle qu'on trouve dans les meringues, les choux, les éclairs, les carolines, les marignans, toutes variétés de gâteaux qui se sont montrés le plus souvent nuisibles. Ainsi, sur 120 empoisonnements rapportés par M. Baize, 50 étaient dus aux Saint-Honoré, 30 aux carolines et aux éclairs, 17 aux marignans, 13 aux choux à la crème.

Cette crème de Saint-Honoré a la composition suivante. Elle résulte du mélange de deux compositions : 1° Une crème cuite ; 2° Une neige de blancs d'œufs crus. La crème cuite est composée de jaunes d'œufs, de sucre, de farine, de lait bouillant, de gélatine pour donner de la résistance et de vanille pour parfumer. Pendant qu'on cuit cette crème, les blancs d'œufs sont battus en neige dans une bassine après addition d'une pincée d'alun. Quand la neige est suffisamment ferme, on y ajoute vivement la crème bouillante et on répartit le mélange dans les gâteaux.

C'est surtout pendant la saison chaude que s'observent les empoisonnements ; la statistique de M. Le Coq montre que pour 4 empoisonnements en mars, il y en a 5 en mai et en juin, 7 en juillet et en août, 2 en septembre et 1 en novembre. Il y a là une influence manifeste de la chaleur sur le processus des fermentations toxiques.

La cause de cette altération nous l'avons dit est encore obscure. La question vient de faire l'objet d'études toutes récentes à l'occasion d'un procès dont l'origine remonte au 16 mai 1901. Ce jour-là 26 personnes étaient empoisonnées par des gâteaux appelés « saint honoré » qui avaient été achetés chez un pâtissier du (19e arrondissement). L'une d'elles mourut. Une plainte fut déposée. Elle aboutit à un non-lieu. Les plaignants intentèrent une action civile de dommages et intérêts contre le pâtissier. Une nouvelle expertise fut confiée à Pouchet, Brouardel, Ogier, etc. Leurs conclusions constatent que l'empoisonnement a pu être déterminé par les blancs d'œufs qui forment la crème mousseuse des « saints honoré » ; elles exposent ainsi l'état actuel de la question.

« ... Quelles sont, disent les experts, les causes qui rendent ces œufs si puissamment toxiques? il s'agit évidemment là d'altérations microbiennes sur lesquelles nous n'avons encore que des données assez vagues. Diverses espèces de bactéries ont été trouvées dans les œufs altérés, par exemple par Zoerkendoefer. Des expériences faites par Carle à propos de l'épidémie de Bordeaux, il paraît résulter que c'est surtout le blanc d'œuf qui, dans certaines circonstances mal déterminées, peut devenir dangereux, soit par les microbes, soit par les toxines qu'ils produisent. Le fait que les empoisonnements se produisent avec des crèmes où le blanc d'œuf n'a pas subi de cuisson, s'explique sans difficulté : dans une partie de la crème, jaune d'œuf, farine, lait, etc., les microbes ou leurs toxines sont détruits par la chaleur ; le blanc non chauffé conserve sa virulence. Les poisons élaborés dans les œufs sont d'une extrême toxicité. Il suffit d'un seul œuf altéré pour causer un grand nombre d'empoisonnements.

« ... Il est établi que la putréfaction des œufs se produit de plusieurs manières, et que parfois l'altération n'est pas perceptible par l'odorat, alors que déjà les œufs ont des propriétés toxiques très marquées.

« Dans le cas actuel, le fait d'avoir employé un ou plusieurs œufs altérés, mais dont l'altération n'était pas perceptible pour l'odorat, ne saurait être imputé au pâtissier. »

M. Metchnikoff, sous-directeur de l'institut Pasteur, a confirmé les conclusions des experts :

« Comme pour tuer les microbes à l'état végétatif, dit-il en substance, il faudrait 60 degrés de chaleur, il peut se trouver des microbes pathogènes dans le blanc, *même avant que l'œuf soit pondu* ; et comme le blanc d'œuf employé pour la préparation des crèmes s'y trouve mélangé avec du lait et de la gélatine qui sont des substances très favorables pour le développement des microbes, les crèmes peuvent donc devenir toxiques. Il faut donc éviter l'emploi des blancs d'œufs dans les crèmes qui ne peuvent pas subir une cuisson portée jusqu'à l'ébullition. C'est le seul remède efficace pour assurer la stérilisation des blancs d'œufs. »

Le 7 août 1904, à Bordeaux, sur 69 personnes qui mangèrent des gâteaux à la crème d'une même pâtisserie, 51 furent malades plus ou moins grièvement, 2 moururent. Le Dr Lande chargé du rapport conclut :

« La seule explication rationnelle en l'état actuel de la science est celle de la formation dans la crème de ptomaïnes dues au développement de microbes spéciaux qui trouvent dans cette substance un milieu favorable. La chaleur et le temps orageux paraissent être des conditions adjuvantes d'une haute importance. »

(Consulter Lecoq : Empoisonnement par les gâteaux à la crème. *Thèse,* Paris, 1906.)

Conclusion :

Méfions-nous des « saint honorés », surtout pendant l'été, en particulier les jours d'orage.

A côté de ces intoxications véritables dues à des altérations de l'œuf, du blanc en particulier, on peut constater *des intolérances individuelles, de véritables idiosyncrasies.* Personnellement nous avons observé plusieurs enfants chez lesquels l'ingestion de la moindre parcelle d'œuf provoquait des vomissements, cette intolérance a disparu avec l'âge ; ces cas d'intolérance ne sont pas extrêmement rares. Quelquefois cette intolérance se manifeste par des éruptions. Le Pr Budin a présenté un enfant qui était pris d'urticaire chaque fois qu'il ingérait un œuf ; à ce propos le Dr Albu cita le cas d'un autre enfant chez lequel l'usage des œufs faisait apparaître un érythème exsudatif bulleux. Capitan a produit l'observation d'une femme qui dès son enfance ne pouvait manger un œuf sans provoquer un état nauséeux, des renvois à goût sulfhydrique, des plaques d'urticaires et des vomissements, elle lutta sans succès, et devint albuminurique vers 35 ans. Il y a en somme la plus grande analogie entre la toxicité des œufs et celle des substances urticariantes dont l'action ne se manifeste que chez un petit nombre de sujets prédisposés. Elle est à rapprocher des accidents sériques et se rattache vraisemblablement au mécanisme de l'anaphylaxie.

LAIT

I. — Composition.

Le lait est un milieu aqueux tenant en dissolution des sels, un sucre le lactose, plusieurs albumines, des albuminoïdes à l'état de demi-solution et des corps gras émulsionnés. C'est donc un aliment complet, on peut même dire que c'est pour les mammifères le seul aliment vraiment complet ; il constitue en effet pour le jeune enfant une nourriture exclusive et parfaite ; il peut dans certains cas pathologiques spéciaux constituer temporairement pour l'adulte une alimentation exclusive idéale ; dans la diététique ordinaire il se montre déficitaire en hydrates de carbone et doit chez l'homme sain être associé à d'autres aliments. Il s'en fait à Paris une consommation journalière moyenne de 700 000 litres.

*
* *

Le lait de vache, celui dont la consommation est de beaucoup la plus répandue, est de composition assez variable, cette variabilité étant sous la dépendance d'un grand nombre de facteurs (âge de la vache, époque de la gestation, espèce bovine et surtout nourriture, etc.) ; elle peut varier dans des limites très étendues. On peut admettre toutefois comme densité moyenne d'un bon lait 1032 avec au litre 42 grammes d'albuminoïdes, 42 grammes de beurre, 46 grammes de lactose, $4^{gr},5$ de sels minéraux.

Composition millésimale.	Albuminoïdes.	Hydrates de carbone.	Beurre.	Sels minéraux.
Lait de vache. .	42 p. 1000	46 p. 1000	42 p. 1000	$4^{gr},5$ p. 1000

C'est donc un aliment complet, qui renferme presque en quantités égales les 3 aliments simples constitutifs de l'alimentation ; l'expérience indique, nous le savons, que dans un régime rationnel les divers éléments constitutifs doivent être approximativement dans les proportions suivantes (albuminoïdes 1, graisses 0,5, hydrates de carbone 4) mais si l'on considère qu'à certains points de vue, au point de vue calorigénique en particulier, les graisses et les hydrates de carbone sont comparables et si on accepte comme équivalents calorigéniques : albuminoïdes 4, hydrates de carbone 4, graisses 9, on peut dire sous une autre forme que le nombre de calories engendré par les albuminoïdes doit être le cinquième du nombre de calories fourni par les graisses et les hydrates de carbone. Dans le lait de vache ce rapport atteint 1/3, on peut donc à priori estimer que cet aliment complet est trop riche en albuminoïdes et trop pauvre en hydrates de carbone ; on sait qu'à posteriori on est arrivé de diverses façons à la même conclusion.

Il est intéressant en particulier de comparer la composition précédente à celle du lait de femme, qu'on peut bien vraisemblablement supposer, mieux adapté aux besoins physiologiques de l'organisme humain au moins dans l'enfance.

Composition millésimale.	Densité.	Albuminoïdes.	Hydrates de carbone.	Graisses.	Sels.
Lait de vache (moyen). .	1 032	42 p. 1 000	46 p. 1 000	42 p. 1 000	4,5 p. 1 000
Lait de femme (moyen). .	1 030	24 p. 1 000	58 p. 1 000	40 p. 1 000	2 p. 1 000

On voit de suite que le taux des albuminoïdes s'est abaissé (et les analyses les plus récentes de Deval donnent encore des chiffres plus faibles [18 à 20]), que celui des hydrates de carbone s'est sensiblement élevé (et les analyses les plus récentes de Deval donnent encore des chiffres plus élevés [60 à 72]). Le rapport calories-albuminoïdes à calories graisses-hydrates s'abaisse à $\frac{24 \times 4}{58 \times 4 + 40 \times 9} = \frac{96}{592} < \frac{1}{5}$. Le lait de femme apparaît comme un lait de vache auquel on aurait rationnellement fait subir les modifications suivantes : diminution des albuminoïdes, augmentation des hydrates de carbone. En ceci, comme en beaucoup d'autres circonstances, nous aurons tout intérêt à nous inspirer dans nos prescriptions diététiques des enseignements puisés dans la nature même et dans l'adaptation sélectionnée, automatique des fonctions à leur but mystérieux mais certain, la conservation de l'espèce.

Rappelons en passant la composition de 2 laits plus rarement employés, le lait d'ânesse et le lait de chèvre pour lesquels on peut adopter les moyennes suivantes :

	DENSITÉ MOYENNE	ALBUMINOIDES	HYDRATES DE CARBONE	GRAISSES	SELS
Lait d'ânesse. . .	1 030	12	70	31	4,5
Lait de chèvre. . .	1 031	40	40	42	5,6
Lait de femme. .	**1 030**	**24**	**58**	**40**	**2**
Lait de vache. . .	1 032	42	46	42	4,5

Il faut bien rappeler que ces moyennes sont très variables d'un auteur à l'autre, d'un animal à l'autre. Toutefois si nous partons du lait de femme comme étalon pour les raisons rappelées plus haut on voit que :

Le *lait d'ânesse* beaucoup moins riche en albuminoïdes et en graisses, beaucoup plus riche en sucre et en sels *apparaît comme un lait de femme étendu d'eau (insuffisance albumino-graisseuse) et additionné de sucre et de sels.*

Le *lait de vache* beaucoup plus riche en albuminoïdes et en sels, sensiblement moins riche en lactose *devra pour être « humanisé » être coupé d'eau pour corriger l'excès d'albumine et être sucré pour corriger l'insuffisance de lactose.*

Le *lait de chèvre* semble en général intermédiaire aux laits de femme et de vache, avec une minéralisation très élevée qui est sa caractéristique la plus constante.

Le premier, *lait d'ânesse,* est plus « léger » à l'estomac, plus facilement digestible, mais moins nourrissant que le lait de femme.

Les deux derniers, *lait de vache, lait de chèvre* sont plus riches, plus nourrissants mais plus indigestes.

Si nous exprimons conformément aux conventions de notre représentation graphique des aliments les laits de femme, de vache et d'ânesse nous obtiendrons les 3 figures suivantes qui font « sauter aux yeux » leurs différences constitutives :

Lait de femme.

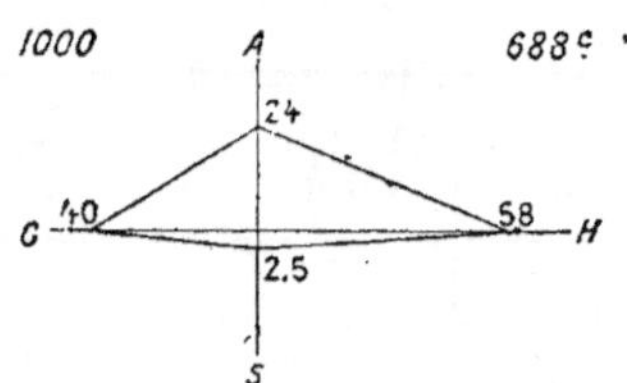

Lait de vache.

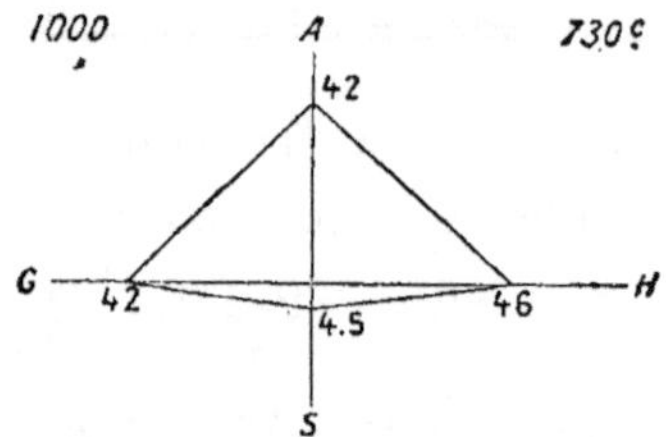

Lait d'ânesse.

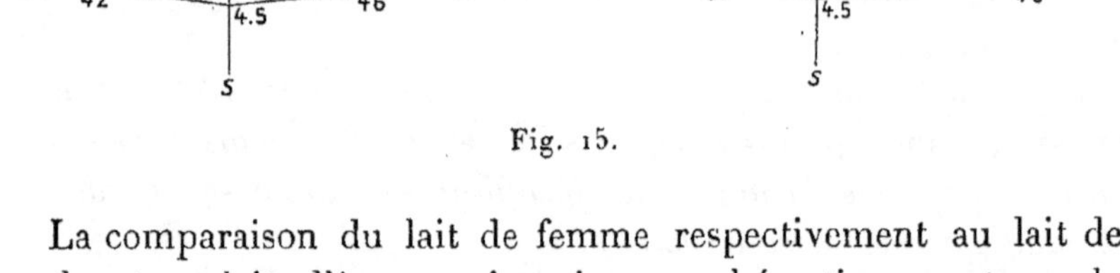

Fig. 15.

La comparaison du lait de femme respectivement au lait de vache et au lait d'ânesse, s'exprimera schématiquement par la superposition des figures précédentes (fig. 16) qui rendent superflu tout commentaire :

Pour le lait d'une même espèce animale on peut dire que sa composition, tout en pouvant être considérée comme correspondant en moyenne aux chiffres précédemment rappelés, varie d'un animal à l'autre, et chez le même animal d'un jour à l'autre, c'est ce qui explique les divergences considérables constatées dans les chiffres adoptés par les différents auteurs. Pour ne citer que quelques exemples, nous en tenant au lait de femme, nous trouvons comme teneur en beurre d'après Boussingault 25 grammes,

Comparaison des laits de femme et de vache.

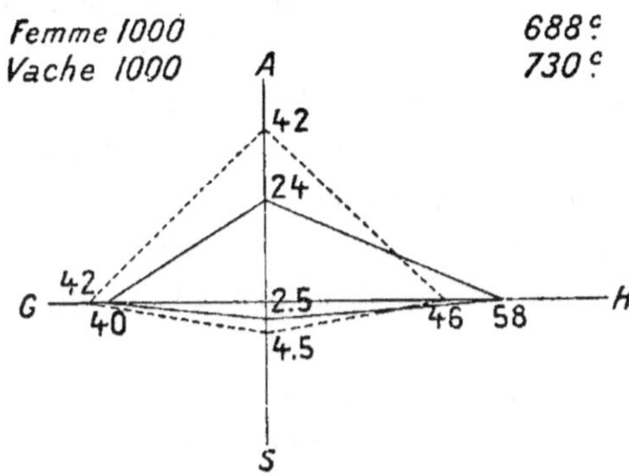

Comparaison des laits de femme et d'ânesse.

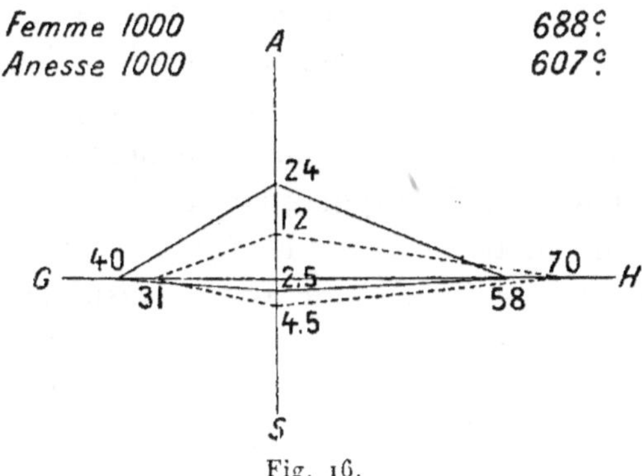

Fig. 16.

d'après Villiers et Collin 45 grammes, comme teneur en caséine 27 grammes d'après Millon et Commaille, 38 grammes d'après Simon, comme teneur en lactose 43 grammes d'après Vernois et Becquerel, 77 grammes d'après Duclaux.

Deval qui a étudié spécialement les variations de la composition du lait de femme[1] a constaté qu'en dehors des variations souvent inexplicables constatées d'un individu à un autre on pouvait chez le même individu constater l'existence *de 3 groupes de causes de variabilité* :

1° *Le moment de la gestation* : les quantités de beurre et de lactose croissent avec l'âge du lait, la quantité de caséine décroît à mesure qu'on s'éloigne du moment de l'accouchement ;

2° *Les causes d'origine alimentaire* : il y a une relation étroite entre la nutrition de la nourrice et la qualité du lait qu'elle sécrète ; la diminution, en cas de nourriture insuffisante porte principalement sur le beurre et la caséine ;

3° *Les causes psychiques* : les dépressions morales, les chagrins, les angoisses peuvent influer brusquement et puissamment sur ladite composition.

La même étude a été dès longtemps faite par les éleveurs qui ont surtout bien mis en évidence *l'influence de la castration et celle de la nourriture.*

L'influence de la castration se manifeste par l'augmentation considérable de la teneur en beurre et en sels minéraux, l'augmentation légère de la teneur en lactose, le taux de la caséine restant sensiblement constant. Le beurre serait (Cadiot) principalement constitué par des oléates fusibles plus facilement assimilables.

L'alimentation a un rôle capital ; l'expérience semble indiquer qu'avec une alimentation rationnelle régulière composée des produits naturels du sol (foin, betteraves demi-sucrières et son) à l'exclusion des drèches, tourteaux et résidus industriels on obtient un lait de composition assez sensiblement constante pour un animal donné, et dont la richesse en beurre en particulier oscille de 42 à 45 grammes.

* * *

L'étude plus particulière des éléments constitutifs du lait va

1. *Journal de pharmacie et de chimie*, 1er septembre 1905 et *Presse médicale*, 18 novembre 1905.

nous confirmer dans cette opinion qu'il s'agit là d'un aliment véritablement électif pour l'animal, non seulement au point de vue des rapports desdits éléments, qui, nous l'avons déjà montré, se rapprochent singulièrement des rapports que l'expérience et la tradition ont enseigné être les meilleurs, mais encore au point de vue de leur qualité. Ces éléments, nous allons le voir, sont en effet les plus facilement digestibles de leur série, ceux qui exigent le moindre effort assimilateur, le lait est à ce point de vue le meilleur des aliments d'origine animale ; mais il se distingue absolument desdits aliments par l'absence à peu près complète de matières extractives, de produits excrémentitiels évidemment nocifs.

Les albuminoïdes du lait sont représentés principalement par *la caséine*. Elle existe dans le lait à l'état de demi-solution opalescente unie à des phosphates alcalins, à de la potasse et de la chaux ; on ne peut pas dire qu'elle soit en solution vraie car elle ne passe pas à travers un tube filtrant de porcelaine, même en s'aidant du vide.

La caséine est une substance albuminoïde naturelle non coagulable par la chaleur et insoluble dans l'eau distillée ; ce sont ses deux caractéristiques les plus nettes. Elle est soluble ou semi-soluble dans une solution étendue d'alcalis ou de phosphates alcalins, c'est le cas du lait. Elle est précipitée par les acides et totalement par une quantité convenable d'acide ; c'est ce qui se produit nous le verrons au cours de la fermentation lactique.

Soumise à l'action du suc gastrique elle subit d'abord l'action d'un ferment spécial, présure, caséase ou ferment lab qui la transforme en une matière absolument insoluble, le caséum, sur lequel s'exerce ensuite l'action digestive solubilisante de la chlorhydropepsine. Le lait de vache laisse un résidu de nucléines et de paranucléines ; la caséine du lait de femme se dissout entièrement. La caséine du lait de femme précipite mal par les acides étendus ; la caséine du lait de vache précipite facilement. La caséine du lait de femme se coagule en caillots fins sous l'action de la présure ; la caséine du lait de vache se coagule en gros caillots compacts.

A côté de cet albuminoïde principal on rencontre dans le lait en faibles quantités (quelques grammes par litre) une albumine et une globuline coagulables par la chaleur.

Le caséum non entièrement transformé par l'action digestive du suc gastrique subit ultérieurement l'action du suc pancréatique qui en achève la solubilisation.

Les portions de caséum qui, par suite d'un excès d'aliment absorbé ou d'une insuffisance des fonctions, échappent à cette action digestive, subissent dans l'intestin l'action des ferments protéolytiques, des microbes des putréfactions et deviennent un élément important dans le développement des infections intestinales; nous y reviendrons.

A nous en tenir au point de vue étroitement digestif, à l'action exercée sur les éléments azotés, albuminoïdes du lait par les sucs digestifs, les travaux de Pavlow et de son élève Walther[1] ont mis en évidence ce fait capital. *C'est sur le lait qu'est déversée toutes proportions gardées la plus petite quantité de ferments stomacaux et pancréatiques.* Si nous nous reportons en effet aux tableaux établis par ces deux auteurs, et si nous adoptons leurs conventions représentatives : nous voyons que suivant l'alimentation considérée (lait, viande, pain), *un gramme d'albuminoïde exige pour sa digestion* :

Lait. . .	14 unités pepsiques + 45 unités trypsiques ;
Viande. .	17 unités pepsiques + 62 unités trypsiques ;
Pain. .	66 unités pepsiques + 82 unités trypsiques.

Donc *le travail sécrétoire exigé pour l'assimilation des albuminoïdes du lait est, toutes proportions gardées, plus faible que pour tout autre aliment.* C'est, sous une autre forme, la vérification de la constatation précédemment rappelée, que le lait est l'aliment le plus parfaitement adapté aux fonctions digestives des mammifères ou si l'on préfère que les fonctions digestives des mammifères sont le mieux adaptées à l'assimilation de l'aliment

1. Pavlow. — *Loco citato*, 234.

constitué par le lait. Le bon sens seul suffisait d'ailleurs à pressentir cette conclusion.

Se basant sur cette digestibilité si grande de la caséine du lait on a préparé à l'usage des convalescents, des affaiblis, des débilités de nombreuses poudres alimentaires (plasmon, protone) constituées par de la caséine plus ou moins pure.

*
* *

Le beurre est contenu dans le lait à l'état d'émulsion sous forme de globules « qui paraissent formés d'une très mince enveloppe extensible de nature protéique, enveloppant une gouttelette de corps gras : le lait en contient environ 1 500 000 par millimètre cube ». Le beurre contient de l'oléine et de la margarine avec 2/100 de butyrine et une faible quantité de stéarine ; le lait de femme est plus riche en oléine ; le lait de vache plus riche en butyrine.

Les graisses exercent, on le sait, une action retardante remarquable sur la digestion stomacale ; aussi la digestion stomacale du lait est-elle parfois très laborieuse chez certains sujets, surtout pour les laits très riches en beurre, qu'il y a presque toujours intérêt à écrémer. C'est en se basant sur cette remarque physiologique qu'on a préconisé chez certains dyspeptiques stomacaux l'emploi de laits complètement débarrassés de leur beurre et constituant ainsi de simples solutions de lactose et de caséine d'une digestibilité extrêmement facile.

Nous constatons pour les graisses du lait la même loi précédemment énoncée pour les albuminoïdes du lait : *le travail sécrétoire exigé, toutes proportions gardées pour l'assimilation des graisses du lait, est plus faible que pour les graisses de tout autre aliment.* Les tableaux susrappelés de Pavlow et de Walther donnent en effet comme nécessaire par gramme de graisse :

Pour le lait. . .	180	unités lipolytiques.
Pour la viande. .	240	—
Pour le pain. .	320	—

*
* *

Les hydrates de carbone du lait sont exclusivement représentés par un sucre spécial, *la lactose* ou *sucre de lait*. C'est le seul hydrate de carbone d'origine animale qui occupe une place appréciable dans l'alimentation humaine. La lactose fournit en effet environ la moitié des calories engendrées par le lait d'ânesse ; 1/3 de celles fournies par le lait de femme ; 1/4 environ de celles fournies par le lait de vache. Il est, nous allons le voir, hautement différencié des hydrates de carbone d'origine végétale.

La digestion de la lactose s'opère surtout sous l'action de la diastase salivaire et de l'amylase pancréatique ; elle commence dans l'estomac et s'achève dans l'intestin ; il est probable qu'elle est généralement terminée quand le bol intestinal arrive dans le gros intestin.

Elle semble consister essentiellement, en un dédoublement par hydratation :

$$C^{12}H^{22}O^{11} + H^2O = \underbrace{C^6H^{12}O^6}_{\text{glucose}} + \underbrace{C^6H^{12}O^6}_{\text{galactose}}.$$

ces deux hexoses directement absorbables.

On sait qu'une partie du glucose ainsi formé et absorbé, est transformée par déshydratation en glycogène $C^6H^{10}O^5$ et emmagasinée sous cette forme dans la cellule hépatique ; une autre partie est oxydée directement dans les tissus, dans le muscle en particulier, avec production d'acide carbonique CO^2 et d'eau H^2O et dégagement de chaleur (travail thermique) et de mouvement (travail mécanique).

L'action nutritive de la lactose semble donc très simple.

Ici encore le travail digestif est réduit au minimum. Les tableaux précités de Pavloff donnent en effet par gramme d'hydrate de carbone :

Du lait.. . .	16 unités amylolytiques ;
Du pain. . .	18 unités amylolytiques ;
De la viande. .	1 350 unités amylolytiques

(ce dernier chiffre est tellement extraordinaire que nous supposons que le tableau de Walther renferme une erreur).

On sait par ailleurs que la lactose exerce une action diurétique marquée.

La lactose enfin sous l'influence de ferments extrêmement répandus, les ferments lactiques, subit la fermentation lactique, par laquelle elle se dédouble en 2 molécules d'acide lactique :

$$C^6H^{12}O^6 = 2C^3H^6O^3.$$

Cette fermentation peut se produire in vitro et *in vivo*. Son rôle diététique et physiologique est tellement important que nous lui consacrerons un chapitre spécial. Disons dès maintenant qu'*in vitro* elle tient sous sa dépendance la fabrication du lait caillé, du képhyr, du koumyss et des divers fromages, qu'*in vivo*, elle est susceptible de jouer un rôle important dans les processus d'infection intestinale en ce qu'elle peut modifier considérablement la flore intestinale et exercer en particulier une action remarquable vis-à-vis des ferments protéolytiques.

* * *

Le lait contient outre les substances fondamentales précédentes des *matières minérales précieuses*. Cette minéralisation est très variable suivant les espèces, et suivant les individus ; le lait le moins minéralisé en moyenne paraît être le lait de femme, le lait le plus minéralisé, le lait de chèvre. Les sels les plus caractéristiques et les plus abondants sont les chlorures (de sodium et de potassium), 1gr,50 à 2 grammes en moyenne par litre ; les phosphates de chaux et de magnésie, 4 à 5 grammes en moyenne par litre. Le taux, en somme très faible des chlorures, explique que le lait constitue un élément quasi idéal du régime déchloruré. On pourra parfois constater que des albuminuriques se trouveront mal d'une cure de lait en Normandie, et se trouveront bien au contraire de la même cure pratiquée en Savoie ou en Suisse. Il est probable que le taux des chlorures sensiblement plus élevé dans le lait normand que dans les laits savoyards ou suisses joue ici un rôle prédominant.

La question du phosphore du lait mérite de nous arrêter plus longtemps.

Si les recherches de Gilbert et Posternak sont exactes, le phosphore du lait de femme est presque exclusivement organique. D'après les recherches de Stoklasa[1] le lait de femme et le lait bovin renferment respectivement les proportions suivantes de phosphore organique :

Lait de femme.	0,132 d'acide phosphorique provenant de la caséine.	
	0,153 — —	lécithine.
	0,171 — —	nucléone.
Lait de vache.	0,580 — —	caséine.
	0,091 — —	lécithine.
	0,087 — —	nucléone.

Après calcul l'acide phosphorique d'origine lécithinée correspond en chiffres ronds à 1 gramme de lécithine pour le lait de femme, à $0^{gr},50$ pour le lait de vache.

Comme le fait remarquer très judicieusement A. Fournier[2], on voit que les lécithines ont une importance « sensiblement équivalente aux autres substances phosphorées chargées d'assurer la phosphoration des tissus et de la charpente des nouveau-nés, laquelle prélèverait son phosphore sur le phosphore organique de la cellule nerveuse qui tirerait le sien plus ou moins directement de l'aliment phospho-organique. Cette conception expliquerait les fatigues consécutives aux croissances trop rapides chez les enfants et s'accorderait dans tous les cas, avec les observations du Pr Carrière. Celui-ci, effectivement, a démontré avec netteté l'action favorable exercée par ces lécithines, non seulement sur la nutrition générale, mais aussi et plus particulièrement sur la croissance des enfants normaux. »

Cette notion est à rapprocher des troubles de croissance obser-

1. *Zeits. f. physiol. Ch.*, t. 23, 1897, p. 343.
2. *Presse médicale*, 27, 12, 1905.

vés parfois, chez les enfants soumis au régime lacté bovin exclusif dans lequel le tableau précédent nous montre la faible teneur relative des lécithines.

A rapprocher aussi de la communication de Bordas et Raczkowski[1], démontrant que le taux normal des lécithines est diminué par le chauffage, l'ébullition ou la stérilisation, 1/3 et plus des lécithines étant détruit par la chaleur. « Cette décomposition d'une partie de la lécithine dans les laits stérilisés à 105° et à 110° nous permet de comprendre dans une certaine mesure le mécanisme des troubles digestifs signalés chez certains nouveau-nés soumis au régime d'un aliment aussi appauvri[2] ». Mais ici d'autres éléments interviennent sur lesquels nous aurons à revenir.

A signaler la *richesse relative du lait de vache en sels de calcium* (1^{gr},713 de chaux par litre d'après Gautier) et sa *pauvreté extrême en sels de fer* (0^{gr},003 par litre d'après ce même auteur). La richesse en sels de calcium joue peut-être un rôle dans l'efficacité spéciale du lait dans certaines néphrites ; l'expérience clinique a en effet démontré l'influence favorable exercée sur maintes néphrites par les sels de calcium, le chlorure de calcium en particulier (Rénon). La pauvreté en sels de fer (3 litres de lait en renferment à peine un centigramme) explique probablement en partie l'anémie lactée quasi inévitable quand l'usage strict du lait est trop longtemps prolongé.

Mentionnons enfin la présence dans le lait de *traces* d'urée, de créatine et exceptionnellement de substances colorantes et parfumées.

Mentionnons surtout la présence de ferments diastasiques encore insuffisamment connus et de nombreux microbes.

1. *Comptes rendus de l'Académie des Sciences*, t. 136, p. 56.
2. A. Fournier. — *Loco citato*.

Quelques-uns de ces ferments diastasiques jouent certainement un rôle important dans la digestion du lait ; l'un d'eux, en effet, jouit de la propriété de solubiliser la caséine, même coagulée ; un autre fluidifie et hydrolyse les amylacés ; un troisième dédouble les graisses. On y trouve encore une oxydase, un ferment dédoublant le salol, etc., etc. Ils sont détruits par l'ébullition et le lait est de ce fait privé d'éléments adjuvants très importants au point de vue de sa digestibilité.

Quant aux microbes, ils sont légion ; les causes de contamination sont en effet multiples : animal malade, pis souillé, mains contaminées des trayeurs, récipients non stérilisés, transvasements, mouillage, etc., etc. Aussi le lait peut-il transporter les germes de diverses maladies : tuberculose, fièvre typhoïde, scarlatine, diphtérie, etc., etc. Cette contamination joue un rôle particulièrement important dans la pathologie du nourrisson ; elle est en effet l'origine de la plupart des infections du nouveau-né ; en dehors même de l'adaptation beaucoup plus parfaite du lait humain aux fonctions digestives de l'enfant, cette contamination quasi fatale du lait animal explique la très grande supériorité de l'allaitement humain sur l'allaitement artificiel.

*
* *

Dans la pratique les 2 *fraudes* les plus fréquentes avec lesquelles on ait à compter sont le *mouillage* et l'*écrémage* : 2 moyens très simples permettent à l'ordinaire de les déceler très rapidement.

Un bon lait doit avoir une densité minima de 1029 ; s'il est mouillé, « baptisé », nécessairement sa densité s'abaisse ; si donc on possède un densimètre (un pèse-urine peut fort bien convenir), il suffira de prendre la densité, si elle est inférieure à 1029 on peut tenir le lait pour « mouillé ». C'est sur ce principe que le Dr Fonzes-Diacon, de Montpellier, a fait fabriquer un lacto-flotteur, qui « flotte » dans le bon lait suffisamment dense et « plonge » dans le mauvais lait trop léger.

Mais à vrai dire le mouillage peut être dissimulé, au point de vue densité, par la pratique non moins fâcheuse de l'écrémage. Un lait de bonne qualité doit abandonner par un repos de 24 heures au moins le 1/10 de son volume de crème qui se sépare en une couche blanc-jaunâtre épaisse surnageant un liquide plus clair. C'est sur cette constatation qu'est basée la méthode si pratique du Dr Fonzes-Diacon que voici :

Le lacto-flotteur à lui seul ne pourra déceler cette double fraude, il faut alors lui adjoindre un tube de verre de 2 centimètres de diamètre sur 15-20 de hauteur, porté sur un pied, une éprouvette, à l'extrémité supérieure de laquelle sera gravé un trait limitant la 10e partie de son volume.

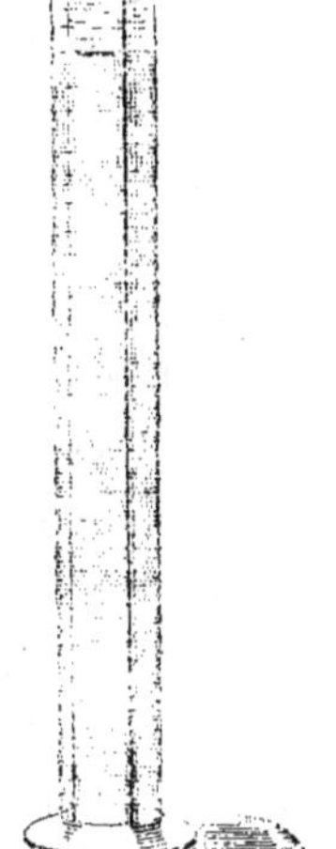
Fig. 17.

Dans cette éprouvette, on versera le lait à analyser jusqu'à moitié de sa hauteur à peu près, puis on y plongera le lacto-flotteur pour s'assurer qu'il flotte bien, ce qui indique que le lait a au moins un poids de 1029 grammes par litre, poids d'un bon lait.

On retirera alors le flotteur, on laissera tomber dans le lait de l'éprouvette quelques gouttes d'encre, l'encre à écrire que l'on trouve dans toutes les maisons (de préférence l'encre violette), on agitera pour bien mélanger, puis on achèvera de la remplir avec du lait jusqu'à ce que celui-ci verse. On recouvrira alors l'éprouvette à l'aide d'une pièce de deux sous et on abandonnera pendant vingt-quatre heures.

Si le lait n'a pas été écrémé, il s'en séparera une couche de crème très blanche qui se distinguera très nettement du liquide inférieur rendu bleu par l'encre et, après 24 heures de repos, cette couche devra atteindre le trait qui limite le 10e du volume de l'éprouvette ; si elle le dépasse de moitié environ, c'est que le lait est d'excellente qualité, si elle ne l'atteint pas, c'est qu'il a été plus ou moins écrémé suivant qu'elle s'en éloigne plus ou moins.

II. — Digestion et nutrition.

Le lait est un aliment léger et de digestion facile; c'est peut-être de tous les aliments celui auquel nos fonctions digestives sont le mieux adaptées. Les chapitres précédents ont déjà bien mis en évidence cette proposition — dont nous allons reprendre ici l'exposé synthétique.

1° *C'est sur le lait qu'est déversée toutes proportions gardées la plus petite quantité de ferments stomacaux et pancréatiques.*

Nous reportant aux travaux de Pavloff[1] et aux tableaux de Walter (*ibid.*) nous trouvons en effet :

1° Qu'*un gramme d'albumine exige :*

Pour le lait : 14 unités pepsiques et 45 unités trypsiques;

Pour la viande : 17 unités pepsiques et 62 unités trypsiques;

Pour le pain : 66 unités pepsiques et 82 unités trypsiques;

2° Qu'*un gramme de graisse exige :*

Pour le lait : 180 unités lipolytiques;

Pour la viande : 240 unités lipolytiques;

Pour le pain : 320 unités lipolytiques.

3° Qu'*un gramme d'hydrates de carbone exige :*

Pour le lait : 16 unités amylolytiques;

Pour le pain : 13 unités amylolytiques;

Pour la viande : 1 350 unités amylolytiques (ce dernier chiffre est tellement extraordinaire que nous supposons que le tableau de Walter renferme une erreur, au surplus la teneur de la viande en hydrates de carbone étant pratiquement nulle ce coefficient n'a aucune importance pratique).

Ces chiffres sont l'indication précise que le travail sécrétoire exigé par l'assimilation du lait est beaucoup plus faible que pour tout autre aliment.

2° *Le lait est un excitateur chimique propre du tube digestif,*

1. Pavloff. — *Loco citato*, p. 234.

c'est-à-dire que sans intervention psychique, introduit dans l'estomac d'un animal, même à son insu, il provoque toujours un travail sécrétoire de l'estomac et du pancréas. L'appétit en quelque sorte n'a pas à intervenir pour la mise en train du processus digestif comme cela est nécessaire avec la plupart des autres aliments, avec la viande en particulier. Mais cette absence d'intervention psychique, cette facilité digestive, ce maintien des sécrétions digestives à une tension très basse, si l'on peut ainsi s'exprimer, font de cet aliment un merveilleux aliment de repos digestif, mais un médiocre aliment d'entraînement. En effet :

3° *L'action inhibitrice de la graisse pour l'estomac, celle de l'alcalinité du lait pour le pancréas maintient les glandes gastriques et pancréatiques à un certain niveau d'activité qui n'est pas trop élevé* et parfaitement adapté à la facile digestibilité des constituants du lait.

4° *Enfin au point de vue nutritif, le lait est un aliment de rendement élevé, c'est-à-dire, dont la digestion totale et l'assimilation n'exigent de l'organisme qu'un effort minimum.*

Il ne suffit pas en effet de savoir quelle est la composition chimique d'un aliment donné, ni sa durée de séjour dans l'estomac, ni même la quantité de cet aliment apparemment absorbée c'est-à-dire qui transformée passe dans le sang ; la digestibilité vraie se mesure par « la grandeur de l'effort qu'a coûté au canal digestif le fait d'extraire de l'aliment tout ce qui était nutritif » en d'autres termes par le coefficient de rendement de l'aliment donné dans l'organisme donné. A ce point de vue général nous ne possédons comme éléments d'appréciation que la sensation subjective d'asthénie postprandiale, les coefficients de ferments digestifs précédemment rappelés, enfin le calcul de l'excès d'excrétion de l'urée après les repas. Si on donne une ration de pain et une ration de lait renfermant la même quantité d'azote et que l'on dose dans les dix heures suivant le repas, l'excès d'excrétion d'azote par rapport aux heures antérieures au repas, cet excès atteint seulement 12 à 15 pour 100 de l'azote ingéré après le repas de lait et jusqu'à 50 pour 100 après le repas de pain. Si l'on considère l'évolution horaire des sécrétions digestives, on voit qu'il est probable que cet excédent d'excrétion azotée est en rapport avec le travail fonctionnel propre du tube digestif, qu'il exprime dans une certaine mesure le travail nécessaire à la transformation assimilatrice des aliments considérés et que ce travail est 3 ou 4 fois plus grand pour le pain que pour le lait. L'utilisation extra-digestive de l'azote du lait est donc sensiblement plus grande que celle de l'azote du pain. « Le prix de revient que paye l'organisme sous forme de travail de son appareil digestif pour l'azote du lait est donc beaucoup moins élevé que celui que lui coûte les autres aliments[1]. »

« La question de la digestibilité et de la capacité nutritive des aliments doit évidemment être jugée d'après l'estimation du travail digestif réel de l'organisme, c'est-à-dire d'après la considération de la qualité et des propriétés des sucs qui ont été déversés sur une quantité de matériel nutritif. La grandeur des mutations de matières dans les glandes digestives doit être soustraite de la quantité de substance introduite : le reste caractérisera alors le degré d'utilisation de l'aliment dans l'organisme, c'est-à dire exprimera la quantité qui en est revenue à tous les autres organes en dehors de l'appareil digestif. En se plaçant à ce point de vue on déclarera peu nutritifs et peu digestifs les aliments qui pour la plus grande part sont employés à couvrir les déficits du canal digestif, déficits occasionnés par leur propre digestion ; autrement dit, peu nutritifs sont les aliments, dont l'ingestion ne fait que couvrir leurs frais de digestion[2]. »

En se plaçant à ce point de vue le *lait est très nutritif et très digestible ; les frais de digestion sont très restreints.*

5° Dans les conditions normales *le lait est un antiputride intestinal.* Combes a particulièrement étudié cette propriété et en a tiré des conclusions cliniques si judicieuses que c'est à son ouvrage[3] que nous emprunterons ici la plupart de nos développements.

1. Pavlow, p. 236.
2. Pavlow, p. 237.
3. Combes. — Traitement de l'entérite mucomembraneuse. Baillière, éditeur.

1° *Le lait est un aliment relativement antiputride.*

Polh le premier (1887) déclare que l'alimentation avec le lait caillé et même le lait ordinaire diminue notablement la proportion des sulfo-éthers dans l'urine.

Biernacki[1] voit la diète lactée diminuer l'excrétion des sulfo-éthers de 70 pour 100.

	Sulfo-éthers.
Avant.	0,220
Diète lactée.	0,066

Winternitz[2] commence par comparer les proportions de sulfo-éthers dans la diète carnée et dans la diète lactée chez le même individu :

4 jours de diète lactée.		4 jours de diète carnée.	
Sulfo-éthers.. . .	0,086	Sulfo-éthers.. . .	0,344
—	0,078	—	0,360
—	0,073	—	0,355
—	0,073	—	0,366

il y a donc 3 fois plus de sulfo-éthers avec la viande qu'avec le lait, et dans les selles du lait, on trouve de la leucine, de la tyrosine, des oxyacides, mais aucune trace d'indol, de scatol, ni de phénol, comme dans les selles des nourrissons.

Continuant ses expériences *Winternitz démontre que de tous les aliments azotés le lait est celui qui résiste le mieux à la putréfaction.* On n'y trouve qu'après cinq jours de la tyrosine, l'acide paroxyphénil propionique après sept jours; l'indol, le phénol et le scatol ne peuvent être décelés même après vingt jours.

Cette résistance à la putréfaction n'est pas due à la graisse du lait, elle n'est pas due non plus à la caséine, car si on prive le lait de sa lactose, la caséine se putréfie avec la même rapidité que les autres substances albumineuses. Elle est donc due uniquement à la présence de la lactose qui est la seule substance con-

1. Biernacki. — *Deut. Arch. f. Klin. Med.*, XLIX, p. 87.
2. Winternitz. — *Zeit. f. phys. Ch.*, XVI, p. 460.

tenue dans le lait qui soit capable d'empêcher la putréfaction azotée du lait.

Pour expliquer ces faits Winternitz émet les deux hypothèses suivantes : ou bien la lactose accapare toutes les bactéries de l'intestin et la caséine reste préservée ou bien ce sont les produits de la fermentation de la lactose c'est-à-dire les acides lactique et succinique qui paralysent les bacilles protéolytiques qui putréfient la caséine. Bienenstock[1] ayant démontré que, pour décomposer la caséine, il existe des bactéries protéolytiques spéciales qui n'ont aucune influence sur la lactose, Winternitz accepte la deuxième hypothèse. Nous verrons à l'étude des dérivés du lait (képhyr, koumys, lait caillé, fromages, etc.) produits par la fermentation lactique le rôle capital joué par les fermentations lactiques dans l'antisepsie intestinale.

Les examens bactériologiques des fèces au cours de divers régimes d'épreuve confirment de tous points ces données : Gilbert et Dominici ont en effet constaté qu'après 5 jours de régime lacté, le nombre total des microbes de l'intestin est réduit au 71e de ce qu'il était auparavant — mais remarquons de suite que ces constatations ont été faites sur des sujets dont le tube digestif n'était pas infecté.

Cette notion de l'intégrité ou de l'infection des voies digestives dominera en effet les indications du régime lacté.

2° *Le lait est un aliment antiputride, mais ce n'est pas le meilleur des aliments antiputrides, à ce point de vue les farineux (farines de céréales, riz, pâtes alimentaires) lui sont très supérieurs.*

Nous ne saurions mieux faire ici que reproduire les conclusions si parfaitement cliniques de Combes (*loco citato*) :

« 1° Le lait contient en forte proportion une substance azotée, pouvant devenir la proie des bacilles protéolytiques.

« 2° Les aliments lactés (képhyr, lait caillé déjà conseillé par Pohl en 1887, le fromage frais) contiennent une substance antiputride, d'une activité indéniable, la lactose ; mais celle-ci est ra-

1. Bienenstock. — *Zeit. f. Kl. Med.*, VIII, p. 1.

pidement absorbée dans le trajet intestinal et la caséine encore indigérée et privée de sa substance antiputride continue à se putréfier au même titre que les autres aliments azotés.

« 3° Le lait est un excellent milieu de culture pour les bacilles protéolytiques. Or ce sont ces bacilles qui prédominent presque exclusivement dans le colon en état d'entérite. Le lait dans l'entérite favorise donc ici la vitalité microbienne.

« 4° *Aussi dans toutes les entérites aiguës, le lait pur est-il absolument à défendre,* car il entre en putréfaction, produit des gaz et des ballonnements, provoque des douleurs en irritant l'intestin et augmente beaucoup les évacuations glaireuses et les vomissements.

« 5° Dans l'entérite chronique ou bien le lait est d'emblée nuisible, le malade se sent plus mal, a des vomissements, des diarrhées et se plaint que le lait l'empoisonne, ou bien le lait paraît être supporté les premiers jours, mais bientôt l'appétit diminue, les coliques se produisent, la température s'élève et une poussée aiguë d'entérite se produit avec toutes ses conséquences.

« *En somme si le lait peut être employé avec avantage comme antiputride dans l'auto-intoxication intestinale ordinaire; si son action antiputride peut être utilisée dans l'albuminurie il n'en est plus de même dans l'entérite.*

« *Le lait pur est absolument contre-indiqué dans l'entérite* et n'est jamais longtemps supporté dans cette maladie. Et cela à tel point qu'on peut presque en faire un symptôme de l'entérite tant le fait est d'observation courante » (Combes, *loco citato*).

Le lait pur comme la viande seront donc proscrits ou tout au moins leur usage considérément restreint dans le cas d'entérite et, d'après Combes, chaque prise de ces aliments doit être accompagnée d'à peu près cinq fois son poids de farineux hydrocarbonés, antiputrides par excellence.

6° *Toutefois dans les conditions de tube digestif normal non infecté et de digestion régulière du lait, le lait, par l'absence de substances extractives, par le faible taux des toxines résultant de sa digestion, par sa teneur en lactose à la fois antiseptique intes-*

tinal et diurétique, sera un aliment de choix anti-infectieux, antitoxique et diurétique.

III. — Préparations et associations culinaires.

La préparation la plus simple et la plus fréquente que l'on fait subir au lait animal est l'*ébullition*. Elle a pour but d'en assurer la conservation pendant un temps plus ou moins long ; elle agit par destruction plus ou moins complète des microbes pathogènes si fréquemment contenus dans le lait (bacilles de Koch, streptocoques, pneumocoques, bacilles de Lœffler, bacille typhique, etc., etc.) et des microbes fermentatifs (ferments lactiques, butyriques, protéolytiques, etc.). Pour être réellement efficace cette ébullition doit être prolongée de 30 à 50 minutes à la pression ordinaire, à la température de 98 à 100° ou quelques minutes sous pression à la température de 106 à 110°, cette dernière condition s'obtenant au moyen d'appareils spéciaux.

Cette stérilisation du lait est donc assez facilement obtenue par l'ébullition prolongée avec ou sans pression, mais l'action de la chaleur ne détruit pas de façon appréciable les toxines sécrétées par les microbes, toxines particulièrement nocives pour les nourrissons. Pour que ladite stérilisation donne les résultats attendus elle doit être pratiquée l'été surtout, aussitôt après la traite.

Mais le chauffage du lait, s'il produit lorsqu'il s'effectue dans les conditions précitées la destruction des germes pathogènes, provoque aussi des modifications fâcheuses. En effet, *chimiquement* : il coagule les lacto-albumines et les lacto-globulines qui viennent former à la surface du lait une pellicule plus ou moins épaisse avec enlèvement d'une certaine quantité de graisse ; il modifie l'émulsion des graisses qui tendent à former des grumeaux et à surnager ; il caramélise une partie plus ou moins considérable de la lactose ; il détruit une proportion importante des lécithines contenues dans le lait et nous avons vu précédemment quel rôle important était joué par ces lécithines dans la phosphoration de l'organisme nouveau-né.

Mais les *modifications biologiques* sont encore plus importantes :

1° Elle rend la caséine beaucoup moins assimilable, toutefois un lait bien stérilisé à 106° et même à 112° reste parfaitement digestible pour les jeunes enfants.

2° Bien conduit il détruit les germes nocifs mais en même temps il détruit ces zymases naturelles (amylases, caséases, lipases, oxydases, etc.) qui font du lait un liquide doué de propriétés vivantes et le transforme en un liquide mort.

Il est difficile de dire de façon précise comment agissent sur l'organisme vivant l'un et l'autre liquide, l'un doué de propriétés zymotiques, l'autre qui en est privé mais cliniquement l'effet est saisissant ; il peut se résumer en cette formule : *l'exposition prolongée du lait à une température élevée dans un but de stérilisation ou de conservation fait perdre à ce liquide son pouvoir naturel antiscorbutique* et cette disparition est d'autant plus complète que l'action de la chaleur a été plus prolongée ou plus élevée. Aussi a-t-on constaté que tous les laits stérilisés transformés ou non (humanisés ou maternisés) sont capables de provoquer l'apparition du scorbut infantile ou maladie de Barlow et qu'il en est de même des farines lactées, conserves de lait, etc. Les victimes de la maladie de Barlow du scorbut infantile se recrutent exclusivement parmi les enfants du premier âge allaités artificiellement avec des laits stérilisés quelconques et par une contre-épreuve thérapeutique vraiment démonstrative on sait que *la cure de cette affection réside justement dans l'administration d'aliments frais, vivants, n'ayant pas subi la stérilisation préalable* savoir : le lait frais, les jaunes d'œuf, les purées de légumes, les jus de fruits, etc., etc.

Des constatations précédentes résulte que chez les enfants les laits stérilisés d'une façon absolue (laits industriels en général) ne devront être employés exclusivement que d'une façon passagère (au décours des gastro-entérites par exemple où ils pourront rendre de grands services). Si leur emploi doit être prolongé, que ce soit par impossibilité de se procurer du lait frais ou pour cause de maladie, il sera nécessaire de leur adjoindre suivant les cas, des jaunes d'œufs, des purées de légumes, des jus de fruits.

* * *

Le lait pasteurisé présente ces mêmes inconvénients quoique à un degré moindre, on sait que la pasteurisation consiste à soumettre le lait pendant quelque temps (20 minutes) dans des appareils appropriés à une température de 68 à 69° ; quelques auteurs (Hippius) déclarent que pour que la pasteurisation du lait s'opère dans les conditions les meilleures, ce liquide doit être exposé pendant une heure à une température de 63° sans jamais dépasser 65°. Après la pasteurisation le lait doit être rapidement refroidi.

Cette pasteurisation détruit les bacilles de la tuberculose, de la diphtérie, du typhus, du choléra. Le lait n'est pas absolument stérilisé mais sa teneur en bactéries tombe par centimètre cube de centaine de milles à quelques unités ; sa conservation sans altération est d'environ de 10 heures à 25°, de 60 à 70 heures à 14-18°.

Le lait pasteurisé conserve une partie des propriétés zymotiques du lait cru ; son aptitude à fournir un lactosérum spécifique n'est pas anéantie ; il conserve une grande partie de son pouvoir bactéricide ; la réaction qui dénote la formation au sein du lait d'un ferment oxydant devient de plus en plus accusée au fur et à mesure que se prolonge la pasteurisation ; en revanche le ferment lipolytique et le ferment qui dédouble le salol sont rapidement détruits.

L'opération culinaire la plus simple après l'ébullition est si l'on peut ainsi dire la *soustraction* d'un ou de plusieurs des éléments constituants du lait.

La plus usuelle, la plus courante est l'*écrémage* qui consiste à soustraire du lait tout ou partie du beurre qu'il contient. *Le lait écrémé* est beaucoup plus digestible que le lait ordinaire puisque d'après les expériences de Gilbert et Chassevant 250 grammes de lait ordinaire séjournent pendant 7 heures et demie dans l'estomac alors que la même quantité de lait écrémé n'y séjourne que 5 heures. On l'obtient industriellement par centrifugation. Il est à recommander dans certaines formes de dyspepsies (hyposthéniques en particulier), chez les hépatiques, chez les lithiasiques, au décours des gastro-entérites.

Le *babeurre* est le liquide qui reste après l'extraction du beurre à la suite du barattage de la crème de lait ou du lait lui-même ; il est moins riche en caséine que le lait écrémé simple et est acidifié par l'acide lactique de fermentation. Pour le préparer soi-même, on laisse aigrir 24 heures, en vase couvert à la température de la chambre (18-20°), du lait cru en l'additionnant au besoin de lait aigri la veille (Jacobson), puis on le bat dans une baratte ménagère aisément lavable, en une demi-heure, le beurre est séparé et le babeurre reste. Il a été employé avec succès, chez les athrepsiques et dans les gastro-entérites infantiles, stérilisé et sucré, associé ou non aux décoctions de céréales. Au dire des expérimentateurs (Terrien) : « Dans le choléra infantile, il réussit lorsque toutes les méthodes classiques ont échoué ; dans les gastro-entérites aiguës, graves, fébriles, il se montre très efficace et moins de 24 heures après le début du traitement les enfants présentent les signes d'une indéniable amélioration ; dans les gastro-entérites ordinaires le babeurre modifie en quelques heures les selles des enfants et, le plus souvent en 48 heures, la diarrhée est sinon guérie du moins très améliorée. L'amélioration de l'état général est encore plus rapide et plus surprenante ; l'enfant a encore de la diarrhée, et déjà il est gai, rit, ne pousse plus de cris plaintifs et dort d'un sommeil calme et réparateur. » Dans les gastro-entérites chroniques il se comporterait comme un véritable médicament-aliment quasi spécifique, susceptible de procurer une guérison rapide.

On l'emploiera aux doses du lait, cuit, additionné de farines ou de sucre, ce qui réalise en somme l'association caséine, lactose, hydrates de carbone sur laquelle nous avons déjà tant insisté.

Un degré de plus et nous avons le petit lait.

Le petit lait (Molken des Allemands) est le résidu du lait après séparation de la caséine et à vrai dire du beurre, car quel que soit le mode de préparation employé pour la coagulation et la séparation de la caséine, cette dernière entraîne dans sa précipitation la plus grande partie du beurre.

Le mode de préparation le plus simple consiste à *abandonner le lait à la fermentation lactique* spontanée et à *filtrer le lait caillé* ainsi obtenu sur un linge fin, le liquide filtrant constitue le petit lait. On peut l'obtenir encore en précipitant la caséine par un acide organique (tartrique ou citrique) ou par addition d'alun. Une pastille de 0gr,30 d'acide tartrique suffit pour 200 centimètres cubes de lait et donne environ 170 centimètres cubes de petit lait. Tous les petits laits préparés comme il est dit ci-dessus sont des *petits laits acides*.

Il est plus rationnel, plus normal d'obtenir la séparation de la caséine *par addition de ferment lab*. Une cuiller à café d'essence de ferment lab, 2 cuillers à café de présure fraîche suffisent pour précipiter la caséine d'un litre de lait chauffé à 38°. On obtient ainsi un *petit lait doux*.

La composition moyenne du petit lait est la suivante, d'après König.

Eau.	Albumines.	Graisses.	Lactose.	Sels.
—	—	—	—	—
93	1 (lactalbumines).	0,3	5	0,5

Ce liquide *très peu nutritif* est surtout riche en lactose et relativement riche en sels ; il agit comme *diurétique, laxatif, reminéralisateur* et son emploi est recommandable quand on veut débarrasser l'économie de déchets toxiques : *diathèse urique, goutte, maladies infectieuses* ; il a été très recommandé dans la fièvre typhoïde, les *affections hépatiques et gastro-intestinales*, la *constipation opiniâtre* ; il peut rendre service dans les cardiopathies.

Les cures de petit lait très vantées au XVIIIe siècle par Tissot sont peu pratiquées en France, elles sont au contraire d'un usage fréquent en Allemagne où les lieux de « Molken kuren » sont innombrables.

En Allemagne la cure est en général ainsi formulée :

Prendre *le matin* à jeun 150 à 200 centimètres cubes de petit lait ; une deuxième dose égale un quart d'heure plus tard ; et au besoin, suivant les cas, une troisième et une quatrième dose après le même intervalle.

Prendre *l'après-midi* une dose moitié moindre que celle du matin.

Les doses quotidiennes les plus recommandables sont de 600 centimètres cubes à un litre ; on dépassera exceptionnellement cette dose.

Dans le régime associé on défendra surtout les graisses, les sucres, le café, l'alcool.

*
* *

A rapprocher des préparations susdécrites l'emploi diététique des éléments isolés du lait, *beurre, crème, caséine, lactose.*

Le beurre est de la graisse à l'état presque pur. C'est la plus digestible des graisses ; elle est constituée par un mélange de trioléine, tripalmitine, tristéarine avec de très petites quantités de quelques autres glycérides dont la butyrine. Il renferme un grand nombre de ferments microbiens et diastasiques d'où son altérabilité et son rancissement faciles avec formation d'acide butyrique. On comprend de suite pourquoi le beurre fondu et salé se conserve mieux. Il est souvent falsifié par additions, amalgame avec d'autres graisses animales, margarine en particulier, addition coupable au point de vue commercial mais qui somme toute au point de vue hygiénique est inoffensive.

Il est fait une grande consommation de beurre tant en nature sous forme de tartines beurrées, salées, sucrées, miellées, confiturées, toutes associations très rationnelles, que sous forme d'assaisonnements, il entre dans la composition de la plupart des sauces ; il est peu de plats qui ne comportent l'emploi du beurre ; il s'associera particulièrement bien aux hydrates de carbone, [farines (sauces), pâtes (pâtisserie), légumes divers, en particulier légumes verts, etc.].

La crème est la portion du lait qui sous l'influence de repos monte à sa surface. Elle est surtout riche en graisse et en caséine. Elle est quelquefois d'une valeur inappréciable chez les malades qui acceptent difficilement le lait ; sa valeur calorigénique est considérable puisque l'on peut admettre qu'un litre de crème équivaut calorimétriquement à 3 litres de lait et peut fournir 1 920 calories soit à peu de choses près la ration de repos absolu ; il renferme environ 30 grammes d'albumine, 190 grammes de graisses, 30 grammes de lactose. C'est un aliment type du régime surgras. Les divers fromages gras, le fromage frais, le fromage à la crème, les variétés dites « petit beurre », etc. peuvent en être rapprochés mais leur teneur en albumines est sensiblement plus considérable.

Le lactose ou sucre de lait n'est employé qu'à titre de médicament ; il est précieux en deux circonstances : comme *diurétique*, on pourra le substituer au sucre de canne comme édulcorant chez les cardiaques, les brightiques, les fébricitants, etc., comme *milieu de culture des ferments lactiques*, on l'emploiera concurremment avec ces derniers dans la cure des infections gastro-intestinales. On doit l'employer largement dans ces cas à des doses quotidiennes variant de 50 à 120 grammes.

La caséine pure n'est guère employée que comme élément de suralimentation ; elle est très soluble et extrêmement assimilable ; elle convient en particulier dans les cas où l'estomac affaibli tout à la fois et irritable supporte mal la viande et ses dérivés et digère mal le lait du fait de la graisse qu'il renferme. Certains produits (plasmon, protone), renferment de 80 à 90° de caséine. Il a sur le lait l'avantage de ne pas contenir de graisses, de pouvoir être pris avec une quantité minime de liquide et de ne pas provoquer en conséquence cette surcharge stomacale et cette pléthore hydrique dont nous avons déjà parlé.

Elle se prendra par cuiller à café chez les enfants, par cuiller à dessert chez les adultes mélangée à d'autres aliments de préférence hydrocarbonés (potages aux pâtes ou aux farines, purées, cacao, etc.).

*
* *

Arrivons aux *associations culinaires proprement dites*. De ces associations *deux sont rationnelles* savoir *le coupage* du lait et *l'association aux aliments hydrocarbonés, deux sont irrationnelles* : *l'association aux aliments gras* et *l'association aux aliments albuminoïdes*.

Le coupage avec l'eau de Vichy ou l'eau de chaux (une cuiller à soupe par verre de lait) favorise la tolérance ; l'eau de chaux en particulier active l'action de la présure, sous son influence le lait de vache fournit un coagulum très divisé et beaucoup plus facilement digestible.

Le coupage avec une infusion chaude sucrée (thé, café, etc.) est tout à fait recommandable. Elle donne de même un coagulum plus divisé, élève la teneur du lait en hydrates de carbone, corrige l'excès de graisses, confère au liquide des propriétés légèrement excitantes tonicardiaques qui manquent complètement au lait, corrige enfin l'action constipante exercée par le lait chez certains sujets.

L'association la plus simple aux hydrates de carbone est le *sucrage* qui corrige la pauvreté relative du lait en hydrates de carbone et en relève la valeur nutritive ; une tasse de lait de 200 grammes donne environ 132 calories, sucrée de deux morceaux de sucre ordinaire, elle renferme les proportions suivantes d'éléments constituants : caséine, 7 grammes, beurre, 8 grammes, hydrates de carbone, 20 grammes et représente 180 calories ; on sait par ailleurs quelle influence exerce sur les putréfactions intestinales ladite addition.

A ce dernier point de vue on se trouvera mieux encore de sucrer ladite tasse de lait de 200 grammes avec 15 à 20 grammes *de lactose*.

Mentionnons les laits de Gärtner et humanisé de Backhaus.

Le *lait de Gärtner*, est un lait dilué de façon à abaisser à 18 pour 1 000 le taux de la caséine, centrifugé de façon à abaisser à 30 pour 1 000 le taux des graisses et additionné de lactose. C'est le type des laits maternisés. Il paraît peu apprécié des pédiâtres.

Le *lait humanisé de Backhaus* est un lait modifié par pasteurisation, centrifugation, précipitation d'une partie de la caséine et prédigestion de l'autre partie par action du ferment lab et enfin addition d'une quantité déterminée de beurre et de lactose, de façon à le « materniser ». Il en existe plusieurs numéros d'une valeur nutritive différente. Il est employé chez les débiles et les entéritiques.

Le *lait homogénéisé Lepelletier* a subi une opération mécanique qui rend l'émulsion stable et empêche la séparation d'un bouchon graisseux par l'ébullition. D'après M. Variot il serait plus digestible que le lait de vache ordinaire et donnerait dans l'estomac un caillot poreux, bien divisé, comme le lait de femme.

Liebreich indique la formule suivante de *gelée au lait.*

On fait bouillir un litre de lait avec une livre de sucre, et l'on soumet le mélange à l'ébullition pendant cinq à dix minutes. Puis la masse est refroidie, et pour que la préparation réussisse, il importe qu'elle soit exposée à l'action d'un froid suffisamment intense. On y ajoute ensuite, tout en agitant, 30 grammes de bonne gélatine dissoute dans une tasse d'eau, le jus de quatre citrons et un peu de vin blanc. La gelée ainsi obtenue est conservée dans des verres maintenus à basse température. Au vin, on peut substituer du cognac ou toute autre eau-de-vie de bonne qualité.

Cette gelée est d'un emploi très avantageux chez les personnes qui, ayant à subir le régime lacté, éprouvent de la répugnance pour le lait.

L'association aux farines est recommandable pour les mêmes raisons (augmentation de la tolérance et de la digestibilité, augmentation de la valeur nutritive, action antiputride), elle est facilement réalisée par les potages au lait, au tapioca, à l'arrow-root, à la crème de riz, à la farine de froment, d'orge, de maïs, aux pâtes (vermicelle, etc.). Il sera prudent de reprendre le lait sous cette forme au décours des entérites. On conçoit en revanche combien est irrationnelle l'association du lait aux légumineuses ou à leurs farines. Nous avons fréquemment observé chez des enfants et même chez des adultes des accidents diarrhéiques voire entéritiques provoqués par des potages au lait et aux haricots ou aux lentilles.

L'association au cacao et au sucre et surtout au chocolat réalise une association plus complexe aux hydrates de carbone mais aussi aux graisses et aux substances azotées. C'est un mets très savoureux, très nourrissant, très recherché, très apprécié, mais qui du fait de sa teneur en graisse est déjà un aliment « surgras », « lourd » à l'estomac, *mal toléré par bien des dyspeptiques,* chez lesquels il y aura presque toujours avantage à le prescrire à l'eau. Il rentre par ce côté dans le cadre des associations irrationnelles que nous allons passer en revue maintenant.

Le lait est un aliment relativement « surgras », il est donc bien évident que *sauf indications spéciales l'association aux graisses sera irrationnelle,* en fait, elle n'est guère usitée. Toutefois il arrive assez fréquemment de voir administrer aux malades un jaune d'œuf battu dans du lait. La digestion en est excessivement lente ; le mélange est facilement putrescible, il est bien préférable d'administrer ledit jaune d'œuf dans du bouillon, de l'eau sucrée, du vin sucré (zabaglion), ou à la rigueur dans du lait écrémé, ou du café au lait ou du lait sucré (Voir œufs — œufs à la neige).

Chez les dyspeptiques hypersthéniques cette association peut en revanche rendre des services (V. in Régimes usuels. Les corps gras chez les hypersthéniques).

Le lait est un aliment relativement riche *en albuminoïdes* ; sauf indications spéciales, il *s'associera mal aux aliments riches en albuminoïdes* (viande, œufs, légumineuses), aux deux premiers aliments surtout (viande, œufs), qui riches en graisses réalisent déjà de ce fait l'association irrationnelle précédente ; par ses principes gras le lait inhibe en partie la sécrétion gastrique, ralentit le travail de l'estomac, provoque un séjour anormal dans l'estomac des autres aliments qui y fermentent. C'est dire *qu'en général on défendra absolument le lait comme boisson,* contrairement à une tendance diététique chaque jour plus accusée ; on rappellera aux patients que le lait n'est pas une boisson, mais un aliment riche en graisses et en albuminoïdes et qui de ce fait s'associe mal aux aliments déjà riches eux-mêmes en graisses et en albuminoïdes.

Le lait convient à un régime strict (régime lacté), à un régime lactovégétarien (lactofarineux), quelquefois à un régime lacto-ovo-végétarien (lait, potages, œufs, légumes et fruits) ; il s'associe déjà mal aux légumineuses, il ne s'associe pas du tout aux viandes, *l'association lacto-carnée est une erreur diététique,* mal supportée par l'estomac en général (sauf chez certains hypersthéniques), dangereuse pour l'intestin, très dangereuse pour l'état général qu'elle met en état de toxémie permanente.

IV. — Dérivés lactiques du lait.

L'étude de la fermentation lactique a fait l'objet depuis quelques années, d'un si grand nombre de travaux tant bactériologiques et physiologiques que diététiques qu'il nous paraît indispensable d'en présenter ici une étude succincte. Nous en tirerons surtout les éléments d'un article fort intéressant au point de vue diététique paru en juin 1905 dans les annales de l'Institut Pasteur (Mazé. Microbes dans l'industrie des fromages).

La fermentation lactique consiste essentiellement comme on le sait dans la formation d'acide lactique aux dépens des sucres soit directement en partant des glucoses :

$$\underset{\text{galactose}}{C^6H^{12}O^6} = \underset{\text{acide lactique}}{2C^3H^6O^3}.$$

soit indirectement après dédoublement des saccharoses :

$$C^{12}H^{22}O^{11} + H^2O = 2C^6H^{12}O^6.$$

Cette fermentation est le fait de la prolifération d'éléments figurés dit ferments lactiques.

* * *

Les ferments lactiques sont fort répandus dans la nature, en sorte que l'ensemencement spontané des substances alimentaires est à peu près fatal. Le lait constitue leur milieu de prédilection, on sait que pour les laitiers, le ferment lactique c'est l'ennemi, en ce qu'il fait « tourner » le lait ; en revanche lesdits ferments développent dans la crème un bouquet et une saveur très recherchés ; ils jouent un rôle actif dans la maturation de l'Emmenthal, dans la coagulation et l'égouttage des fromages à pâte molle ; on les trouve dans les fourrages ensilés (fourrages verts, cossettes, drèches), dans la choucroute ; ils ont été longtemps exclusivement utilisés dans les brasseries, et sont encore employés dans les brasseries du Nord de la France et de la Belgique où ils servent à préparer deux bières renommées, le lambic et le faro.

L'acide lactique est un antiseptique vis-à-vis d'un grand nombre de ferments et la fermentation lactique un antagoniste puissant de beaucoup d'autres fermentations. La fermentation lactique est antagoniste de la fermentation butyrique, c'est ainsi qu'on protège les fourrages de la fermentation butyrique quasi fatale en l'absence de sucres par l'addition d'un peu de mélasse grâce à laquelle la fermentation lactique se développe et prévient la fermentation butyrique des hydrates de carbone insolubles (cellulose et amidon). La préparation de la choucroute prête aux mêmes considérations. Les ferments lactiques protègent de même les albuminoïdes contre les ferments protéolytiques et les fermentations putrides ; dans certains pays on conserve avec succès la viande dans le petit lait acide. On peut même empêcher ou arrêter des fermentations putrides commencées par addition de sucres qui subissent la fermentation lactique, acidifient les milieux et rendent impossible toute putréfaction. Ce mode de conservation par les acides est d'ailleurs traditionnel : conservation des viandes dans de l'acide acétique, marinage dans le vin blanc ou le vinaigre étendu, etc.

Il semble bien que la fermentation lactique ne soit pas une fermentation spécifique, c'est-à-dire n'appartienne pas en propre et exclusivement à une espèce microbienne déterminée. Elle se produit en effet aux dépens des sucres sous l'influence de ferments variés dont les uns produisent seulement de l'acide lactique et de l'acide acétique, dont d'autres produisent en même temps de l'alcool ; ces derniers ferments sont employés comme on sait dans la préparation du koumys. Mais il existe des espèces sélectionnées naturellement ou artificiellement et qui sont plus vigoureuses, mieux entraînées à la production d'acide lactique. La fermentation lactique processus de digestion des sucres peut être considérée comme étant en relation étroite avec la fermentation alcoolique, la microbiologie enseignant que la production de l'alcool aux dépens des sucres suppose la formation préalable d'acide lactique.

*
* *

De la fermentation lactique du lait sont nées deux industries alimentaires très importantes : celle du lait caillé et celle des fromages.

Sous l'influence de la fermentation lactique le lait subit les modifications capitales suivantes :

1° Une proportion plus ou moins importante de la lactose est transformée en acide lactique, de ce fait la réaction devient acide.

2° D'où coagulation de caséine ; au surplus « la fermentation lactique n'est pas sans action sur la caséine ; si le milieu reste acide, cette action est peu sensible ; mais les diastases sécrétées par les ferments se fixent sur la caséine et n'attendent pour agir que le moment où l'acidité disparaît. C'est ce qui arrive dans l'intestin. Les diastases des ferments lactiques agissent sur la caséine de la même façon que la trypsine ; elles participent donc à la digestion de la caséine dans l'intestin ».

A la préparation du lait caillé, se rattache celle du képhyr et du koumys et du lait caillé proprement dit.

Le *képhyr* résulte de la fermentation lacto-alcoolique du lait de vache ou de brebis sous l'influence de la levure alcoolique (saccharomyces cerevisiae) et d'un ferment lactique (dispora caucasiae).

Il se présente sous la forme d'un liquide crémeux et mousseux, d'un goût piquant, acide, d'une odeur de petit lait. Il renferme en sus des éléments du lait, de l'acide lactique, de l'acide carbonique et de l'alcool.

Le képhyr se prépare au moyen d'un des laits précédents ensemencés avec ce qu'on appelle des grains de képhyr, petites masses, grosses comme une lentille, d'aspect muriforme, de couleur jaunâtre, dont la provenance primitive est des plus incertaine mais dans lesquels on rencontre surtout les deux éléments figurés susmentionnés. La technique est la suivante : faire bouillir le lait, le dépouiller de sa pellicule, le laisser refroidir (vers 40°), en remplir aux trois quarts des bouteilles résistantes, les ensemencer avec la poudre képhirogène (on en trouve dans le commerce quelques marques excellentes), boucher solidement, mettre dans un endroit tiède et agiter toutes les deux ou trois heures, laisser 1, 2 ou 3 jours suivant la force désirée, filtrer, embouteiller.

Après 1 jour	on obtient un képhyr	n° 1 faible	(6 gr.	acide lactique)	laxatif.
— 2 jours	—	n° 2 moyen	(9 gr.	—)	indifférent.
— 3 jours	—	n° 3 fort	(13 gr.	—)	constipant.

On obtiendrait un képhyr maigre, plus facilement digestible, en partant d'un lait complètement écrémé.

Comme nous l'avons dit plus haut le képhyr agit comme antiseptique stomaco-intestinal et digestif par l'acide lactique qu'il renferme ; une partie de la caséine est peptonisée par les diastases sécrétées par les micro-organismes. Il en résulte une digestibilité plus grande qui a fait l'objet de recherches précises de M. Gilbert et Chassevant au point de vue de la durée de séjour dans l'estomac.

Ils ont trouvé pour le lait pur cru.		7 1/2
—	bouilli. . . .	7
—	écrémé bouilli. .	5
Le képhyr n° 2 gras. . .		4 1/2
—	n° 2 maigre. .	3 1/2

Le képhyr se trouvera indiqué dans tous les cas d'hypopepsie ; il sera particulièrement utile dans les dyspepsies hyposthéniques, dans l'entérite chronique, dans l'insuffisance hépatique, dans les vomissements de la grossesse ; il a rendu quelquefois service chez les bacillaires et les néoplasiques. Il procurerait au bout d'un certain temps aux névropathes un calme tel qu'on lui a attribué une action hypnotique. Ce fait n'est pas constant et semble, simplement, en rapport avec l'amélioration des processus digestifs.

En revanche il est contre-indiqué chez les hyperpeptiques, les hypersthéniques, dans l'ulcère stomacal, dans les dyspepsies à évacuation stomacale retardée et à fortiori dans les sténoses du pylore.

Le koumys se rapproche beaucoup du képhyr par sa préparation et sa composition et a sensiblement les mêmes propriétés et les mêmes usages ; il est beaucoup moins employé en France. On en trouvera ci-dessous la composition avec celle du képhyr et du lait caillé. Il se prépare avec du lait de jument, il est peut-être plus digestible encore que le képhyr.

A signaler la teneur appréciable 1 pour 100 du képhyr et du koumys en alcool.

COMPOSITION MILLÉSIMALE DU KÉPHYR, DU KOUMYS ET DU LAIT CAILLÉ

	KÉPHYR			KOUMYS			LAIT CAILLÉ
	N° 1	N° 2	N° 3	ARTIFICIEL 8 jours.	NATUREL 48 heures.	NATUREL fini.	MOYEN
Albumine, Caséine.	38	32	12	26	28	11	53 grammes.
Graisses.. . . .	22	20	20	6	13	20	
Lactose.	38	20	15	60	61	22	
Acide lactique. . .	6	9	13	4	5	11	10 à 15 gr.
Sels minéraux. . .	6	6	6	5	6	2	5 dont 4 de
Eau.	890	913	934	898	886	932	phosphates.
Alcool.	4	8	15	8	10	16	
Acide carbonique. .	5	8	10	5	9	8	

N. B. — La teneur du lait caillé dépend évidemment du degré de concentration préalable du lait avant fermentation.

Le lait caillé employé empiriquement depuis des siècles dans les pays orientaux a fait l'objet de nombreux travaux depuis quelques années. On le prépare pour l'emploi diététique rationnel, au moyen de l'ensemencement du lait préalablement stérilisé par ébullition, par des ferments lactiques purs sélectionnés.

La technique est la suivante :

Faire bouillir un litre de lait, à réduction d'un quart à moitié ; laisser refroidir à température tiède (30 à 36°), enlever la pellicule de crème et ensemencer à ce moment avec la culture pure choisie (poudre ou liquide) ; placer les récipients, enveloppés au besoin de tissus de laine, dans un endroit chaud formant étuve ; le lait est caillé au bout de 8 heures environ ; le placer alors dans un endroit frais, cave ou glacière, et le consommer 12 heures après.

On trouve dans le commerce, dans les grands bazars des étuves à bon marché parfaitement appropriées à cette préparation.

Le lait caillé rend des services considérables dans le traitement des hyposthénies, des entérites, de certaines formes d'insuffisance hépatique, dans les fermentations intestinales ; il nous a rendu quelquefois des services inappréciables comme sédatif des douleurs et des vomissements chez certains néoplasiques. Il est contre-indiqué chez les hypersthéniques et dans certaines formes d'entérites probablement localisées dans l'intestin grêle. Son étude diététique est d'ailleurs encore en cours.

V. — Fromages.

Le fromage est préparé avec du lait, ordinairement du lait de vache, mais pour quelques variétés avec du lait de chèvre ou de brebis.

La préparation des fromages peut être schématisée de la façon suivante :

1° *Coagulation du lait* soit spontanée par fermentation lactique, soit provoquée par addition de présure. Le premier procédé est surtout employé pour les fromages dits frais, destinés à être consommés de suite; le deuxième, pour les fromages à présure ou fromages affinés susceptibles d'être conservés après affinage. Le coagulum ainsi obtenu est composé surtout de caséine et d'une quantité plus ou moins considérable de beurre, suivant qu'il y a prédominance de crème (fromages à la crème) ou que le coagulum est obtenu avec du lait entier (fromages gras : Hollande, Chester, Emmenthal, Roquefort, etc.) ou avec un mélange de lait entier et de lait écrémé (fromages demi-gras : Gruyère) ou avec du lait écrémé (fromages maigres : Parmesan). Il est soumis à une pression plus ou moins forte qui exprime plus ou moins complètement le sérum du lait ou petit lait, suivant qu'on veut obtenir des fromages durs ou mous ;

2° *Salage* qui se fait avant ou après la pression suivant l'espèce du fromage à fabriquer ;

3° *Maturation* enfin, opération tout empirique, dont le mécanisme intime varie avec chaque espèce de fromage, mais qui semble surtout le fait de la fermentation lactique et de l'action de moisissures du type des pénicillium ; c'est cette dernière opération dans le détail de laquelle nous ne pouvons pas entrer et qui est au surplus encore mal connue, qui donne à chaque espèce de fromages son aspect, son odeur et sa saveur spéciales [1].

*
* *

D'une façon générale, les éléments constitutifs du lait soumis à ces différentes influences subissent les modifications suivantes :

1° Perte de l'eau de constitution, consistance plus ou moins ferme du fromage obtenu : fromages mous, fromages durs ;

2° La *caséine* précipitée par la présure ou l'acide lactique est en partie au moins dissoute et peptonisée par un ferment spécial, la caséase. Par ailleurs, « les diastases sécrétées par les ferments se

1. Mazé. — Les microbes dans l'industrie fromagère *Annales de l'Institut Pasteur*, 25 juin 1905, p. 379.

fixent sur la caséine et n'attendent pour agir que le moment où l'acidité disparaît. C'est ce qui arrive dans l'intestin. Les diastases des ferments lactiques agissent sur la caséine de la même façon que la trypsine ; elles participent donc à la digestion de la caséine dans l'intestin » (Mazé, *loco citato*).

Outre les composés albuminoïdes solubles dans l'eau, les modifications ultérieures de la caséine (caséine solubilisée) développent divers produits de décomposition tels que leucine, tyrosine, composés amidés, ammoniaque, etc. ; produits azotés mal définis très odorants donnant au fromage son odeur et sa saveur ;

3° *Les graisses* se saponifient partiellement avec formation de glycérine, d'alcools et d'acides gras qui saturent au moins partiellement les amines et l'ammoniaque formés contemporainement aux dépens des albuminoïdes ;

4° La *lactose* est à peu près complètement détruite par la fermentation lactique et au cours de la maturation ultérieure par les moisissures ; elle donne de l'acide lactique, des traces d'alcool et au cours de la fermentation alcoolique, de l'acide carbonique qui provoque dans le fromage la formation de cavités ou d'yeux.

Bref, les fromages sont en dernière analyse un mélange de caséine et de crème qui ont subi l'action de fermentations variées qui les ont solubilisées, rendues plus aromatiques et plus digestibles.

*
* *

D'une façon générale on peut dire :

1° Que les fromages sont peptogènes, stimulants de la digestion ; en général facilement digestibles donc permis aux dyspeptiques ;

2° Que les fromages frais exercent sur les putréfactions intestinales une action empêchante bien mise en évidence par divers auteurs dont Combes de Lausanne, et utilisée dans le traitement de l'entérite ; mais qu'à ce point de vue il faut tenir en suspicion les fromages de haut goût dits fermentés (tels le Roquefort, le Munster, le Gorgonzola) ;

3° Que les fromages, probablement à cause des diastases qu'ils renferment, augmentent l'utilisation centésimale de l'albumine ingérée et qu'ils facilitent l'assimilation des graisses et des hydrates de carbone ; donc *précieux dans la dénutrition* quelle qu'en soit la cause ;

4° Que leur valeur alimentaire est considérable (100 grammes de gruyère renferment deux fois plus d'albumines et 10 fois plus de graisses que le poids correspondant de viande de bœuf) ; la conservation et le transport des fromages cuits facile (Gruyère, Hollande, Emmenthal, etc.) ; leur valeur marchande relativement peu élevée ; donc ils constituent des aliments précieux pour l'*alimentation des classes modestes* et pour *celle des troupes en campagne* ;

5° Qu'enfin l'absence à peu près complète d'éléments hydrocarbonés en fait des aliments albumino-graisseux purs particulièrement indiqués chez les *diabétiques*.

*
* *

Il n'existe pas de classification vraiment rationnelle des fromages. Une des moins mauvaises est la suivante :

1° *Fromages à pâte cuite* de longue conservation (Gruyère, Emmenthal, Parmesan, Bresse) ;

2° *Fromages à pâte crue* :

a) *Non salés* : Brie, Camembert, Coulommiers, Livarot, Mont-Dore ;

b) *Salés* : Hollande, Cantal, Chester, Roquefort ;

3° *Fromages frais* non fermentés gras ou maigres : fromage à la crème, bondons, gervais, fromages blancs, etc.

Le fromage frais maigre ou fromage blanc, ou fromage à la pie, représente la partie solide du lait caillé par la présure et privé de son petit lait. Le lait est d'abord mis au frais pendant 24 heures et écrémé ; puis on y ajoute la présure et on le fait coaguler à la température de 25°. On égoutte alors pour séparer le petit lait, en plaçant le lait caillé dans des formes de bois avec fond de treillis et en pressant avec des poids.

Le fromage à la crème se prépare de même avec le lait non écrémé ; le caillé est placé sur un tamis et délayé avec de la crème fraîche, puis placé sur des formes en osier.

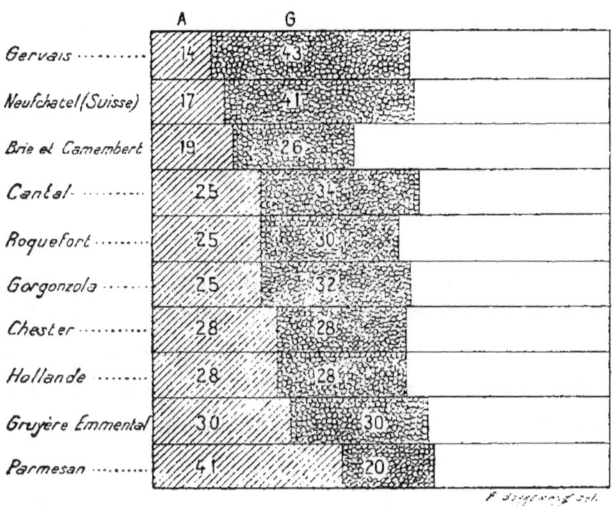

Fig. 18.

Le fromage frais double crème dit petit Suisse ou Gervais, se prépare avec le lait entier, le caillé est mélangé avec de la crème, égoutté dans un linge, pressé, puis pétri encore avec de la crème et placé dans des moules.

* * *

Ces fromages se consomment habituellement avec du pain à la fin du repas et leur usage est recommandable ; dans certains pays agricoles ils constituent, avec le pain et le lait, une nourriture presque exclusive ; ils entrent enfin dans la préparation culinaire de mets divers, surtout des pâtes alimentaires (nouilles, macaronis, etc.) ; ils peuvent être avec avantage incorporés au riz et aux purées.

VI. — Régime lacté. — Indications générales.

Nous sommes maintenant en état de nous faire une idée à peu près précise du régime lacté, de ses indications et de ses contre-indications, que l'on trouvera plus longuement développées dans les régimes usuels.

Indications.

1° *Le lait est un aliment complet qui peut, à la rigueur, faire tous les frais, au moins momentanément d'un régime exclusif.*

3 *litres de lait* renferment de 100 à 120 grammes d'albumine et fournissent environ 2 000 calories ; ils peuvent donc à la rigueur constituer temporairement une ration d'entretien suffisante.

Toutefois, la composition élémentaire de cette ration est peu conforme aux enseignements de la diététique et, en fait, habituellement mal supportée. Elle est en effet suffisante en albumine, trop riche en graisse (120 grammes), déficitaire en hydrates de carbone.

On se trouvera presque toujours bien, en particulier chez les albuminuriques et les ictériques, de remplacer le régime lacté strict par un régime lacto-hydrocarboné, c'est-à-dire par l'association au lait de sucre, de féculents, de tapioca, de riz, de pâtes, de pommes de terre et même de farines de céréales et de pain. En même temps qu'on apportera ainsi au régime une variété indispensable pour l'institution d'un régime systématique de longue durée, on constituera un régime de composition élémentaire beaucoup plus normal et on réalisera beaucoup plus sûrement une antisepsie relative de l'intestin ; en fait, il est presque toujours beaucoup mieux supporté.

Par exemple, 2 litres de lait et 140 grammes de sucre donnent :

Albumine.	74	grammes.	296	calories.	1 900 calories en chiffres ronds.
Graisses.	80	—	720	—	
Hydrates de carbone..	220	—	880	—	

2 litres de lait et 140 grammes de pain donnent :

Albumine.	92	grammes.	368	calories.	1 970 calories.
Graisses.	80	—	720	—	
Hydrates de carbone..	220	—	880	—	

2° *Le lait, nous l'avons vu, est un aliment de digestion et d'assimilation faciles.* Cette notion ancienne a été précisée par les travaux de Pavloff et de son école. *C'est donc un aliment de repos digestif,* nécessitant peu d'efforts et laissant peu de déchets. Ce sera l'aliment de choix toutes les fois qu'on voudra mettre au repos les organes digestifs, l'estomac en particulier.

Il conviendra particulièrement à la cure de l'*ulcère stomacal,* de l'*hyperchlorhydrie,* pendant le cours et au décours des affections fébriles.

Nous verrons, toutefois, aux contre-indications qu'il est loin de convenir dans toutes les dyspepsies et qu'il n'est pas toujours l'aliment idéal dans les maladies fébriles ;

3° Les dérivés digestifs normaux du lait sont peu toxiques ; ils renferment peu d'acide urique, peu ou pas de bases xanthiques, dans des conditions de digestion régulière, peu ou pas de leucomaïnes. *Le lait est donc un agent précieux de dépuration urinaire et de désintoxication générale* par le peu de toxines qu'il produit et par la diurèse qu'il provoque. Cette propriété a fait évidemment la grande fortune diététique du lait et il garde une valeur de tout premier ordre *dans les maladies du foie et du rein,* dans les insuffisances hépatiques et rénales (néphrite aiguë, néphrite chronique, cirrhoses, insuffisances hépatiques diverses, etc.), *dans les maladies aiguës ou chroniques susceptibles d'avoir des complications hépatiques ou rénales* (fièvres éruptives, scarlatine en particulier, fièvre typhoïde, artériosclérose, etc.), dans les *auto-intoxications, uricémies*, ou *les hétéro-intoxications* d'origine alimentaire (botulisme, etc.), médicamenteuse (antipyrine, mercure et plomb, etc.), ou accidentelle.

4° C'est pour de multiples raisons *un aliment de repos cardiaque et vasculaire*. En effet : 1° nous avons vu que c'est un aliment de digestibilité facile, nécessitant le moindre effort digestif, maintenant le travail digestif à un faible potentiel et évitant déjà de ce fait les à-coups circulatoires si marqués après les repas carnés comme après tout effort ; 2° il est exempt de substances extractives (xanthine, hypoxanthine, créatinine, etc.) du groupe des purines dont la parenté avec les méthylxanthines (caféine, théophylline, théobromine) est évidente et qui agissent, comme excitants cardiovasculaires à la façon de ces dernières ; l'action du bouillon de viande est à ce point de vue très démonstrative ; 3° il est diurétique, dépurateur, désintoxiquant et débarrasse l'organisme des toxines vasoconstrictives d'origines diverses (fatigue, alimentation, etc.). Bref, *c'est un aliment qui contribue à desserrer le frein vasculaire périphérique et à soulager le moteur central*. Ce sera donc, réserves faites des contre-indications particulières d'ordre digestif, ce sera donc *l'aliment de l'asystolie*.

Il sera indiqué dans les cas d'*insuffisance cardiaque, de myocardite, de lésions valvulaires aortiques ou mitrales à la phase de rupture d'équilibre*, dans les affections aiguës ou chroniques du cœur.

Tout clinicien a vu des cas dans lesquels la simple diète lactée faisait disparaître l'œdème d'un cardiopathe aussi rapidement que la digitale correctement administrée ;

5° *C'est un aliment de désinfection relative du tube digestif*, peu irritant pour la muqueuse, relativement antiputride ; il a fait longtemps la base presque exclusive du régime de toutes les *maladies aiguës fébriles* de la fièvre typhoïde en particulier et en général des *accidents toxi-infectieux*. Nous avons vu toutefois qu'il convenait mal aux premiers stades des entérites aiguës et chroniques.

Dans tous ces cas, le régime lacté devra être précédé en général d'une purgation préalable et d'une étape plus ou moins prolongée de diète hydrique ou hydrocarbonée (potages maigres ou aux farines à l'eau) et le régime lacté qui suivra devra être à proprement parler un régime lactofarineux (lait, potages et farineux) ;

6° *Sa pauvreté en chlorures en fait un agent précieux de déchloruration* et il conserve de ce fait toute sa valeur dans le traitement des néphrites, des néphrites épithéliales en particulier ; mais les travaux d'Achard et Widal ont montré que le régime déchloruré pouvait être, le cas échéant, réalisé par des combinaisons variées de beaucoup d'autres aliments (Voir chlorure de sodium).

Contre-indications.

Les contre-indications absolues ou relatives du régime lacté sont surtout d'origine digestive.

1° *Le lait pur est contre-indiqué en général dans les entérites aiguës et chroniques.* Telle est la contre-indication essentielle et formelle ; nous y avons trop insisté dans le chapitre précédent pour y revenir bien longuement ici. Les travaux concordants des pédiatres et des entérothérapeutes ont mis cette proposition hors de contestation, et d'aucuns même, passant certainement la mesure, ont étendu de façon excessive cette contre-indication et tombant dans l'excès inverse de celui qu'ils voulaient combattre ont proscrit le lait de leurs régimes avec autant de rigueur que d'autres le prescrivaient avec aveuglement.

Quoi qu'il en soit, on sait les cures merveilleuses réalisées dans *les gastro-entérites aiguës de l'enfance* par la suppression du lait, la diète hydrique, les bouillons de légumes et les décoctions de céréales. Tous les pédiatres sont d'accord sur ce point — une fois n'est pas coutume — que si après avoir conjuré une crise d'entérite par la diète hydrique on remet l'enfant trop tôt au lait des accidents digestifs se produisent : diarrhée infecte, gaz fétides, vomissements, fièvre, amaigrissement, cachexie ; ces accidents diminuent et disparaissent par la suppression du lait et le régime des potages maigres, des farines, des purées, des jaunes d'œuf.

On ne saurait assez méditer à ce point de vue l'anecdote typique rapportée par M. Méry au Congrès de pédiatrie de Rouen : Une paysanne éleveuse d'enfants au biberon avait remarqué les fâcheux effets du lait pendant la période des fortes chaleurs ; aussi après avoir perdu un certain nombre des enfants qui lui étaient confiés, elle avait pris le parti de supprimer complètement le lait pendant la période des grandes chaleurs, pendant un mois au moins. Pendant ce temps, elle les nourrissait d'eau panée ; les enfants maigrissaient souvent de plus d'un kilogramme, mais vivaient et reprenaient ensuite quand une température plus clémente permettait de donner à nouveau du lait !

Chez l'adulte nous avons rappelé les propositions de Combes traduisant les conclusions des thérapeutes surtout allemands et français, savoir qu'en général *le lait est contre-indiqué dans les entérites aiguës et dans les premiers stades des entérites chroniques, de l'entéro-colite mucomembraneuse en particulier.*

2° *Chez certains dyspeptiques, il donne lieu à des fermentations gastriques abondantes et fétides* ; chez ceux en particulier qui présentent une fermentation butyrique très marquée le lait fermente dans l'estomac en provoquant des régurgitations acides, des douleurs, du ballonnement, des coliques, de la diarrhée.

Il sera à éviter chez les hypopeptiques à état saburral accusé, à haleine mauvaise, à selles fétides. Si l'on veut en tenter l'usage il faudra désinfecter au préalable le tube digestif par une purgation, la diète hydrique et des lavages d'estomac.

Les malades en hyperthermie peuvent ne pas digérer le lait à cause de l'insuffisance de leurs sécrétions digestives, dans ce cas le lait est nuisible et il vaut mieux le remplacer par du lait écrémé, du petit lait, voire par la diète hydrique déguisée.

3° *Il ne convient pas comme aliment d'entraînement* quand l'indication est de stimuler les fonctions digestives : il est donc peu indiqué d'une façon durable dans les états d'atonie et d'insuffisance ; il convient mal aux hyposthéniques.

Il en est de même chez les hépatiques. « L'usage du lait longtemps continué chez les hépatiques entretient ceux-ci dans l'état de faiblesse auquel les prédispose déjà leur hypofonction ; il doit donc être déconseillé en tant qu'aliment exclusif. »

De même, chez les tuberculeux le lait n'est guère recommandable que pendant les périodes fébriles parce qu'il n'excite pas l'appétit et qu'il introduit dans l'estomac à égale valeur une trop grande quantité de liquide.

Enfin nous avons déjà vu que l'usage exclusif et prolongé du lait stérilisé pouvait provoquer la *maladie de Barlow* qui guérit admirablement par le remplacement du lait stérilisé par le lait cru ou les aliments crus, vivants : végétaux, fruits, viande crue.

Bref *les contre-indications générales du lait pur* et à plus fortes raisons du régime lacté exclusif sont :

L'infection et l'hypofonctionnement du tube digestif.

En somme, 3 grandes causes de mauvaise digestion du lait :

1° *Dyspepsie buccale*, salivation insuffisante ;

2° *Dyspepsie stomacale*, insuffisance de ferment lab, fermentations secondaires ;

3° *Dyspepsie intestinale*, le plus souvent fonction d'infection.

Mode de réalisation.

Quoi qu'il en soit, s'il existe une indication précise au régime lacté strict permanent ou temporaire on se rappellera qu'en pareille matière la manière de donner vaut mieux que ce qu'on donne et que si bien des échecs sont dus à la mauvaise adaptation du régime lacté au cas considéré, un plus grand nombre n'ont d'autre cause qu'une erreur de technique. Il ne faut pas se borner à indiquer sur son ordonnance « régime lacté strict », mais préciser la quantité, la qualité, l'espacement et le mode des prises, les coupages et additions possibles, etc.

1° *Quantité de lait à ingérer.* — 3 litres représentant 100 grammes d'albumine et 2 000 calories, paraissent être la dose optima ; moins de 3 litres constituent une véritable ration de famine : plus de 3 litres sont rarement tolérés, et ont de plus deux grands inconvénients celui de déterminer presque fatalement des troubles digestifs, celui d'élever la tension artérielle par encombrement liquide de l'organisme et pléthore circulatoire ; double danger chez les dyspeptiques et chez les brightiques.

Il sera sage d'ailleurs de tâter la tolérance du malade en n'élevant que progressivement en 2 ou 3 jours la quantité de 1 500 à 3 000 centimètres cubes.

2° *Répartition et mode des prises.* — L'empirisme indique que les repas doivent être de préférence espacés de 2 heures à 2 heures et demie, soit 7 à 8 prises réparties entre 16 ou 17 heures avec la nuit une interruption de 7 à 8 heures. Chaque prise pour atteindre le taux de 3 litres sera donc de 375 à 425 grammes de lait environ ; pour bien évaluer et graduer les doses il est recommandable de se servir d'une éprouvette ou d'une verre gradué.

Il est capital de rappeler aux malades que le lait est un aliment et non une simple boisson, et qu'il doit être « mangé » et non bu, c'est-à-dire pris à la cuiller, en une vingtaine de minutes au moins, de façon qu'il soit accompagné d'une sécrétion salivaire suffisante et qu'il ne forme pas un gros caillot caséeux rebelle à l'attaque des sucs digestifs mais de petits caillots isolés, dissociés de digestion facile.

On le prescrira *froid* s'il y a excitation gastrique marquée et tendance aux vomissements, *tiède* si l'on veut simplement réduire au minimum la sécrétion et la motilité stomacales, *chaud* si l'on désire en obtenir une digestion relativement rapide.

3° *Lait cru et lait cuit.* — Le lait cru est incontestablement le plus agréable, le plus digestible, le plus recommandable toutes les fois que l'on est sûr de sa fraîcheur et de l'asepsie au moins relative des conditions de la traite et de l'embouteillage ; mais il est très rare que l'on puisse être sûr que ces conditions ont été bien remplies et quelques marques seules, forcément d'un prix élevé, donnent une sûre garantie. Aussi étant donnée la contamination possible du lait par des microbes pathogènes divers, tuberculeux en particulier, il sera préférable de le prescrire cuit. Ce dernier est moins riche que le lait cru en citrates, en chaux et en acide carbonique.

4° *Travail et repos.* — Le régime lacté strict peut constituer une ration d'entretien, il ne peut pas constituer un régime de travail. Les malades soumis au régime lacté exclusif seront donc astreints à un repos presque absolu (lit, chaise longue, quelques heures seulement de station assise ou de marche). L'intolérance apparaît d'ailleurs souvent à la moindre fatigue.

5° *Soins de la bouche.* — Le lait fermentant facilement dans l'estomac et dans l'intestin, il sera sage de conseiller un lavage soigné de la bouche *avant chaque prise* avec de l'eau de Vichy par exemple, *après chaque prise* avec de l'eau dentifrice ou de l'eau boratée additionnée ou non de teinture de benjoin. Avant la prise, le lavage a pour but de nettoyer la bouche des mucosités qu'elle peut renfermer et d'enlever mécaniquement une partie des saprophytes et des ferments qui existent à l'état permanent dans la cavité buccale et déglutis avec le lait sont capables de déterminer des fermentations stomacales ; après la prise le lavage a pour but de débarrasser la bouche des débris de lait qui s'accumulent sur le voile du palais, dans les replis amygdaliens, à la face interne des joues, autour des dents, y fermentent déterminant de la fétidité de l'haleine, du dégoût des aliments, de l'inappétence, de la stomatite buccale ou du muguet.

CHAPITRE II

ALIMENTS VÉGÉTAUX

Les végétaux susceptibles d'être réduits en farine se groupent de façon assez naturelle en féculents, céréales, légumineuses ; le tableau de composition ci-dessous en montre bien les caractéristiques :

1° Féculents : peu ou pas d'albumines (moins de 5 pour 100) ;

2° Céréales : teneur moyenne en albumines (10 à 15 pour 100) ;

3° Légumineuses : teneur élevée en albumines (plus de 20 pour 100).

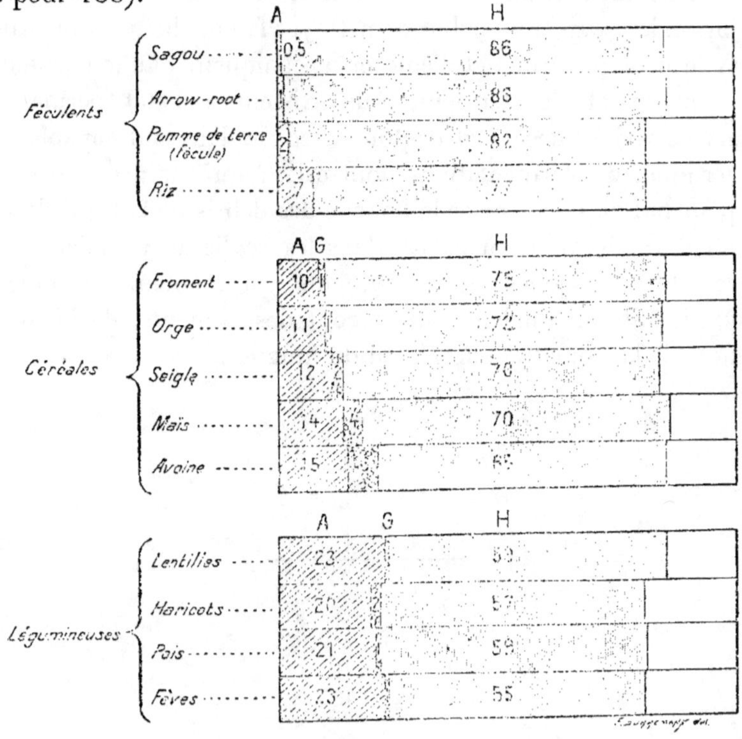

Fig. 19.

I. — Riz.

Le riz n'occupe dans la diététique courante de nos pays d'Europe qu'une place modeste : il ne vient que bien loin après le pain, les pommes de terre et les légumineuses. On sait la place prépondérante qu'il tient au contraire, dans l'alimentation asiatique : c'est véritablement le « pain d'Extrême-Orient », c'est un aliment de premier ordre.

1. *Composition.*

La *composition élémentaire* du riz varie suivant les espèces ; toutefois, des analyses sensiblement concordantes de Kœnig, Bunge, Munck et Ewald, etc., il semble qu'on puisse adopter la composition moyenne suivante :

	Eau.	Hydrocarbones.	Albumines.	Graisses	Sels minéraux.	Cellulose.
	—	—	—	—	—	—
Riz. . . .	14 p. 100	77 p. 100	7 p. 100	1 p. 100	1 p. 100	0,6 p. 100

Si l'on compare les chiffres ci-dessus aux chiffres moyens fournis par les analyses du pain blanc de Paris et des pommes de terre, on obtient le tableau suivant :

	EAU	HYDROCARBONES	ALBUMINES	GRAISSES	SELS MINÉRAUX	CELLULOSE
Riz. . . .	14 p. 100	77 p. 100	7 p. 100	1 p. 100	1 p. 100	0,6 p. 100
Pain. . . .	36 —	55 —	7 —	1 —	1 —	»
Pomme de terre. .	74 —	22 —	2,52 —	»	1 —	0,5 p. 100

On peut en conclure pour les besoins de la diététique courante, qu'à l'état naturel et à *poids égal, le riz comparé au pain renferme autant d'albumine et près de une fois et demie autant d'hydrates de carbone ; comparé à la pomme de terre il renferme environ trois fois plus d'albuminoïdes et trois fois et demie plus d'hydrates de carbones*. Il est donc sensiblement plus riche que le pain et près de quatre fois plus nourrissant que la pomme de terre. En d'autres termes, 500 grammes de riz renferment presque autant d'hydrates de carbone que 800 grammes de pain ou 2 kilogrammes de pomme de terre.

A noter sa faible teneur en cellulose.

Si nous en évaluons en calories, la valeur alimentaire, nous calculons aisément que :

100 gr. de riz	fournissent	$77 \times 4 + 7 \times 4 + 1 \times 9 = 345$ cal.
100 gr. de pain	—	$55 \times 4 + 7 \times 4 + 1 \times 9 = 257$ —
100 gr. de pomme de terre	—	$22 \times 4 + 2\ 1/2 \times 4 = 98$ —

Comparé *au point de vue calorimétrique, le riz équivaut à près de une fois et demie son poids de pain, et à trois fois et demie son poids de pomme de terre.*

C'est peut-être l'aliment usuel de composition mixte qui, sous le plus petit poids et le plus petit volume, renferme la plus grande quantité d'unités alimentaires et calorimétriques et, si nous ajoutons que c'est peut-être celui dont l'assimilation, dont le coefficient d'utilisation nutritive est le plus élevé — 98 à 99 pour 100 —, on voit de suite qu'il constitue une ressource hors ligne pour l'alimentation des grandes masses dans des conditions de ravitaillement difficile, et ceci nous explique pourquoi, alors qu'il n'occupe qu'une place restreinte dans l'alimentation usuelle de nos pays, il occupe au contraire une place importante dans la ration des armées en campagne (Allemagne, Autriche, Angleterre, Hollande).

Toutefois, malgré sa composition mixte, il ne réalise pas un aliment vraiment complet ; cela tient à l'absence presque absolue de graisse et à sa teneur insuffisante en albuminoïdes. Si, en effet, un adulte voulait faire du riz sa nourriture exclusive et y trouver 100 grammes d'albuminoïdes, il devrait absorber près de 1 400 grammes de riz, soit la dose énorme de 1 080 grammes d'hydrates de carbones; si, au contraire, il voulait y trouver seulement les 400 grammes d'hydrates de carbones qui semblent devoir être la ration moyenne, il devrait n'absorber que 550 grammes de riz, soit la dose insuffisante de 39 grammes d'albumine. A ce point de vue, le pain est très supérieur, la proportion des constituants se rapprochant beaucoup plus des proportions rationnelles fournies par l'expérience et l'observation; c'est ainsi que 1 000 grammes de pain fournissent environ 70 grammes d'albumine et 550 grammes d'hydrates de carbones, ce dernier chiffre encore trop élevé d'ailleurs.

Le riz est donc *a priori* un aliment incomplet qui ne peut fournir à lui seul les éléments d'une alimentation suffisante. En fait Rubner [1] étudia chez un adulte les effets d'une alimentation exclusive par le riz; quelque grandes que fussent les quantités ingérées, ce sujet ne put maintenir sa richesse en albumine et perdit par jour jusqu'à 90 grammes de son poids. Il faut donc de toute nécessité le compléter par l'addition de graisse et d'albumine sous forme de lait, de viande, de poissons, d'œufs ou de fromage.

On sait que d'une façon générale les hydrates de carbones représentent les substances empêchantes de la putréfaction azotée intestinale (Hope Seyler, Combe, Krauss, etc.) et que c'est sur ce principe qu'est basé le régime désormais classique de Combes et très probablement de même l'emploi traditionnel et empirique du riz dans la diarrhée.

Ellinger s'est livré à une étude précise de l'action antiputride du riz [2], les résultats de ses expériences sont intéressants à rappeler :

1re période :	jeûne complet.	0,250	indol
2e —	1 kgr. de viande.	0,47 à 0,66	—
3e —	1 kgr. de viande et 250 gr. de riz..	0,25 à 0,14	—

Au point de vue économique, malheureusement, dans nos pays

1. *Zeitschrift für Biologie,* Bd XV, p. 150.
2. *Zeitch. f. phys.,* XXXVIII, p. 406.

le riz est presque un aliment de luxe, du fait de son prix relativement élevé : en effet 1 kilogramme de riz de bonne qualité coûte à peu près 80 centimes ; 1 kilogramme de pain 35 centimes ; 1 kilogramme de pomme de terre 15 centimes. Si nous nous rappelons les équivalences alimentaires précédemment établies, on peut admettre qu'un kilogramme de riz qui coûte 80 centimes équivaut à peu près à 1 500 grammes de pain et à 3^{kgr},500 de pomme de terre qui ne coûtent que 50 centimes.

2. *Préparations culinaires.*

Le riz ne peut être mangé que cuit à l'eau, au bouillon ou au lait. Cuit à l'étuvée il est plus sapide et plus nourrissant. La cuisson lui fait subir les modifications suivantes : augmentation de poids et de volume par suite de l'absorption d'une quantité d'eau plus ou moins considérable, — le riz « gonfle » et même « crève » parfois ; perte d'une quantité d'ailleurs négligeable de sels et d'amidon ; transformation partielle de la fécule en fécule soluble plus digestible. On obtient aisément la transformation de l'amidon en dextrine soluble en faisant sauter dans du beurre sur un feu vif, et en remuant jusqu'à ce que les grains soient devenus roux.

La durée de la cuisson du riz est capitale tant au point de vue gastronomique qu'au point de vue physiologique. Insuffisamment cuit il est dur, croquant, indigeste, trop cuit il est fort digestible (et certains estomacs ne s'accommodent que de riz, de puddings au riz « surcuits »), mais il est compact, agglutiné, d'apparence « colle de pâte » et peu appétissant.

La cuisson à casserole ouverte dans une grande quantité d'eau (2 litres pour 200 grammes), à ébullition continue, doit durer 25 à 30 minutes. Et rien ne prévalant contre l'observation directe, on prélèvera de temps à autre un échantillon auquel on fera subir l'épreuve de la dent. Le riz sera à point quand déjà tendre à la dent, il sera cependant encore un peu ferme et les grains bien distincts.

Nous répétons que certains estomacs fatigués ne digèrent bien que des « riz surcuits » dont l'amidon a été solubilisé, transformé en dextrine par une cuisson prolongée.

L'*eau de riz* du Codex est préparée par décoction de 30 à 50 grammes de riz dans un litre d'eau ; elle constitue un remède traditionnel dans le traitement des gastro-entérites du premier âge : elle réalisait, elle réalise en somme d'une façon très recommandable la diète hydrique. M. Variot la considère comme supérieure aux divers bouillons de légumes. Le riz peut entrer en proportions variables dans les formules de décoctions de céréales qui remplacent à l'heure actuelle en diététique clinique les bouillons de légumes traditionnels.

Le *riz au bouillon*, riz au gras, est tout simplement du riz cuit dans du bouillon ; c'est un élément constitutif de l'historique « poule au pot » de bourbonnesque mémoire. Le bouillon donne au riz une partie de la graisse qui lui manque. Il est habituellement de digestion facile, mais à la condition d'être suffisamment relevé ; le riz, en effet, du fait de sa composition, est un faible excitant de la sécrétion gastrique et demande en général à être assez fortement salé, voire épicé.

Le *riz au lait* constitue une association recommandable ; un riz au lait confectionné avec 200 grammes de lait, 60 grammes de riz cuit au préalable dans 100 grammes d'eau et additionné de 3 grammes de sucre représente environ 12 grammes d'albuminoïdes, 8 grammes de graisse, 57 grammes d'hydrates de carbone, proportions assez heureuses, comme on voit, et renferme environ 350 calories. C'est un bon mets de convalescents ; toutefois il est trop riche en graisse, ce qui le rend un peu lourd à l'estomac ; enfin il faut savoir qu'il paraît fade à d'aucuns dont les fonctions sécrétoires demandent à être excitées ; dans ces cas on pourra essayer de le donner salé et non sucré, et additionné au besoin d'un zeste de citron. On sait qu'il est à la base d'innombrables puddings et entremets[1].

L'addition d'un *jaune d'œuf* au potage précédent en relève

1. *Riz à la condé* : Riz au lait sucré parfumé à la cannelle ou à la vanille,

encore la valeur nutritive, mais rend l'aliment gras, et partant plus lourd ; ce sera un excellent mets pour hypersthéniques ; chez les hyposthéniques il ne sera recommandable que très clair ou fortement relevé.

Le *gâteau de riz* réalise l'*association susdite — riz, lait, œufs — avec addition d'une quantité considérable de sucre*. Un gâteau de riz fait avec 100 grammes de riz, un demi-litre de lait, cinq œufs, 100 grammes de sucre renferme environ 57 grammes d'albuminoïdes, 46 grammes de graisse, 197 grammes d'hydrates de carbones et dégage près de 1 500 calories. Les considérations précédentes lui sont absolument applicables.

Les *tranches de riz rôties* réalisent encore la même association. En voici la formule : étuver le riz sur feu très doux, dans de l'eau chaude ou mieux à la vapeur ; quand il commence à gonfler, ajouter du lait chaud coupé d'eau et sucré, bref, faire du riz au lait ; verser dans un plat ; laisser refroidir et durcir ; découper alors en tranches, enduire avec un œuf, saupoudrer de chapelure et faire sauter au beurre. On obtient ainsi de véritables « beignets de riz », vraiment délicieux, mais que leur teneur élevée en graisse rend un peu indigestes.

Ces éléments culinaires rappelés, il sera loisible à chacun, l'imagination aidant, de réaliser les associations diétético-culinaires les plus variées, les plus complexes et les plus savoureuses, tel ce fameux *risotto à la milanaise* dont la formule authentique est tellement compliquée que j'ai renoncé à la retenir.

servi chaud ou froid, garni de fruits en compotes (pêches, abricots, poires, pommes) et décoré de cerises confites.

Riz à l'espagnole : Riz au lait sucré, additionné d'un peu de beurre, aromatisé d'un zeste de citron et d'une gousse de vanille, accommodé après cuisson d'un peu de crème fouettée et servi chaud ou froid saupoudré de cannelle.

Riz à l'impératrice : Le même que le précédent mais additionné de purée d'abricots, de fruits confits découpés en petits dés ; puis lié à la crème fouettée, à la gélatine fondue, moulé et servi froid.

Riz aux fraises : Le même que le précédent, mais le centre garni d'une purée de fraises au sucre parfumée au besoin d'une cuillère de kirsch.

3. *Considérations sur l'alimentation japonaise.*

Le riz, comme nous l'avons déjà dit et comme tout le monde le sait, constitue la base de l'alimentation courante asiatique. Les Asiatiques suppléent à l'insuffisance du riz en graisse et en albuminoïdes par l'addition de graisses diverses, de poissons, de fromage et de cette si curieuse préparation de Soja, qui leur tient lieu à la fois d'extrait de viande, grâce à sa richesse en albuminoïdes, et de condiment grâce à sa saveur, et qui mériterait vraiment une étude diététique approfondie.

La guerre russo-japonaise a violemment attiré l'attention vers toutes les choses d'Extrême-Orient, vers les mœurs et coutumes japonaises en particulier ; on va volontiers et très rationnellement chercher des leçons et des exemples chez les vainqueurs. L'alimentation japonaise a fait l'objet de longues dissertations ; on a vanté le « végétarisme japonais », on y a cherché un nouvel argument contre l'excès du carnivorisme européen et américain, on a combattu, en s'appuyant sur elle, le préjugé de l'azote. Il apparaît, en effet, de plus en plus que notre alimentation traditionnelle est trop riche en viande et en albuminoïdes et qu'il serait rationnel d'augmenter dans nos rations alimentaires la part des aliments végétaux et de diminuer la part des aliments animaux dont on s'exagère cependant quelque peu la nocivité. Mais en ce qui concerne l'alimentation japonaise en particulier, avant d'en tirer des conclusions formelles, il faudrait la connaître de façon précise, car si les chiffres donnés par le *Temps* ordinairement bien informé sont exacts, la ration alimentaire du soldat japonais en campagne ne fournirait aucun argument contre l'albuminisme alimentaire et le préjugé de l'azote. En effet, dans une correspondance très détaillée datée de Tokio (16 mai 1904), le correspondant du *Temps* donne les chiffres suivants : « La ration du soldat ne comprend pas de pain. Elle est composée de 200 grammes de riz ; 450 grammes de viande fraîche souvent remplacée par les abondantes volailles de Mandchourie, ou 220 grammes de poisson salé ou 320 grammes de poisson sec, quantités qui sont augmentées de 70 grammes quand la troupe est en marche ; puis 400 grammes de légumes frais ou 150 grammes de légumes secs ; 15 grammes de thé ; 10 grammes de sauce de légumes pour assaisonner le riz ; 20 centilitres d'arac.

« Les commandants d'unités peuvent ordonner comme extras 20 grammes de sucre, 70 cigarettes sans compter 5 œufs par semaine. »

Bref, la ration *ordinaire* ou *moyenne* du soldat japonais en campagne se composerait de 200 grammes de riz, tenant lieu de pain, 450 grammes de viande fraîche ou son équivalent en poissons, 400 grammes de légumes frais ou son équivalent, 200 centimètres cubes d'arac, 10 grammes de Soja.

Si nous prenons comme type de viande fraîche la viande moyenne de bœuf, et comme type de légumes frais la pomme de terre, et que nous admettions 50 pour 100 comme titre de l'arac (Munck et Ewald donnent 45 à 70 pour 100), nous obtenons le tableau suivant :

	ALBUMINOIDES	GRAISSES	HYDRATES DE CARONE	ALCOOL
200 grammes de riz.	12	2	152	»
450 grammes de viande fraîche (bœuf).	95	24	2	»
400 grammes de légumes frais (pommes de terre). . .	10	»	88	»
10 grammes de sauce de Soja.	3	2	3	»
15 grammes de thé.. . . .	»	»	»	»
200 cent. cubes d'arac. . . .	»	»	»	100
TOTAL.	120	28	245	100

dont l'équivalence calorimétrique est d'environ 2 400 calories.

La ration *extraordinaire* ou *grande ration* serait constituée par la précédente plus 70 grammes de viande, 20 grammes de sucre et un œuf environ par jour, ce qui donne :

134 grammes d'albumine, 36 grammes de graisse, 265 grammes d'hydrates de carbone, 100 grammes d'alcool et 2 620 calories.

Si les chiffres précédents sont exacts, — mais le sont-ils ? — ils sont absolument contradictoires de tout ce qu'on écrit couramment sur l'alimentation japonaise, puisque, si les chiffres sont exacts, et nous faisons à cet égard toutes réserves :

1° La ration renferme une quantité d'aliments d'origine animale *proportionnellement* égale ou supérieure à celle des rations militaires européennes et américaines (marin français 300 grammes, soldat prussien 500 grammes, armée anglaise 483 grammes) ;

2° La proportion des albuminoïdes aux hydrates de carbone est 1/2, alors que dans les rations militaires française, allemande, anglaise, américaine elle est égale ou inférieure à 1/3 ;

3° Le riz n'occupe qu'une place restreinte dans cette alimentation ;

4° La valeur calorimétrique de la ration est sensiblement inférieure à celle des rations européenne et américaine. Mais pour se rendre un compte exact de cette valeur, il faudrait ne pas perdre de vue la faible taille, et, partant le faible poids relatif des Japonais ;

5° Enfin l'alcool (arac) intervient dans une large mesure dans la constitution de la ration japonaise.

N'est-il pas vrai que si les données précédentes sont confirmées par des renseignements rigoureux, les conclusions seront radicalement inverses de celles en cours ? Il y aurait alors à abandonner la « légende du riz » comme alimentation japonaise quasi exclusive, qui ne serait en ce cas qu'une alimentation de famine, et la guerre russo-japonaise et la prise de possession de Sakhaline et de ses pêcheries ne serait de la part des Japonais qu'une lutte pour l'albumine, de cette albumine qui a en ce moment une si mauvaise presse.

Voici à titre de document complémentaire, la ration journalière des marins japonais durant la guerre navale russo-japonaise. Ces chiffres sont empruntés au travail de M. Schigemichi Suzuki, médecin général de la marine impériale japonaise, travail traduit par M. Themoin, médecin en chef de 2e classe de notre marine [1].

Les marins recevaient par jour :

Biscuit..	180	grammes.
ou		
Pain.	240	—
Riz..	360	—
Orge écrasé.	120	—
Viande de conserve..	180	—
ou		
Viande fraîche.	210	—
Poisson frais ou séché.	180	—
Légumes secs.	90	—
ou		
Légumes frais.	450	—
Feuille de thé.	2	—
Orge grillée.	4	—
Sucre.	24	—

Par semaine pour la cuisine.

Pois ou haricots..	75	grammes.
Fleur de farine.	60	—
Sucre.	105	—
Soja.	90	—
Vinaigre.	15	—
Huile de sésame..	4	—
Sel.	45	—
Graisse.	30	—

Par nuit pour le souper.

Biscuit.	105	grammes.
Pain.	150	—
Thé.	2	—
Sucre.	16	—

1. *Archives de médecine navale*, 1906, mai, nº 5, p. 321.

II. — Pomme de terre.

1. *Composition.*

A) La *composition élémentaire de la pomme de terre* varie évidemment dans des limites assez larges suivant l'espèce, le moment de la récolte, l'époque de l'année, etc. Cependant les analyses déjà anciennes de Balland et de Boussingault, celles plus récentes d'Andouard, Ville, Blondeau et Dewandre, Monnier, Mossé et Mailhe sont assez concordantes pour qu'on puisse adopter les chiffres *moyens* suivants :

Eau.	Hydrocarbones.	Albumines.	Sels minéraux.	Cellulose.
74 pour 100	22 pour 100	2,5 pour 100	1 pour 100	0,5 pour 100

la quantité de matières grasses est négligeable.

Si on compare les chiffres ci-dessus aux chiffres correspondants obtenus par Boussingault pour les pains des boulangers de Paris, on a les deux séries suivantes :

	Eau.	Hydrocarbones.	Albumines.	Sels minéraux
Pommes de terre.	74 p. 100	22 p. 100	2,5 p. 100	1 p. 100
Pain.	36 —	55 —	7 —	1 —

On peut en conclure, pour les besoins courants de la clinique diététique, que le *pain contient, à poids égal, deux fois et demie plus de substances hydrocarbonées et albuminoïdes, autant de sels minéraux et deux fois moins d'eau que la pomme de terre.*

B) La teneur approximative de la pomme de terre en sels est de 1 pour 100, soit 10 grammes par kilogramme de parmentières, taux appréciable comme on voit. Il est digne de remarque que l'analyse des cendres montre que ces *cendres sont presque exclusivement composées par des sels de potasse* : un kilogramme de pommes de terre apporte à l'organisme approximativement

5 grammes de potasse totale. A l'état frais, cette potasse était combinée à des acides organiques que la combustion respiratoire transforme en *carbonate de potasse*, 4 pour 100 environ (rappelons, en passant, qu'un litre d'eau de Vichy renferme environ 4 grammes de carbonates alcalins, en l'espèce du bicarbonate de soude), et à des acides minéraux, principalement à de l'acide phosphorique, un kilogramme de pommes de terre fraîches renferme environ $3^{gr},30$ de *phosphates de potasse*.

C'est précisément à cette richesse en sels de potasse que M. Mossé attribue l'action heureuse de la cure parmentière dans le plus grand nombre des glycosuries.

2. *Préparations culinaires.*

Il est intéressant de connaître les modifications que peuvent faire subir à la pomme de terre les préparations culinaires les plus usuelles.

Les *pommes de terre bouillies* dites « en robe de chambre » gagnent par l'ébullition une certaine quantité d'eau, un dixième de leurs poids environ, en sorte que 1 100 grammes de pommes de terre bouillies équivalent approximativement à 1 kilogramme de pommes de terre fraîches. Contrairement à ce qu'on pourrait supposer, *a priori*, elles ne perdent, par l'ébullition, qu'une quantité négligeable de sels. La fécule se transforme en fécule soluble plus digestible.

Les *pommes de terre cuites au four*, « au diable » ou braisées sous la cendre perdent, au contraire, un quart de leur poids à l'état frais, en sorte que 750 grammes de pommes de terre cuites au four équivalent à 1 kilogramme de pommes de terre fraîches. En général, elles sont préférées aux précédentes, mais comme, abstraction faite de la teneur en eau, la composition est identique, que la digestibilité est sensiblement la même avec cependant une légère différence en faveur des pommes de terre bouillies, il sera rationnel de laisser le malade suivre son goût personnel, qui est loin d'être négligeable comme on a paru le croire trop longtemps. On tiendra compte de ce fait que 750 grammes de pommes de terre cuites au four équivalent à 1 100 grammes de pommes de terre bouillies.

Les *pommes de terre frites* se distinguent des formes culinaires précédentes : 1° par leur perte considérable d'eau, elles ne retiendraient, d'après les analyses de Balland, que 38 pour 100 de leur eau de constitution ; 2° par leur richesse en graisse, elles retiennent une certaine quantité des corps gras (huile, beurre, graisse) qui servent à les préparer, 7 à 9 pour 100 d'après Balland. En sorte que leur valeur nutritive est beaucoup plus élevée. Le même auteur estime que $1^{kgr},200$ de pommes de terre ainsi préparées représente 3 kilogrammes de pommes de terre crues. Mais il ne faut pas oublier que justement à cause de leur teneur en graisse, elles sont d'une digestion beaucoup moins facile et partant beaucoup moins bien tolérées par les estomacs délicats.

D'après Mayet, dans la préparation des *purées*, la fécule emprunte environ l'équivalent de son poids d'eau, de sorte que 600 grammes de purée contiennent 300 grammes d'eau et 300 grammes de pommes de terre représentant environ 100 grammes de pain. Cette très faible valeur alimentaire est compensée par une très facile digestibilité qui en fait un aliment de choix chez les convalescents dont l'estomac possède une très faible puissance digestive. On peut d'ailleurs en relever la valeur alimentaire en les préparant avec du lait ; en y incorporant des œufs, du fromage râpé, du jambon, de la volaille hachée, etc. On pourra constituer ainsi des *croquettes* de saveur et de valeur alimentaires très variées et fort précieuses dans l'alimentation des convalescents et des dyspeptiques[1].

1. On préparera la *purée de pommes de terre* en faisant cuire à l'eau salée des pommes de terre pelées, en les égouttant quand elles commencent à s'écraser, en les passant alors au tamis au moyen d'un pilon de bois ; en remettant alors à la casserole la purée ainsi obtenue et en y ajoutant quelques cuillerées de l'eau d'ébullition précédente ou de bouillon ou de lait (suivant ce qu'on veut obtenir), la tenant sur le feu et la travaillant à la cuiller jusqu'à ce qu'on

Si nous classons cliniquement les préparations précédentes — au point de vue de la richesse nutritive — en les comparant à 1 kilogramme de pommes de terre crues, nous aurons le tableau d'équivalence suivant de valeur nutritive croissante :

QUANTITÉS ÉQUIVALENTES A 1 KILOGRAMME DE POMMES DE TERRE CRUES

Purée de pommes de terre.	2 kilogrammes.
Pommes de terre bouillies.	1 kgr,100
Pommes de terre cuites au four. . .	0 750
Pommes de terre frites.	0 400

L'échelle de digestibilité est inverse.

C'est ainsi que, d'après les expériences de Rubner, citées par Munck et Ewald le *coefficient d'absorption* des tubercules pris sous forme de purée serait de 80 à 96 pour 100, alors qu'il s'abaisserait à 68 et 90 pour 100 pour les pommes de terre préparées au beurre.

Quelle que soit la façon dont les pommes de terre sont prépa-

ait obtenu la consistance voulue. On retirera alors du feu et on y incorporera un bon morceau de beurre.

On peut l'associer à toutes les purées de légumes frais ou secs.

Les *croquettes* se prépareront en liant la purée avec du jaune d'œuf, y incorporant des hachis alimentaires variés (volaille, jambon, etc.), chapelurant, et cuisant à la poêle ou au four.

Pommes de terre soufflées en coquille. — 1° Laver à l'eau 2 grosses pommes de terre de Hollande, les mettre à cuire au four ;

2° Cerner les pommes de terre, et, par cette ouverture, retirer la pulpe sans briser l'enveloppe ;

3° Passer, le plus rapidement possible, la pulpe au tamis (pression verticale), lui ajouter un jaune d'œuf, une pincée de sel et un blanc fouetté ferme ;

4° Remettre cette purée dans les pommes de terre, lisser la surface en dôme et mettre à cuire à four chaud pendant 6 à 8 minutes.

Pommes de terre coquilles à la Yorkaise, à la Parmesane, à la Crécy, Vert-Pré. — Même méthode que ci-dessus. Ajouter à la purée, 20 grammes de maigre de jambon d'York cuit, haché finement, ou 20 grammes de parmesan râpé, ou un tiers de son volume de purée de carottes bien desséchée sur le feu, ou un tiers de son volume de purée d'épinards bien desséchée.

D'après *Montagné et F. Regnault* (loco citato).

rées, il sera bon d'y ajouter du sel, car *les pommes de terre sont très pauvres en chlorures* ce qui en fait un excellent élément du régime déchloruré. Comparées au pain, les pommes de terre sont beaucoup moins riches en phosphates, on pourra y suppléer en leur *associant des œufs,* surtout des jaunes si riches en lécithine ; les croquettes réalisent d'une façon très heureuse cette association. Enfin, l'*addition de beurre* en augmentera la saveur et en accroîtra le pouvoir nutritif.

Nous donnons ci-dessus deux types de formules culinaires à base de pommes de terre.

On a proposé un moment — par crainte de disettes ou simplement dans un but thérapeutique — la fabrication de pains de pomme de terre préparés en mélangeant en proportions variables (1/4 à 1/3) la farine du blé et la fécule des pommes de terre cuites et en ajoutant du sel. On ne peut mieux faire pour juger cette préparation que se reporter à l'opinion de Parmentier lui-même. « Puisque les pommes de terre cuites à l'eau ou à la vapeur, et assaisonnées de quelques grains de sel, sont une sorte de pain très digestible que la Providence offre tout fait aux hommes, qui nourrit également bien, qu'est-il nécessaire de soumettre ces racines à une préparation compliquée et dispendieuse qui ne fait que diminuer leur volume et ajouter au prix de l'aliment? »

3. *Altérations. Intoxications.*

Les parmentières peuvent subir diverses *altérations* qu'il faut bien connaître et savoir reconnaître car quelques-unes peuvent être fort nuisibles à la santé.

Elles ne supportent ni l'humidité, ni le froid, ni la grande chaleur.

Au-dessous de zéro, la parmentière se charge de sucre, mais elle redevient mangeable quand la température s'élève.

L'humidité et la chaleur surtout au printemps les font germer avec formation de sucre et de solanine ; ce dernier glucoside est particulièrement nuisible à la santé, mais, comme il se forme presque exclusivement dans le voisinage des pousses, on peut dans une certaine mesure l'enlever en extirpant profondément les yeux des pommes de terre ; mais leur consistance est pâteuse, leur apparence semi-translucide, leur saveur fade légèrement sucrée. Cette considération de la germination nous fait comprendre pourquoi c'est dans les mois printaniers d'avril et mai qu'il est le plus difficile d'avoir de bonnes parmentières : celles de l'année précédente sont trop vieilles et germent ; celles de l'année sont encore trop petites pour être très comestibles pour les gros emplois diététiques.

Pendant les mois d'été la solanine peut devenir très abondante du fait de la germination et parfois aussi de la moisissure. Les analyses de Schmiedeberg ont montré que la solanine, très peu abondante en hiver ($0^{gr},04$ par kilogramme de novembre à février), s'élève à $0^{gr},24$ par kilogramme en juillet-août et qu'elle peut atteindre le taux de $0^{gr},60$ par kilogramme sur les vieilles parmentières, surtout si elles sont envahies par la moisissure. Des accidents à forme épidémique, dont la cause est restée incertaine jusqu'aux travaux précédents et à ceux de Longuet et Cortial, et qui sont nettement provoqués par cette altération, ont été plusieurs fois observés par les médecins militaires en France et en Allemagne ; ils se manifestaient par des symptômes d'empoisonnement (diarrhée, vomissements, *dilatation des pupilles*, sueurs, etc.).

III. — Marrons et Chataignes.

Les *marrons et les châtaignes* méritent de prendre place à côté des féculents précédents. Leur composition élémentaire moyenne est la suivante.

Eau 51. Albumines 5,5. Graisses 1,5. Hydrates de carbone 38. Cellulose 1,5. Cendres 1,5.

Les hydrates de carbone sont représentés par du sucre, de la dextrine et de la fécule, cette dernière fournit plus de moitié de la substance sèche des marrons ; le grillage développe des substances aromatiques. Les marrons et les châtaignes constituent une nourriture savoureuse très appréciée dans différentes contrées. Leur grande richesse en fécule, leur teneur moyenne en albumine en fait un aliment précieux qui dans les pays méridionaux remplace souvent la pomme de terre dans ses diverses applications.

Les châtaignes se mangent grillées, bouillies, en purées, en potages et confites (marrons glacés).

CÉRÉALES

I. — Le pain.

Le pain est au moins en Europe un élément fondamental de l'alimentation courante. Sa consommation s'élève à Paris à 900 000 kilogrammes par jour. Son rôle dans l'alimentation est d'autant plus grand que la classe considérée est plus humble ; dans la classe la plus pauvre le pain peut représenter la moitié, les 2/3, voire les 3/4 de l'alimentation totale, aussi la question du pain a-t-elle été un facteur considérable dans la genèse de bien des révolutions, de celle de 89 en particulier.

1. *Composition.*

Le pain de froment, pain ordinaire, pain blanc que nous aurons surtout en vue dans cette étude résulte du pétrissage avec de l'eau et du levain de farine de blé, plus ou moins complètement blutée, et de la cuisson au four de la pâte résultant de ce mélange.

Les moyennes des analyses du pain blanc ordinaire, dit pain de 4 livres, donnent comme *composition centésimale moyennne* les chiffres suivants :

	Eau.	Albumi-noïdes (gluten).	Hydrates de carbone.	Graisses.	Sels.
	—	—	—	—	—
Pain blanc. .	36 p. 100	7 p. 100	55 p. 100	0,5 p. 100	1,2 p. 100

Le pain blanc est donc un aliment de valeur nutritive très élevée de teneur albuminoïde faible, de teneur hydrocarbonée riche, de teneur en sel moyenne, de teneur grasse pratiquement nulle.

Comparé aux légumineuses il est sensiblement moins riche en substances nutritives :

	Albuminoïdes.	Hydrates de carbone.	Graisses.	Sels minéraux.	Eau.
	—	—	—	—	—
Lentilles. .	23 p. 100	59 p. 100	1 p. 100	2,5 p. 100	11,5 p. 100
Pain. . .	7 —	55 —	0,5 —	1 —	36 —

Pour une teneur à peine inférieure en hydrates de carbone, le pain renferme à peine le 1/3 d'albuminoïdes d'un poids équivalent de lentilles, mais à vrai dire la comparaison ainsi faite n'est pas pratiquement valable car le pain se présente sous la forme directement, immédiatement absorbable, alors que les lentilles doivent subir avant d'être ingérées des préparations culinaires qui diminuent singulièrement la composition centésimale du produit définitif obtenu ; en effet, 300 grammes de pois donnent plus de 1 200 grammes de purée épaisse dont par conséquent la composition centésimale est le quart de celle du légume considéré sec.

Si nous évaluons en calories la valeur alimentaire du pain, de la viande et des légumineuses nous avons :

100 gr. de pain	fournissent	$55 \times 4 + 7 \times 4 + 1 \times 9 = 257$	calories.
— de viande	—	$20 \times 4 + 6 \times 9 = 134$	—
— de lentilles	—	$59 \times 4 + 23 \times 4 + 1 \times 9 = 337$	—

Comparé *au point de vue calorimétrique le pain équivaut presque à deux fois son poids de viande et à 2/3 de son poids de lentilles.*

Comparés quant à leur teneur en azote on peut admettre qu'en moyenne 100 grammes de viande ont sensiblement la même richesse en azote que 250 grammes de pain et que 500 centimètres cubes de lait.

* * *

100 kilogrammes de blé donnent 80 à 90 kilogrammes de farine (suivant qu'il est bluté à 20 ou à 10 pour 100) ; ils fournissent en chiffres ronds 100 kilogrammes de pain. 100 kilogrammes de farine donnent en effet 166 kilogrammes de pâte qui

perd à la cuisson 25 pour 100 de son poids et fournissent environ 125 kilogrammes de pain.

Les différentes parties du pain ont une composition moyenne assez différente : la mie est plus hydratée (45 pour 100) que la croûte (25 pour 100) et cela se comprend facilement d'après la fabrication ; les fours sont en effet à une température de 200 à 250°, *superficiellement*, dans la partie qui formera la croûte la température atteint 200°, l'eau s'évapore, l'albumine se coagule et forme une *croûte* qui devient dure par caramélisation des amylacés ; *intérieurement* dans la partie qui formera la mie, la température atteint à peine 80 à 90°, l'amidon se transforme en empois et s'unit intimement au gluten, l'acide carbonique développé par fermentation fait lever la pâte homogène et la transforme en une substance poreuse, spongieuse, moins dense, moins compacte, plus hydratée que la croûte. La croûte est donc plus sèche, plus nutritive que la mie ; d'après les calculs et les analyses de M. Balland 100 grammes de croûte équivalent au point de vue nutritif à 135 grammes de mie.

Étant données les conditions actuelles de la fabrication du pain, qui s'opère encore par les bras des geindres dans la presque totalité des fournils parisiens, la contamination de la pâte par des germes pathogènes n'est que trop certaine ; mais il y a lieu de se demander si cette contamination peut résister aux températures nécessaires à la cuisson des couches superficielles et des parties profondes.

M. Roussel vient de faire, sur ce sujet, une enquête expérimentale, en notant les températures de cuisson et en faisant l'étude bactériologique du pain à sa sortie du four.

Il résulte de ces recherches : 1° que la température de cuisson du pain atteint de 101 à 103 degrés pour la mie et de 125 à 150 degrés pour la croûte ; 2° que ces températures sont suffisantes pour tuer les bacilles pathogènes, mais que les spores ne sont en général détruites que dans la croûte ; 3° que le bacille tuberculeux, notamment, conserve sa virulence après avoir subi la température de cuisson de la mie.

Donc, toute pâte contaminée donne un pain contaminé, et le

seul remède à ce danger serait l'application exclusive des procédés mécaniques à la manutention du pain[1].

Le pain *chaud* sortant du four, refroidit et constitue le pain *frais*, puis devient *rassis* après 24 heures environ. Le *pain chaud* est absolument indigeste ; il est « lourd à l'estomac ». Le *pain* est ordinairement consommé *frais*, forme sous laquelle il est le plus savoureux. Quelles modifications subit-il pour devenir *pain rassis*, c'est ce qu'il est difficile de dire, la déshydratation est évidente mais non capitale, car le pain rassis chauffé vers 70° perd une nouvelle quantité d'eau et récupère cependant une partie des propriétés du pain frais, ce qui permet aux boulangers de « rafraîchir » leurs pains rassis. La consistance, l'aspect, le goût du pain rassis diffèrent du pain frais : il s'émiette plus aisément, il colle moins facilement aux doigts, il est plus sec, moins hydraté, moins savoureux que le pain frais mais paraît mieux toléré par les dyspeptiques.

*
* *

Les chiffres donnés plus haut correspondent au pain blanc, fabriqué avec la farine fine, blutée à 30 pour 100, c'est-à-dire dont on a séparé par blutage les enveloppes du blé, le son jusqu'à 30 pour 100 de son poids ; la farine ainsi obtenue a une blancheur, une finesse, une valeur marchande, bref une qualité proportionnelle en une certaine mesure au taux de blutage et les progrès de la meunerie ont jeté sur le marché des farines chaque jour plus fines, plus blanches, mieux blutées, mieux débarrassées des enveloppes du grain et en conséquence la boulangerie a vendu un pain chaque jour plus fin et plus blanc.

On a observé alors que le son enlevé par blutage renferme 13 pour 100 de substances azotées (plus que la farine même qui n'en renferme que 11 pour 100), 31 pour 100 d'amidon (farine 70 pour 100), 3 pour 100 de graisses (farine 1 pour 100) et surtout

1. *Annales d'Hygiène publique*, novembre 1907.

6 pour 100 de sels, alors que la farine en renferme moins de 1 pour 100 et se basant sur ces constatations purement chimiques on a dû admettre que les farines réputées les plus fines, les plus blanches, les mieux blutées sont justement les plus pauvres en matières azotées, en matières grasses et surtout en sels minéraux. Certains auteurs et certains fabricants en ont conclu que le pain blanc est un pain de famine et ont préconisé le retour aux farines blutées à 20 pour 100, à 10 pour 100, à 5 pour 100 ; on a même ces temps derniers, poussant jusqu'à leurs extrêmes limites ce qu'on pensait être les conséquences logiques des constatations précédentes, préconisé l'emploi d'un pain intégral fabriqué avec le produit non bluté du broyage du grain.

La question est loin d'être aussi simple ; chimiquement elle paraît en effet jugée ; physiologiquement elle est loin de l'être. C'est un bel et nouvel exemple de l'erreur couramment commise de confondre composition centésimale d'un aliment et valeur nutritive, c'est qu'en effet un facteur nouveau intervient, capital en l'espèce, savoir le coefficient d'absorption, le taux d'utilisation nutritive dudit aliment pour l'organisme humain. Au point de vue spécial du pain, on a trop oublié les analyses déjà anciennes mais toujours valables de Meyer, Prausnitz, Meniconti et surtout Hübner[1]. Après ingestion d'une ration de pain de 450 à 780 grammes, Rübner trouva le résidu fécal centésimal suivant :

	ABSORPTION	RÉSIDU FÉCAL total	AZOTE ET SUBSTANCES minérales.	HYDRATES DE CARBONE
Pain de farine fine..	95 pour 100	4,5 pour 100	20 pour 100	1 pour 100
— moy.	92 —	6,6 —	»	»
— tout grain.	86 —	12,2 —	27 —	6 —
Pain de farine seigle noir (Pumpernichel).	80 —	19 —	42 —	10 —

1. *Zeitschrift f. Biolog.*, Bd. 15, p. 150.

Ce tableau fait sauter aux yeux que le gain constitutionnel apparent obtenu par un blutage moins intégral est compensé et au delà par le déficit fécal. Bref ce qu'on gagne en composition on le perd en assimilation. Dès 1777 Parmentier écrivait dans son Traité de la fabrication du pain que « *Le son donne du poids et non du gain* », qu' « *il ne nourrit pas puisqu'il passe en entier, tel qu'on l'a pris sans être digéré* ». On ne saurait mieux dire.

Il y a donc une part d'illusion dans le jugement porté sur le pain à l'avantage du pain dit complet, toutefois, il n'en reste pas moins que *la farine mal blutée,* renfermant une quantité considérable de son est plus riche en matières azotées et surtout en matières grasses et en sels minéraux, laisse un résidu plus abondant qui excite mécaniquement et chimiquement les mouvements péristaltiques de l'intestin, qu'elle procure des selles plus volumineuses et moins dures, qu'en conséquence elle *peut trouver une indication formelle chez les gens constipés.* A ce point de vue la réputation populaire du pain de seigle est bien établie.

A ce point de vue encore on pourrait se demander quelle part appartient précisément aux progrès du blutage et partant à l'usage de pain de plus en plus affiné et d'assimilation de plus en plus complète sur la constipation envahissante de nos contemporains et s'il y aurait lieu de réagir contre l'institution de mœurs alimentaires qui par leur perfection apparente même, peuvent contribuer à accélérer le mouvement progressif de dégénérescence fonctionnelle digestive si évident dans notre société, mais ce serait sortir beaucoup du cadre de ce simple acticle. Rappelons seulement la phrase si suggestive de Lauder Brunton sur les 3 exterminateurs des Peaux-Rouges savoir le whisky, la syphilis et la farine blanche, cette dernière étant considérée comme génératrice de la constipation et secondairement de la typhlo-appendicite et de la péritonite.

*
* *

Sans insister sur la composition des différentes variétés de pain usuel (pain dit de fantaisie, pain de ferme, pain de munition, etc.) qui oscille en somme à quelques degrés près autour des moyennes indiquées précédemment nous rappellerons que les biscuits ordinaires, biscuits de troupe, biscottes, zwieback sont en rapport étroit avec le pain. Ils sont fabriqués avec de la farine de froment additionnée d'une faible quantité d'eau, cuite et *recuite* (comme leur nom l'indique : biscuits, zwieback) à plusieurs reprises de façon à obtenir une sorte de pain très pauvre en eau, très riche en éléments nutritifs et d'une conservation très longue et très facile, bref un aliment facilement conservable qui sous un faible poids et un faible volume renferme un maximum d'unités nutritives ; on sait qu'ils jouent un rôle important dans l'alimentation des armées. Le biscuit de troupes (1894) a la composition suivante comparée au pain ordinaire :

	Albuminoïdes.	Hydrates de carbone.	Graisses.	Sels minéraux.	Eau.
Pain.	7 %	55 %	0,5 %	1 %	36 %
Biscuit de troupe.	13	73	0,5	1	11

on voit qu'à poids égal il renferme 2 fois plus de substances azotées, et 1/4 de plus d'hydrates de carbone.

Enfin par un travail spécial de la pâte, par addition de lait et parfois de beurre et de sucre on obtient un nombre quasi infini de variétés de biscuits de luxe (biscuits divers, breakfeasts, cakes, etc.) de composition très variable. Nous ne citerons à titre d'exemple que celle des cakes :

	Albuminoïdes.	Graisses.	Sucres.	Hydrates de carbone.	Sels minéraux.
Cakes. . . .	12 %	7,5 %	36 %	32 %	1 %

Si l'on admet comme chiffres moyens convenant à l'alimentation d'un adulte se livrant à un travail modéré : 100 grammes d'albumine, 400 grammes d'hydrates de carbone, 60 grammes de graisses correspondant à 2 600 calories on voit qu'on peut facilement les réaliser avec :

	Albumines.	Hydrates de carbone.	Graisses.	
	—	—	—	
600gr de pain. . .	42	340	»	
1 500cc de lait. . .	60	60	66	
	102gr	400gr	66gr	
	404c +	1 600c +	600c	= 2 500c

	Albumines.	Hydrates de carbone.	Graisses.	
	—	—	—	
700gr pain.. . . .	49	400	»	
250gr viande. . . .	52	»	25	
30gr beurre. . . .	»	»	30	
	101gr	400gr	55gr	
	408c +	1 600c +	500c	= 2 500c

On pourrait varier ces exemples à l'infini.

Rappelons enfin rapidement diverses variétés exceptionnelles de pain :

Le *pain de seigle*, moins riche en albumines et en hydrates de carbone que le pain de froment, il est savoureux et rafraîchissant mais d'une digestion difficile.

Le *pain de maïs* se tient mal, a médiocre aspect, il renferme 5 fois plus de graisse que le pain blanc.

Le *pain de gluten*, destiné aux diabétiques, se vend en tranches et renferme plus de gluten et moins d'hydrates de carbone que le pain blanc; il est généralement mal accepté.

Le *pain d'amandes* de Pavy renferme moins de 1 pour 100 d'hydrates de carbone, près de 24 pour 100 de matières azotées, près de 50 pour 100 de matières grasses.

Le *pain de soja* fait avec de la farine de soja renferme très peu d'amidon et de sucre (10 pour 100 environ).

Le *pain de Graham* est un pain complet, renfermant tous les éléments du froment, nous en avons parlé précédemment.

Le *pain d'Ebstein à l'aleuronal* est un pain pour diabétiques, c'est en somme un pain de gluten.

Les *biscottes* sont des tranches de très bon pain séchées au four; leur pâte est quelquefois additionnée de beurre et d'œufs.

Les *grissini* sont des bâtonnets de pain complètement transformés en croûte par la cuisson ; ils sont très nourrissants et très digestes.

2. *Digestion et nutrition.*

De tout ce qui précède il résulte que le pain est un aliment incomplet à prédominance amylacée très marquée, manifestement insuffisant en albumine et en sels, à peu près complètement dépourvu de graisse.

Le pain est insuffisant en albumine, en adoptant en effet le taux de 7 pour 100 comme teneur moyenne du pain en albuminoïdes et 100 grammes d'albumine comme ration moyenne d'un adulte au travail on voit qu'il faudrait pour faire du pain l'alimentation exclusive 1 500 grammes environ correspondant aux chiffres énormes de près de 900 grammes d'hydrates de carbone et 800 grammes de matières sèches. En fait d'après Munck et Ewald[1] sous ce régime exclusif intensif de pain le corps perd journellement 2 à 4 grammes d'azote soit 60 à 120 grammes de chair. Au surplus, en dehors de l'insuffisance albuminoïde de constitution, il faut ajouter l'insuffisance d'assimilation, le gluten, en effet albumine végétale, n'est guère absorbé par le tube digestif que dans la proportion de 79 pour 100 alors que l'albumine animale (lait, viande, œuf) est absorbée dans la proportion de 97 à 99 pour 100. A vrai dire on pourrait, et on a tenté de le faire, augmenter la teneur du pain en albuminoïde en y ajoutant du gluten résidu de la fabrication de l'amidon du froment, mais en dehors de cas déterminés, diabète par exemple, il y a peu d'intérêt à user de cet artifice.

L'albumine végétale exige en effet pour sa digestion un effort digestif beaucoup plus grand que l'albumine animale. Le Dr Chigin, opérant conformément aux méthodes de Pavlow a montré en effet[2] que les quantités de ferment délivrées par l'estomac

1. *Traité de diététique*, p. 162.

2. Pavlow. — *Le travail des glandes digestives*, p. 56.

pour des poids équivalents d'azote, varient avec les aliments. Il admet que 100 grammes de viande, 250 grammes de pain blanc et 600 centimètres cubes de lait ont sensiblement la même teneur en azote et l'expérience lui montre que l'on obtient[1] :

pour 100 gr. de viande, 25^{cc} de suc gastrique d'une force digestive de 4^{mm}, soit 400 unités de ferment $(25 \times \overline{4}^2)$.
pour 600^{cc} de lait, 34^{cc} de suc gastrique d'une force digestive de 3^{mm}, soit 340 unités de ferment $(34 \times \overline{3,1}^2)$.
pour 250 gr. de pain, 42^{cc} de suc gastrique d'une force digestive de $6^{mm},16$, soit 1 600 unités de ferment $(42 \times \overline{6,1}^2)$.

Ces chiffres indiquent que l'albumine du pain a exigé une quantité de pepsine 5 fois supérieure à celle que fait sécréter une quantité égale d'albumine de lait. C'est sur l'albumine du pain que se déverse la plus grande quantité de suc gastrique et de la force digestive la plus grande.

Il est digne de remarque que par ailleurs[2] dans la digestion du pain, l'estomac n'est le siège d'aucune surproduction d'acide chlorhydrique et que comme cette digestion est relativement longue comparée à celle de la viande et à celle du lait « l'estomac ne renferme pendant tout le temps de la durée de la sécrétion que peu d'acide chlorhydrique. Ce résultat est en parfait accord avec les observations de chimie physiologique d'après lesquelles un excès d'acide entrave la digestion de l'amidon qui se trouve dans le pain en grande quantité. Les observations cliniques nous apprennent de leur côté, que dans l'hyperacidité,

1. L'intensité du pouvoir digestif des sucs vis-à-vis des albuminoïdes est déterminée par le procédé de Mett : ce procédé consiste à mesurer la longueur de la colonne d'albumine liquéfiée en un temps donné dans un tube de verre de 1 à 2 millimètres de diamètre rempli d'albumine coagulée et plongé dans le liquide à étudier.

Les quantités de ferment exprimées en unités sont calculées d'après la loi de Borissow : Dans les divers sucs les quantités respectives de ferment sont entre elles comme les carrés des millimètres d'albumine qui ont été digérés dans un même temps par les sucs.

2. PAVLOW. — *Loco citato*, p. 57.

tandis que la viande est parfaitement digérée, une grande partie de l'amidon du pain traverse le canal digestif sans être utilisée.

Le travail du pancréas paraît de même être plus grand pour l'azote du pain que pour l'azote de la viande et du lait puisque MM. Walther et Pavlow (*loco citato*, p. 59) donnent pour les quantités pratiquement équivalentes au point de vue de l'azote : 250 grammes de pain, 100 grammes de viande, 600 grammes de lait les nombres suivants d'unités de ferment albuminolytique (trypsine) 1978, 1502, 1085. C'est donc encore sur l'albumine du pain que se déverse la plus grande quantité de ferment, qui exige en conséquence le plus grand travail digestif.

Si donc nous acceptons la définition si heureuse de la digestibilité donnée par Pavlow savoir « la grandeur d'effort qu'a coûté au canal digestif le fait d'extraire de l'aliment tout ce qui était nutritif », on peut dès maintenant admettre que le « prix de revient que paye l'organisme sous forme de travail de son tube digestif », est beaucoup plus élevé pour l'azote du pain que pour l'azote du lait et de la viande. Et il existe de ce fait une vérification extrêmement suggestive : « On donne à un animal la même quantité d'azote, une fois sous forme de lait et une autre fois sous forme de pain ; puis, toutes les heures on détermine, dans les 2 cas, les quantités d'azote excrétées par l'urine. Il se trouve que l'excès d'excrétion (par rapport aux chiffres d'avant le repas) représente dans les 7 à 10 premières heures qui suivent le repas de lait, seulement 12 à 15 pour 100 de l'azote ingéré, tandis qu'il atteint jusqu'à 50 pour 100 dans le cas du pain. Si l'on considère l'évolution horaire de la résorption et la grandeur d'utilisation du lait et du pain, on doit convenir que *ces excédents d'azote sont la traduction du travail fonctionnel d'échanges propres précisément au canal digestif* et que ce travail est 3 à 4 fois plus grand dans le cas du repas de pain que dans celui du repas de lait. Donc dans l'alimentation par le lait, l'azote de cet aliment se trouve utilisé par l'ensemble de l'organisme (à l'exclusion de l'appareil digestif) en bien plus grande quantité que dans le cas d'ingestion de pain. »

Nous nous garderons d'affaiblir la netteté de ce texte par quelque commentaire ; nous attirons simplement l'attention sur cette notion si simple et probablement si féconde de la digestibilité.

De tout cet exposé il résulte que *le pain est un médiocre vecteur d'albuminoïdes,* puisque les frais de digestion peuvent s'élever à 50 pour 100 des recettes d'ingestion.

Le gluten, comme son nom l'indique, possède la propriété de former avec l'eau une masse agglutinante, qualité précisément indispensable à la préparation d'une pâte liée, de bonne consistance, se tenant bien, c'est ce qui explique que l'on ne puisse faire du pain de belle apparence avec les légumineuses. On peut donc dans une certaine mesure considérer le pain comme un aliment amylacé strict dans lequel le gluten joue le rôle de ciment.

Le pain est à peu près complètement dépourvu de graisses, on ne peut guère faire état des 0,5 pour 100 indiqués par les analyses.

Le pain est un aliment à prédominance amylacée (55 pour 100) et nous avons vu que les hydrates de carbone du pain blanc sont absorbés jusqu'au taux de 99 pour 100, ce qui tend à exagérer encore la prédominance de composition déjà si marquée. Avec nos habitudes alimentaires *le pain est le plus grand vecteur d'hydrates de carbone de l'organisme.* Contrairement à ce que nous avons vu pour l'azote, c'est, si les tableaux de Pavlow sont exacts, sur le gramme d'hydrate de carbone du pain que se déverse la moindre quantité de ferment amylolytique.

Cette prédominance amylacée si marquée fait que l'abus du pain dans l'alimentation n'est pas sans inconvénients ; tous les diabétiques, à peu près sans exception, sont de grands mangeurs de pain. Mais son usage combat par ailleurs dans une certaine mesure les excès du carnivorisme si fréquent à notre époque.

Le pain enfin est insuffisant en sels, en phosphates en particulier et à ce point de vue le blutage est franchement mauvais, car les phosphates sont justement localisés surtout dans les enveloppes du grain (nous avons vu précédemment que le son renfermait 6 pour 100 de sels et la farine fine seulement 1 pour 100), et sous une forme particulièrement assimilable (céréalophosphates).

Le pain est donc déficitaire en sels, alors que les céréales sont précisément très riches en substances minérales, et que les décoctions de céréales comptent parmi les vecteurs diététiques les meilleurs desdites substances. Il y a là un desideratum qui paraît facile à résoudre par la boulangerie, car il ne doit pas être impossible d'incorporer à la pâte lesdits sels déficitaires sous forme précisément d'extraits de céréales, de céréalophosphates tirés du son.

3. *Préparations culinaires.*

Aliment amylacé, le pain ne peut suffire à une alimentation exclusive, il doit être associé à des albuminoïdes et à des graisses sous forme de viande, de lait, d'œufs, de poissons, de fromages, c'est ce qui a lieu avec nos mœurs alimentaires, mais à vrai dire il prête peu à des associations culinaires vraies, c'est-à-dire qu'il est généralement consommé tel quel, accompagné des mets précédents. Tout au plus peut-on considérer comme associations culinaires vraies les soupes au pain ou panades telle la formule suivante : faire bouillir du pain blanc rassis émietté dans de l'eau, passer sur un tamis, ajouter du sel, du sucre, 1/4 lait de vache ; on obtient ainsi un mets léger et nourrissant renfermant 2 à 3 pour 100 d'albumine, 1 à 2 pour 100 de graisse, 10 à 20 pour 100 d'hydrates de carbone fréquemment employé en diététique infantile. Une telle soupe sera encore plus savoureuse si on la prépare avec du pain grillé ou des biscuits ; elle sera encore plus nourrissante si on y ajoute un jaune d'œuf.

Dans certains pays, on confectionne des espèces de beignets au pain, en faisant sauter dans du beurre des tranches de pain imbibées au préalable dans du lait et passées dans des jaunes d'œuf battus ; le mets ainsi obtenu est très nourrissant, mais très lourd à cause de la prédominance des graisses.

4. *Maladies du pain.*

En vieillissant, l'acidité du pain augmente et il finit par être envahi par des moisissures (aspergillus glaucus, penicillum glaucum, mucor mucedo, etc.), mais ces altérations sont en somme peu dangereuses parce qu'elles sont apparentes et que le pain moisi est trop répugnant pour en permettre l'absorption. Dans les cas rares observés il y a eu coliques, nausées, vertiges, amblyopie, résolution musculaire, et quelquefois coma et mort.

Dans d'autres cas, l'ivraie mélangée au blé a donné à la farine et partant au pain des propriétés toxiques. L'intoxication s'est traduite chez l'homme par des phénomènes gastro-intestinaux (nausées, coliques) et par des troubles nerveux (somnolence, courbature, mydriase, etc.).

Plus fréquents ont été les accidents de saturnisme survenant avec un caractère épidémique et provoqués par du pain fabriqué avec des farines broyées avec des meules dont les trous avaient été bouchés avec du plomb (épidémie de Chartres, 20 morts sur 350 malades ; épidémie signalée par Gaillard dans les Hautes-Pyrénées en 1885, 72 cas) ou avec du pain cuit dans des fours chauffés avec des bois de démolition couverts de peintures plombifères.

II. — Emploi rationnel des farines.

Sous forme d'une plaquette d'apparence modeste, et sous ce titre : « De l'emploi rationnel des farines dans l'alimentation du nourrisson », M. J. Roux[1] (de Cannes) a présenté un essai de synthèse pratique des acquisitions récentes de la diététique infantile, en ce qui concerne les farines[2]. Ces notions sont immédiatement applicables à l'alimentation adulte.

*
* *

A quelle époque peut-on donner les farines ?

Heubner et Reichelt en préconisent l'emploi dès le troisième

1. J. Rousset, éditeur.

2. Consulter aussi Terrien. Précis d'alimentation des jeunes enfants.

mois ; en Angleterre on en commence l'administration dès le cinquième ou le sixième mois ; la plupart des auteurs français donnent des farines du huitième au douzième mois ; certains auteurs, comme Rousseau de Saint-Philippe, le repoussent avant le seizième, voire le dix-huitième mois.

L'expérimentation, la physiologie, la clinique permettent de donner à la question ci-dessus une réponse assez précise. Des travaux de Schlossmann, Meusi, Montagne, Bidder et Schmitt, etc., relatifs au pouvoir amylolytique des glandes salivaires du nouveau-né ; de Karovin, de Moro et Zweifel, etc., relatifs au pouvoir amylolytique du pancréas du nouveau-né, il résulte que l'enfant, à la naissance, a un suc salivaire et pancréatique actif, mais faiblement ; le pouvoir amylolytique des glandes salivaires n'atteint, à un an, que le dixième de l'intensité qu'il possède chez l'adulte ; le pouvoir saccharifiant du suc pancréatique n'est appréciable qu'à six mois, prononcé qu'à un an. Donc, expérimentalement, l'action pancréato-salivaire est réelle, mais restreinte du sixième au douzième mois.

Il sera donc *rationnel* d'adopter les conclusions suivantes :

1° On peut donner de très faibles quantités de farine du sixième au neuvième mois ;

2° On peut donner de faibles quantités de farine du neuvième au douzième mois ;

3° On peut donner des quantités relativement élevées de farine à partir de un an.

Ces règles sont d'ailleurs conformes à celles de la tradition clinique française.

*
* *

Quelles quantités de farines peut-on donner ?

L'auteur part de ce principe si pratique de puériculture que « l'enfant a l'âge de son poids » jusqu'au sevrage, et que la farine doit être, non pas ajoutée à la ration, mais substituée à une partie de cette ration ; bref, qu'on doit donner en bouillies les quantités correspondantes aux quantités de lait qu'on donnerait si on donnait du lait seul.

Ceci étant, et étant admises comme ration alimentaire normale 100 à 120 grammes de lait par kilogramme d'enfant, et comme équivalence calorimétro-diététique : une cuiller à café de farine (pomme de terre exceptée), soit 6 grammes, équivaut à 25 ou 30 grammes de lait, on peut établir le tableau schématique suivant :

Enfant de 8 kilogrammes (neuf mois environ) : 6 tetées de 100 à 120 grammes, plus une bouillie de 80 à 90 grammes de lait, et une cuiller à café de farine.

Enfant de 9 kilogrammes (un an environ) : 5 tetées de 135 à 150 grammes, plus deux bouillies de 110 à 120 grammes et une cuiller à café de farine.

Enfant de 10 kilogrammes (quatorze mois environ) : 4 tetées de 145 à 175 grammes, plus trois bouillies de 110 à 120 grammes et deux cuillers à café de farine.

Enfant de 11 kilogrammes : sevrage : 4 repas par jour : 1° 150 à 200 grammes de lait ou une bouillie ; 2° une panade ; 3° 150 à 200 grammes de lait ou une bouillie ; 4° une soupe de pâte avec un jaune d'œuf ou une bouillie.

Il est bien évident que le tableau schématique ci-dessus ne doit être accepté que sous bénéfice d'inventaire ; qu' « il ne peut y avoir, en pratique, des données mathématiques », et que « notre conduite doit être basée avant tout sur les réactions individuelles, se traduisant par une courbe régulière ou non, par un état digestif bon, médiocre ou mauvais, par l'état normal ou non des selles ».

*
* *

Par quelles qualités diététiques se recommandent les farines en général ?

1° Leur valeur calorique est énorme, comparée en particulier à celle du lait. 100 grammes de lait donnent en moyenne 72 à 75 calories ; 100 grammes de farine (froment, orge, maïs, riz) donnent en moyenne 350 à 380 calories ; en d'autres termes, la valeur calorimétrique est, en moyenne, 5 fois plus considérable que celle du lait, ou encore 5 grammes de farine équivalent à 30 grammes de lait.

2° Les farines sont des aliments complets très riches en amidon, plus ou moins riches en albuminoïdes végétales et en sels ; elles présentent une gamme riche et variée, une série d'aliments homologues, mais non identiques, et dont le choix ne doit pas être laissé au hasard.

3° Enfin les farines ont une valeur digestive et antiseptique incontestable. Pour Beauvy, il suffit d'examiner les vomissements d'un enfant prenant des bouillies pour se convaincre que l'addition de farineux au lait rend le coagulum stomacal plus ténu et sans doute plus facile à digérer.

Quant à l'action antiseptique, elle a été bien mise en lumière empiriquement et expérimentalement par Combes, Winternitz et la plupart des auteurs contemporains. Combes interprète ainsi l'action antiseptique des farines : « La caséine est protégée contre les putréfactions par les acides lactique et succinique résultant de la fermentation de la lactose ; or, la lactose du lait est trop rapidement absorbée pour protéger la caséine dans toute l'étendue de l'intestin. Si, au contraire, on mêle de la farine au lait, grâce à leur transformation et à leur résorption lente, elles ralentissent la production des acides lactique et succinique, dont l'action préservatrice se prolonge pendant une grande partie de la digestion. » On sait que c'est en vertu du même principe, formation progressive et continue d'acide lactique, que le professeur Metchnikoff recommande si véhémentement l'emploi diététique du lait caillé, vecteur de ferments lactiques.

Bref, les bouillies préviennent la caséintoxie, mais à la condition de ne les donner à l'enfant que quand il peut les digérer et aux doses auxquelles il peut les digérer.

* * *

Par quelles qualités diététiques se recommandent les farines en particulier ?

La différence de composition des farines diverses est trop marquée pour que l'on puisse, comme c'est cependant l'usage, les donner au hasard. Il faut toujours se rappeler que les fonctions

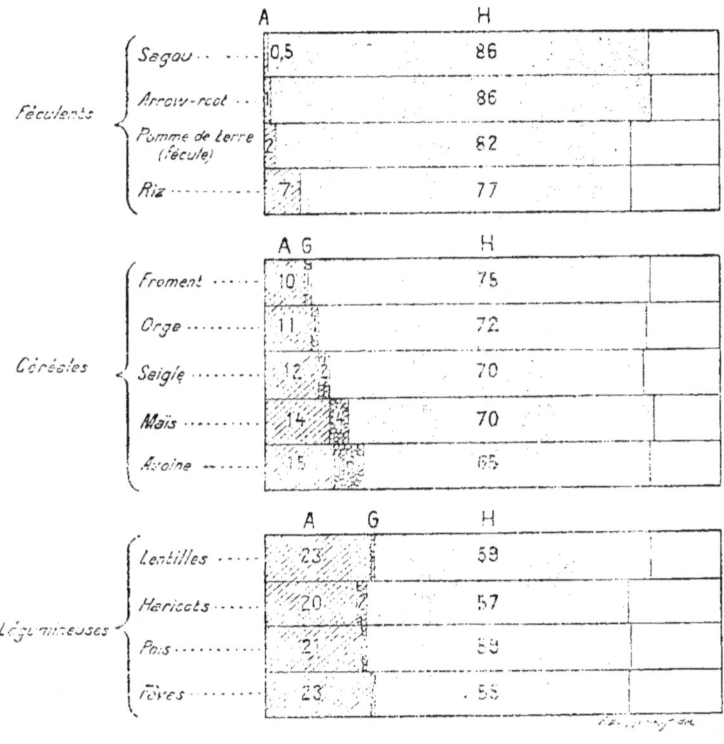

Fig. 20.

digestives du nouveau-né pour l'albumine sont très limitées, et il est rationnel et pratique de classer les farines suivant leur teneur en albuminoïdes. A ce point de vue on peut les grouper en trois catégories :

1° *Les farines presque exclusivement amidonnées* : sagou, arrow-root, pomme de terre, riz ; leurs caractéristiques sont les suivantes : elles renferment 80 pour 100 environ de matières amylacées et 1 à 2 pour 100 d'albumines (riz excepté qui en renferme 5 à 7 pour 100 et constitue une véritable farine de transition avec le groupe suivant).

Avant le quatorzième mois, c'est-à-dire avant l'époque du sevrage, tant que l'enfant ne prend que du lait, ces farines, surtout *l'arrow-root et le riz, doivent être employées presque exclusivement,* car le lait, relativement riche en albuminoïdes, ne demande à être associé qu'à des aliments pauvres en azote ;

2° *Les farines riches en amylacés, moyennement riches en albuminoïdes : céréales* (froment, orge, seigle, maïs, avoine, etc.). Elles renferment en moyenne 70 pour 100 d'amidon, 12 pour 100 d'albumine et une proportion variable de graisse (1 pour 100 pour le froment, 5 pour 100 pour l'avoine). Énumérées dans l'ordre : froment, orge, seigle, maïs, avoine, elles présentent une richesse décroissante en amidon (75 pour 100 pour le froment, 65 pour 100 pour l'avoine), une richesse croissante en albumines (10 pour 100 pour le froment, 15 pour 100 pour l'avoine).

Leur richesse relative en albuminoïdes en fait des *farines de sevrage* à employer surtout dans le courant de la deuxième année ; peut-être y aurait-il lieu de donner la préférence aux farines d'orge et de seigle, un peu plus grasses que celles de froment, sans l'être autant que celles de maïs et d'avoine ; il semble, d'ailleurs, qu'il y ait intérêt à varier les farines ;

3° *Les farines riches à la fois en amylacés et en albuminoïdes : légumineuses* (lentilles, haricots, pois, fèves, etc.). Elles renferment environ 25 pour 100 d'albuminoïdes et plus de 50 pour 100 d'amidon avec à peu près 2 pour 100 de graisses.

Associées au lait et aux œufs de la deuxième année, elles constitueraient un régime beaucoup trop azoté et exposeraient aux gastro-entérites ; on ne les introduira dans l'alimentation de l'enfant *qu'après la deuxième année.*

* * *

SOUS QUELLES FORMES PEUT-ON ADMINISTRER LES FARINES ?

Les farines alimentaires peuvent être données sous forme de

bouillies, de décoctions (décoction d'orge, décoction de céréales, eau de riz) ; elles entrent en proportions variables dans les diverses formules de bouillons de légumes (Méry, Comby, etc.).

Nous ne rappellerons en terminant que le *modus faciendi* le plus élémentaire, le plus ancien et encore le plus fréquent, celui des *bouillies* : délayer dans un peu d'eau froide la quantité nécessaire de la farine choisie, séchée au besoin au four ou sur une tôle rougie (transformation d'une partie de l'amidon en dextrine) ; jeter alors dans la quantité voulue de lait bouillant, laisser bouillir six à huit minutes en remuant ; ajouter une pincée de sel et de sucre ; retirer du feu, laisser tiédir.

III. — Décoctions de céréales.

Des travaux récents principalement de M. Springer ont attiré plus particulièrement l'attention sur les décoctions de céréales, vieilles comme la cuisine même, mais dont l'emploi, jusqu'alors tout empirique et traditionnel, à été en quelque sorte légitimé, régularisé, systématisé. Il n'est peut-être pas sans intérêt de rappeler le mode de préparation de quelques-unes d'entre elles, susceptibles de rendre les plus grands services en médecine infantile chez les dyspeptiques, chez certains typhiques, etc.

* * *

L'*eau d'orge* est d'un emploi traditionnel dans les gastro-entérites de la première enfance. On la formulera de la façon suivante :

Orge perlé : une cuiller à soupe dans 1/2 litre d'eau ;
Faire bouillir vingt minutes, passer sur une étamine ;
Ajouter eau bouillie, quantité suffisante pour 1/2 litre ;
Conserver dans un flacon lavé à l'eau bouillante et bouché avec un bouchon lavé de même à l'eau bouillante.

La *décoction d'avoine* se prépare de façon absolument identique.

La *décoction de céréales* n'est qu'une extension systématique des préparations précédentes ; nous la formulons comme suit :

Froment, seigle, avoine, orge, maïs, son, une cuiller à soupe de chaque ;

Torréfier légèrement au four ou sur une tôle rougie ;

Moudre au moulin à café, ou broyer et réduire en pulpe au mortier ;

Ajouter à un litre d'eau, faire bouillir et réduire à moitié environ (l'ébullition doit toujours durer au moins deux heures) ;

Passer sur une étamine et ajouter eau quantité suffisante pour un litre.

Conserver en flacon lavé à l'eau bouillante.

M. Comby se sert de la formule suivante[1] :

Faire bouillir pendant trois heures dans trois litres d'eau :

Blé.	āā 30 grammes ou une cuillerée à soupe.
Orge perlé.	
Maïs concassé.	
Haricots blanc secs.	
Pois secs.	
Lentilles.	

Ajouter chlorure de sodium : 20 grammes.

Il reste environ un litre. Passez et faites de petites bouillies avec une cuillerée à café de farine de riz, orge, avoine ou blé, etc., etc., par 100 grammes de bouillon.

On donne ce potage aux nourrissons, soit comme nourriture unique, soit comme complément de l'allaitement artificiel ou même de l'allaitement naturel quand il est insuffisant. Ne pas garder ce bouillon plus de 24 heures.

En voici un autre tiré de la thèse de Lesage (1904) :

Pommes de terre.	60 grammes.
Carottes.	45 —
Navets.	15 —
Pois secs.	āā 6 —
Haricots secs.	

On met le tout à froid, dans un litre d'eau, et on fait bouillir pendant quatre heures dans une marmite en terre ou en porcelaine qu'on a soin de laisser couverte. Au bout de ce temps, on passe le jus et on jette les légumes.

Le bouillon ayant réduit pendant la cuisson, on ramène le

1 *Presse Méd.*, 2 juillet 1905.

volume à un litre avec de l'eau bouillie, puis on ajoute alors 5 grammes de sel pour les 1 000 grammes de liquide.

On obtient ainsi une décoction de couleur jaunâtre, légèrement louche et d'une *saveur très agréable* qui la fait accepter très volontiers, mais d'une valeur nutritive à peu près nulle par elle-même. C'est, en somme, une dissolution dans l'eau de tous les sels solubles (sels de soude, de potasse, phosphates) contenus dans les légumes.

L'analyse du bouillon, faite au point de vue de l'extrait sec, fournit les résultats suivants :

Poids de l'extrait sec par litre.	15gr,50
Chlorure de sodium.	0 20

Ce bouillon doit, pour produire de bons résultats, être donné frais. Il sera préparé tous les jours et même pendant les mois d'été on devra, diminuant les proportions, faire, matin et soir la quantité nécessaire à la consommation.

On aura soin de toujours le mettre dans un endroit frais, soit dans un récipient plongé dans l'eau froide, soit, mieux encore, le conserver dans une glacière.

Toutes ces décoctions doivent être de préparation récente; le mieux est de les préparer chaque jour, car ce sont des milieux éminemment fermentescibles. Leur teneur en phosphates naturels minéraux et organiques facilement assimilables est considérable et en fait un mode de choix pour l'administration des phosphates. Leur teneur en hydrates de carbone et en albumines végétales en fait de véritables aliments.

Nous ne rappelons que pour mémoire les résultats obtenus par leur administration chez les enfants comme nourriture complémentaire ou corrective, chez les dyspeptiques, les typhiques, les convalescents, etc.

*
* *

Nous l'employons couramment *comme boisson* à l'instar des extraits de malt qu'elle peut suppléer, voire remplacer. Elle se prescrit soit pure, — le goût un peu doucereux, légèrement sucré, en est très agréable à certains malades que nous l'avons vu adopter comme boisson habituelle, — soit additionnée de thé ou de café, en particulier dans les cas de défaillance cardiaque. Ses propriétés diurétiques sont manifestes.

Elle nous a souvent rendu service dans l'institution du régime lacté, chez des typhiques, par exemple, qui le supportaient mal avant cette addition. Le lait additionné d'un tiers, voire de moitié de décoction, semble beaucoup plus facilement digéré par certains estomacs affaiblis. Au surplus, il est de constatation courante — et le bon sens suffirait à le faire prévoir — que le lait coupé est bien mieux supporté dans ces cas.

Dans la fièvre typhoïde, on pourra prescrire :

Lait de vache, *frais, bouilli*.	150	grammes.
Décoction *fraîche* de céréales, suivant formule susénoncée.	50	—

A prendre toutes les deux heures, sauf sommeil, par cuiller à soupe, l'ingestion totale prenant au moins huit à dix minutes.

*
* *

On peut en adoucir encore le goût, soit par l'addition d'un sirop, soit par l'addition de sucre granulé, suivant le goût du malade et les indications. En cas de constipation, l'addition de glycérine neutre combattrait cet inconvénient.

Le sucre et la glycérine relèvent par ailleurs le pouvoir nutritif desdites décoctions ; car il ne faut pas oublier qu'au point de vue calorigène, 1 gramme d'hydrate de carbone égale 1 gramme d'albumine, leur combustion respective donne naissance à quatre calories.

On peut en augmenter encore la valeur nutritive par l'addition d'un ou deux blancs d'œufs bien frais et bien battus, auquel cas en ajoutant quelques morceaux de sucre et en aromatisant avec quelques tranches de citron, voire une ou deux cuillers de champagne, on obtient une eau albumineuse céréalée vraiment recommandable dans les diarrhées infantiles et chez les typhiques.

On pourrait de même y ajouter un ou deux jaunes d'œufs bien frais et bien battus et aromatisés de même.

* * *

Un pas de plus et on arrive aux soupes véritables ; par exemple des pois concassés bouillis avec du bœuf ou une volaille fournissent par filtrage et expression un liquide alimentaire très riche en albumines végétales, en sels minéraux, en substances collagènes qu'on peut, en bien des cas, substituer au lait, chez les malades fatigués de cet aliment.

Ceci nous amène à dire un mot des « laits végétaux », si fréquemment célébrés par les végétariens. Il n'est pas douteux qu'ils offrent souvent une grande ressource au clinicien comme substitutif du lait. Le lait d'amandes douces, en particulier, constitue un aliment intéressant. On le préparera comme suit :

Prendre 60 grammes d'amandes douces, les décortiquer, enlevant la peau avec soin ;

Ajouter 250 grammes d'eau et réduire en pulpe par un broyage prolongé ;

Faire bouillir pendant vingt minutes, passer sur une étamine ;

Ajouter eau bouillie, quantité suffisante pour 1/2 litre ;

Garder en vase lavé à l'eau bouillante.

On obtiendra ainsi un liquide blanc laiteux, légèrement mousseux, dont l'aspect, l'odeur, et, dans une certaine mesure, la saveur, rappellent le lait, en sorte que l'enfant s'apercevra difficilement de la substitution. Il contient une faible quantité de protéides végétales (probablement des nucléines), une quantité considérable de corps gras, ainsi qu'en témoigne son agitation prolongée avec l'éther, une quantité appréciable d'hydrates de carbone.

Employé sucré, il donnera à l'enfant l'illusion du lait. On pourra l'employer pour couper le lait au même titre que les décoctions sus-indiquées. Il rendra des services dans les fermentations intestinales, dans les urticaires d'origine digestive.

Sa teneur très élevée en corps gras en fait un liquide d'un pouvoir calorigène très élevé, car 1 gramme d'huile fournit près de 10 calories, soit 2 fois 1/2 plus qu'un même poids d'albumine ou d'hydrate de carbone ; le fait est à retenir à l'occasion de maladies telles que les diarrhées infantiles qui déterminent une dénutrition si rapide et une tendance si marquée à l'hypothermie.

IV. — Pates alimentaires.

La farine de froment additionnée en proportions variables de lait, d'œufs, de beurre, sert à la préparation d'un certain nombre de *pâtes alimentaires* : nouilles, nouillettes, macaronis, vermicelles, pâtes dites d'Italie, spaghetti, cornettes, œil de perdrix, etc. Combes conseille la fabrication de pâtes alimentaires sans œufs.

Leur valeur alimentaire est considérable au moins égale à celle du pain. Le macaroni par exemple renferme 9 pour 100 d'albumine, 0,3 pour 100 de graisse et 70 pour 100 d'hydrates de carbone et d'après Munck et Ewald sa substance sèche est digérée au même degré que celle de la viande, des œufs et du pain blanc. Dans certaines contrées, en Italie en particulier, ces pâtes constituent une part importante de l'alimentation. A Naples et dans les environs, macaroncini, fidelini et spaghetti, constituent l'alimentation presque exclusive d'une partie de la population.

Sous l'influence de l'enseignement de Combes de Lausanne ces pâtes jouent un rôle considérable dans la diététique des entérites et voici quelques conseils culinaires donnés par cet auteur.

Les pâtes alimentaires sans œufs sont cuites à l'eau salée 25 à 30 minutes suivant leur nature. Ajouter du beurre frais au moment de servir, mais jamais d'épices, de tomates ni de fromage.

Recette de *macaroni, nouilles, vermicelle* : mettez bouillir un litre d'eau légèrement salée, jetez-y 100 grammes de macaroni, nouilles ou vermicelle et laissez cuire 25 ou 30 minutes, puis égouttez-les et mettez au four 3 à 5 minutes.

Ajoutez du beurre frais au moment de servir.

Gnioquis à la fleur de farine. — Mettez bouillir deux décilitres d'eau légèrement salée. Versez-y quatre cuillerées de farine en remuant fortement, laissez sécher cette pâte pendant 15 minutes au bord du four, jusqu'à ce que ce soit une masse compacte, puis vous la retirez du four. Vous la roulez, la coupez en petits morceaux de la grosseur d'une noisette, et plongez ces morceaux dans deux litres d'eau bouillante salée, laissez cuire 20 minutes, égouttez-les soigneusement, mettez-les dans une cocotte au four 20 à 25 minutes, servez au sel ou au sucre.

Gnioquis à la semoule fine. — Mettez bouillir deux décilitres de lait et un peu de sel. Quand le lait bout, versez-y en pluie trois cuillerées de semoule, laissez cuire 20 minutes, puis étendez cette masse sur une plaque, laissez refroidir. Quand la pâte sera froide, coupez en carrés et mettez gratiner au four.

Voici par ailleurs une *formule moins spartiate de macaronis au beurre* à l'usage des estomacs et des intestins normaux s'il en existe encore : proportions pour une personne :

Laisser cuire les macaronis, 50 grammes, dans du bouillon ou de l'eau salée bouillante, 1/2 litre, jusqu'à ce qu'ils fléchissent légèrement sous le doigt, 15 à 20 minutes, égouttez rapidement sur une passoire sans attendre que les pâtes se tassent et fassent colle. Faire fondre à moitié dans une casserole un bon morceau de beurre 15 à 20 grammes, y glisser une partie des macaronis, saler, poivrer, saupoudrer fortement de gruyère et de parmesan, 20 à 25 grammes, mélangés, ajouter une nouvelle couche de macaronis, saler, poivrer, saupoudrer de fromage — ainsi de suite par couches et quand tous les macaronis ont été employés ajouter à nouveau un morceau de beurre, mélanger avec deux fourchettes et servir.

Pour les macaronis au gratin, opérer de même façon, mais saupoudrer de panure et mettre dans un four à feu vif pour gratiner[1].

1. Nous donnons ici à titre documentaire un certain nombre de formules culinaires empruntées à des gastronomes réputés :

Nouilles fraiches. — A Paris et dans la plupart des grands centres, on trouve actuellement ces pâtes toutes prêtes. Certaines maisons vendent aussi des macaronis frais. La digestibilité de ces pâtes est plus grande ainsi que leur saveur. Il est facile de préparer soi-même la pâte à nouilles. Voici les formules usitées :

Pâte à nouilles (formule spéciale). — 1° Mettre en cercle sur la table 250

On peut varier à l'infini ces préparations en y associant la sauce tomate, la purée de carottes (macaronis à la Crécy), la

grammes de farine tamisée. Placer au milieu 2 œufs entiers et 2 jaunes et 7 à 8 grammes de sel fin.

2° Mélanger le tout. Écraser la pâte avec la paume de la main et, lorsque l'amalgame est homogène, le former en boule et l'envelopper dans un torchon saupoudré de farine. Laisser reposer au frais pendant 2 heures ;

3° Diviser la boule ou pâte en quatre parties. Abaisser chaque partie au rouleau, aussi mince que possible (pour cette opération, saupoudrer la table de farine) ;

4° Rouler les abaisses obtenues en boudins et les découper en lanières fines ;

5° Séparer ces lanières les unes des autres, les mettre à cuire à l'eau bouillante salée ainsi qu'il est d'usage pour toutes les pâtes.

Cette méthode spéciale ne diffère pas de la formule classique usitée en cuisine normale.

Voici les proportions établies par Urbain Dubois pour cet apprêt :

Pâte à nouilles (formule de restaurant). — Proportions : 250 grammes de farine tamisée, 3 œufs entiers, 7 à 8 grammes de sel.

Manipulation identique à celle décrite ci-dessus.

Les nouilles fraîches reçoivent tous les apprêts indiqués pour les macaronis.

Dans le régime de la dyspepsie, l'accommodement à préconiser est le suivant :

Nouilles au beurre. — 1° Faire pocher les nouilles à l'eau salée pendant 16 à 18 minutes ;

2° Les égoutter, les faire sécher à couvert à l'entrée du four ;

3° Ajouter hors du feu de 25 à 30 grammes de beurre frais. Mélanger et servir.

A. Montagné et Dr F. Regnault (loco citato).

Gniokis. — Cet apprêt appartient surtout à la cuisine ménagère. On le trouve plus rarement dans le commerce que les autres pâtes.

Pâte à Gniokis. — 1° Mettre à bouillir 2 décilitres 1/2 de lait avec 50 grammes de beurre, une très légère pincée de sel et un soupçon de muscade râpée ;

2° Ajouter 125 grammes de farine, mélanger en plein feu, en remuant avec une spatule jusqu'à ce que la pâte se détache des parois de la casserole ;

3° Ajouter à cette pâte, hors du feu, 3 œufs, mis un à un et, au dernier moment, 50 grammes de parmesan râpé ;

4° Diviser cette pâte en petites boulettes de la grosseur d'une noix et les faire pocher à l'eau bouillante ;

4° Les égoutter, les faire sécher à l'entrée du four et les apprêter suivant indication (au naturel, au fromage, à la sauce blanche spéciale, etc., etc.).

On peut, en cuisine de régime, transposer cette formule. On fera bouillir le

purée de lentilles (macaronis à l'Égyptienne), le maigre de jambon haché, la purée de cervelle, etc.

lait sans beurre et sans muscade et l'on opérera pour le restant ainsi qu'il sera indiqué ci-dessus.

A. Escoffier, *Guide culinaire*.

Gniokis à la semoule, dites à la romaine (formule de cuisine diététique). — 1° Verser en pluie, dans 4 décilitres de lait bouillant légèrement salé, 100 grammes de semoule, mélanger et faire cuire pendant 20 minutes, en remuant souvent à la spatule ;

2° Lorsque le mélange est cuit, le retirer du feu et lui incorporer 2 jaunes d'œufs. Mélanger et étaler sur une plaque mouillée ;

3° Découper à l'emporte-pièce rond ou découper en morceaux carrés. Ranger sur un plat, faire chauffer à l'entrée du four, saupoudrer de parmesan râpé et servir.

Observations : En cuisine normale, les Gniokis à la Romaine sont arrosées de beurre fondu et légèrement gratinées. On peut aussi les napper de quelques cuillerées de coulis de veau.

P. Montagné, Dr F. Regnault (loco citato).

Voici enfin d'après Ali-Bab, une formule un peu compliquée, mais fort succulente, de raviolis.

Raviolis. — Pour 48 raviolis pour 6 personnes :

Se procurer : 50 grammes de crème épaisse ; 1 œuf frais et 3 jaunes d'œuf ; 100 grammes de lait ; 250 grammes farine de blé dur ; sel et poivre.

Hacher : Blanc de poulet rôti, jambon d'York, ris de veau cuit au beurre, de chaque 125 grammes.

Préparer *pâte de ravioli* avec 1 œuf entier et un jaune, farine, lait, sel (5 grammes) ; laisser reposer une heure ; abaisser à 1 millimètre 1/2 au rouleau ; découper en ronds de 6 centimètres diamètre.

Préparer *farce* avec hachis, crème, truffes, sel, poivre, 2 jaunes d'œuf. Partager en 48 noisettes.

Fabriquer *ravioli* en enfermant noisette entre 2 couches de pâte.

Faire cuire 10 minutes sur feu dans du bouillon ; retirer casserole du feu ; laisser pocher encore 10 minutes.

Égoutter, déposer sur un plat, avec beurre fondu. Parmesan.

Servir avec sauce tomate mouillée avec jus de viande.

D'après *Ali-Bab* (Gastronomie pratique).

LÉGUMINEUSES

Les légumineuses (haricots, lentilles, pois, fèves) constituent un groupe alimentaire très homogène ; elles présentent, en effet, ce caractère commun de renfermer dans une enveloppe résistante de cellulose, un aliment, de tous — viande incluse — le plus riche en albumines, en hydrates de carbone et en sels.

1. *Composition.*

Pour la clarté de l'exposition nous aurons surtout en vue l'étude de la lentille, mais les développements s'appliqueront sensiblement aux haricots, aux pois et aux fèves dont nous rappelons la *composition élémentaire moyenne* d'après Boussingault et Balland :

	ALBUMINOIDES	HYDROCARBONES	GRAISSES	SELS MINÉRAUX	CELLULOSE	EAU
Lentilles. . .	23 o/o	59 o/o	1 o/o	2,5 o/o	3 o/o	11,5 o/o
Haricots. . .	20	57	2	3,5	3,5	14
Pois. . . .	21	59	1,5	3	4	11,5
Fèves. . . .	23	55	1	2,5	6,5	12

On voit qu'il est difficile de constituer un groupe alimentaire plus homogène.

Si l'on compare les chiffres relatifs aux lentilles aux chiffres moyens fournis par les analyses du pain blanc de Paris et de la viande de bœuf moyenne, on obtient le tableau suivant :

	ALBUMINOIDES	HYDROCARBONES	GRAISSES	SELS MINÉRAUX	EAU
Lentilles.	23 o/o	59 o/o	1 o/o	2,5 o/o	11,5 o/o
Pain..	7	55	1	1	36
Viande.	20	?	6	1	72

On peut en conclure pour les besoins de la diététique courante qu'à l'état naturel, *1 kilogramme de lentilles renferme autant d'albuminoïdes, d'hydrocarbones et de sels qu'en renferment ensemble 1 kilogramme de viande et 1 kilogramme de pain.*

Si nous évaluons en calories la valeur alimentaire de chacun de ces aliments nous calculons aisément :

100 gr. de lentilles fournissent $59 \times 4 + 23 \times 4 + 1 \times 9 = 337$ calories.
100 gr. de pain — $55 \times 4 + 7 + 4 + 1 \times 9 = 257$ —
100 gr. de viande — $20 \times 4 + 6 \times 9 = 134$ —

Comparée *au point de vue calorimétrique la lentille équivaut presque à un poids égal de viande additionné d'un poids égal de pain.*

C'est l'aliment mixte qui sous le plus petit poids renferme le plus de principes albuminoïdes et de substances ternaires ; le riz l'emporte au point de vue calorimétrique, mais est déficitaire en albuminoïdes. Le coefficient d'utilisation nutritive sous forme de purée est de 91 pour 100 environ (Gautier), taux inférieur à celui du pain, du riz, des œufs et de la viande cuite, mais tout compte fait les légumineuses restent encore et de beaucoup les aliments dont, à poids égal, la valeur nutritive est le plus élevée. Aussi constituent-elles comme le riz une ressource hors ligne pour l'alimentation de grandes masses dans des conditions de ravitaillement difficile, surtout si l'on considère que les légumineuses se conservent longtemps sans modifications sensibles, qu'elles sont peu attaquées par les insectes, que d'ailleurs leur dessiccation et leur stérilisation est des plus faciles. Aussi entrent-elles dans la composition de la ration alimentaire de toutes les armées, et mériteraient-elles d'y occuper une place beaucoup plus grande ; on sait d'ailleurs quel rôle important a joué pendant la guerre de 1870 le fameux saucisson aux pois dans l'alimentation de l'armée allemande.

Au point de vue économique aucun aliment ne peut supporter la comparaison avec les légumineuses. Si nous rappelons qu'un kilogramme de lentilles qui coûte 0 fr. 75 équivaut presque à 1 kilogramme de viande et à 1 kilogramme de pain qui coûtent ensemble environ 2 fr. 40, on saisit sur le vif la réalité de cette affirmation. Si l'on réfléchit que les 520 grammes de pois de l'expérience de Reubner peuvent à la rigueur, additionnés d'un peu de graisse ou de lard, suffire à la ration quotidienne d'un adulte et coûtent environ 0 fr. 35, on voit quel rôle ils pourraient et ils devraient jouer dans l'alimentation des humbles.

2. *Digestion et nutrition.*

Envisagées *au point de vue nutritif général, elles constituent des aliments complets*. En fait Reubner a pu maintenir l'équilibre azoté et carboné de ses sujets en expérience en les nourrissant uniquement avec la ration quotidienne de 520 grammes de pois secs en bouillie. D'après les tableaux précédents cette ration fournissait approximativement ; 120 grammes d'albuminoïdes, 310 grammes d'hydrates de carbone, 8 grammes de graisses, 15 grammes de sels minéraux et 1 800 calories environ. Si nous considérons spécialement le rapport des albuminoïdes aux hydrates de carbone dans la ration précédente, on voit qu'il est comme 1 est à 2, 5. L'expérience clinique quotidienne semble indiquer que dans des conditions d'alimentation normale, il y a avantage et pour de multiples raisons (sécrétion urinaire, fermentations intestinales, etc.) à ce que ce rapport soit au moins comme 1 est à 4. En fait on sait combien les légumineuses surtout non écrasées développent les fermentations intestinales et quelle place elles ont prise à cause de cela dans la littérature scatologique : leur grande richesse, jusqu'à un certain point excessive, en albuminoïdes en est une des principales causes ; la résistance de leur gangue cellulosique aux sucs digestifs, au suc gastrique en particulier, en est une autre. Ces deux faits, l'un d'ordre physique (gangue cellulosique), l'autre d'ordre chimique (insuffisance des graisses et des hydrocarbones) dominent la diététique.

La ration exclusivement légumineuse, largement suffisante en albuminoïdes est faible quant aux hydrates, manifestement déficitaire en graisses ; l'addition de graisses (beurre, lard, par exemple) est donc quasi nécessaire, l'association aux hydrates de carbone (sucre, petits pois, pain, riz, pommes de terre, farine, etc.) est désirable ; cette dernière association atténuera souvent dans une large mesure les fermentations. Ce faisant on en élèvera aussi sensiblement la valeur calorimétrique.

La gangue cellulosique est un gros obstacle à l'attaque des sucs digestifs ; il sera donc rationnel d'employer ces aliments décortiqués, ou sous forme de farines, de bouillies, de purées, de soupes, de potages. Ils sont beaucoup moins constipants que les aliments d'assimilation plus parfaite, tels le riz ; ils sollicitent davantage les contractions intestinales, laissent plus de résidus et peuvent en conséquence rendre quelques services dans le traitement de la constipation ; quelquefois même à ce point de vue, il nous a semblé trouver quelque avantage à les faire prendre non décortiqués, leur enveloppe cellulosique, agissant alors à la manière d'un corps étranger ; on sait avec quelle fréquence on trouve dans les selles des débris cellulosiques de légumineuses.

A remarquer aussi la grande richesse des légumineuses en sels ; elles en renferment 2 et 3 pour 100, et plus, ce qui est considérable. L'acide phosphorique combiné à la potasse, la soude, la chaux et la magnésie représente plus du tiers de ces sels ; d'après Gautier l'acide phosphorique provenant du phosphore organique des lécithines, nucléines, etc., s'élève à environ 2 pour 1 000. Elles auront donc leur place marquée dans les formules de décoctions de végétaux, de bouillons de légumes qui pénètrent chaque jour davantage dans les prescriptions médicales.

M. Comby donne une formule de décoction végétale où les

légumineuses (haricots, pois, lentilles) sont employées avec les céréales (blé, orge, maïs); la décoction ainsi obtenue renferme par litre la quantité appréciable de 8 grammes d'albumines et 8 grammes de sucre, et $0^{gr},025$ d'acide phosphorique.

A signaler enfin la richesse en fer des haricots, des pois, des fèves et des lentilles : leurs cendres renferment en moyenne 1 pour 100 de fer. Ils peuvent entrer dans le régime des anémiques sous bénéfice d'inspection stomacale.

3. *Préparations culinaires. — Les purées.*

Les légumineuses prêtent à peu de considérations culinaires ; leur mode de préparation est des plus simples, il est basé sur les principes suivants :

1° *Nécessité* de faire gonfler lesdites légumineuses, *de leur incorporer une quantité d'eau suffisante pour les rendre digestibles,* car l'aphorisme classique *non agunt nisi soluta* s'applique aux aliments aussi bien qu'aux médicaments ; d'où la pratique de les faire « tremper » pendant plusieurs heures, puis de les faire bouillir plus ou moins longtemps : sous cette influence, les grains de fécule gonflent et font éclater l'enveloppe cellulosique, la fécule est au moins en partie transformée en dextrine soluble, les albuminoïdes sont en partie dissoutes et rendues plus digestibles. La quantité d'eau absorbée dans cette préparation par les légumineuses est considérable ; c'est ainsi que 300 grammes de petits pois donnent plus de 1 200 grammes de purée et 2 litres et demi de soupe encore assez épaisse ; en sorte que la purée renferme environ 1/5 de son poids de substances fixes et la soupe 1/10. La ration de Reubner sous forme de purée représenterait environ $2^{kgr},200$, évidemment difficile à absorber.

La cuisson des légumineuses doit se faire dans de l'eau « tendre » aussi exempte que possible de carbonate de chaux, car la chaux forme avec la légumine une combinaison insoluble ; on corrigerait au besoin l'eau « dure » par l'addition de carbonate de soude.

2° *Utilité de débarrasser les légumineuses de leur enveloppe cellulosique* à peu près indigestible, d'où l'emploi sous forme de purées passées au tamis, de soupes passées de même ou de légumes secs décortiqués, débarrassés mécaniquement de leur gaine, et que l'on trouve maintenant couramment dans le commerce. Rappelons que chez certains constipés, il pourra être utile de donner des légumineuses non décortiquées.

3° *Utilité de combiner les légumineuses aux corps gras qui leur manquent.* A ce point de vue l'instinct populaire a devancé la diététique rationnelle quand il a associé traditionnellement : les lentilles et le lard, les haricots et la chair grasse de mouton (gigot), les pois et la charcuterie grasse (saucisses). Le mets ainsi obtenu n'est pas délicat, une excessive boulimie peut seule expliquer l'histoire d'Esaü ; ce n'est pas un plat pour gourmets et encore moins pour dyspeptiques, mais c'est un plat de résistance, économique, plastique et calorigénique, convenant particulièrement aux travailleurs manuels. Le « saucisson aux pois » allemand de la campagne de 1870 était fabriqué avec de la farine de petits pois, du lard, des oignons, du sel et des condiments ; il renfermait pour 100 : 16 grammes d'albumine, 40 grammes de graisse, 30 grammes d'hydrates de carbone, 9 grammes de sels et seulement 6 grammes d'eau. C'était, comme on voit, une véritable quintessence alimentaire ; sous cette forme éminemment pratique, il donnait par simple ébullition avec de l'eau et presque instantanément un aliment réconfortant et savoureux. 100 grammes de ce saucisson représentent 544 calories, ce qui est énorme, mais sa teneur élevée en graisses et en albuminoïdes exige des estomacs vraiment solides.

4° *Utilité enfin de les relever assez fortement de sel et même de poivre,* comme dans le saucisson aux pois, pour exciter les sécrétions digestives nécessaires à la digestion d'un aliment si riche.

1. Voici 3 formules de purées types à l'eau, au lait et aux œufs empruntées à M. P. Montagné et Dr F. Regnault.

Purées de légumes usuelles. — *Purée de lentilles* (proportions pour 1 per-

*
* *

Leur conservation facile, leur faible prix, leur richesse alimentaire, leurs propriétés hautement nutritives et faiblement toxigènes

sonne). — Faire tremper pendant 24 heures 150 grammes de lentilles bien triées.

Égoutter les lentilles, les mettre dans une casserole avec 1 litre d'eau froide et de 12 à 15 grammes de gros sel. Si le médecin l'autorise, ajoutez un bouquet garni composé de persil, de thym et de laurier, un petit oignon, une carotte et un grain d'ail.

Faire partir en plein feu. Dès que l'ébullition est bien en train, reculer la casserole sur le coin du fourneau et laisser s'opérer la cuisson lentement en tenant la casserole aux trois quarts ouverte.

Quand les lentilles s'écrasent facilement, les égoutter (retirer le bouquet et les légumes de garniture) et les passer au tamis.

Remettre la purée obtenue dans la casserole. La travailler sur le fourneau avec une cuillère en bois dur pour la rendre lisse et homogène en lui ajoutant s'il y a lieu, une cuillerée ou deux de l'eau de la cuisson. Conserver au chaud au bain-marie.

Suivant prescription du médecin, ajouter, au dernier moment, de 20 à 30 grammes de beurre frais.

Purée de lentilles au lait. — 1° Faire cuire les lentilles ainsi qu'il est dit dans la recette précédente. Les passer au tamis.

2° Ajouter pour délier 1 décilitre de lait préalablement bouilli.

Suivant prescription, incorporer au dernier moment de 20 à 30 grammes de beurre frais.

Purée de lentilles à l'œuf. — Même méthode que pour la purée de lentilles ordinaire.

Lier la purée d'un ou de deux jaunes d'œufs et, suivant prescription, ajouter de 20 à 30 grammes de beurre frais.

A notre avis ces 2 dernières purées, au lait et aux œufs, sont irrationnelles et très souvent mal supportées par l'intestin; elles constituent un aliment hyperalbumineux beaucoup trop riche et nous les avons presque toujours vu mal supportées et provoquer des troubles intestinaux.

Les purées de haricots blancs, de haricots rouges, de haricots flageolets, de pois cassés pourront être confectionnées conformément aux mêmes proportions, aux mêmes assaisonnements, aux mêmes méthodes de cuisson.

devraient en faire la « viande du pauvre » comme elles ont fait du traditionnel « fayot » la « providence des marchands de soupe ».

Puisque nous en sommes au chapitre des purées ajoutons à titre documentaire que si elles sont usuellement désignées d'après l'élément principal employé à leur apprêt, elles sont souvent désignées sur les menus par des termes techniques que nous croyons utile de rappeler ici :

Purée d'Argenteuil = purée d'asperges.
Purée Soissonnaise = purée de haricots blancs.
Purée Clamart ou Saint-Germain = purée de petits pois.
Purée Condé = purée de haricots rouges.
Purée Esaü = purée de lentilles.
Purée Crécy = purée de carottes et riz.
Purée Du Barry = purée de choux-fleurs (?).
Purée Ferneuse = purée de navets.
Purée Palestine = purée de topinambours (?).
Purée Parmentière = purée de pommes de terre.
Purée Rachel = purée de fonds d'artichauts.
Purée Soubise = purée d'oignons liée de Béchamel.
Purée Vichy = purée de carottes.

LÉGUMES AQUEUX

1. *Légumes aqueux en général.*

Les légumes aqueux sont surtout caractérisés comme leur nom l'indique par leur richesse en eau, leur teneur en général élevée en cellulose, leur pauvreté en principes nutritifs.

Ils constituent culinairement et botaniquement un groupe fort disparate ; aussi ont-ils fait l'objet des classifications les plus diverses ; nous donnons ci-dessous la classification du Rouget et Dopfer, qui est encore une des moins critiquables.

Classification de Rouget et Dopfer.

a) Racines comestibles : carottes, navets, salsifis.

b) Légumes herbacés : mangés crus ou cuits :
a) oseilles, épinards ;
b) salades.

c) Légumes fruits : Melon, concombre, potiron, tomate, aubergine, cornichon.

d) Bourgeons : asperges, artichauts, choux, oignons, poireaux, ails.

e) Champignons.

Le tableau ci-dessous donne la composition approximative des légumes aqueux les plus usuels.

COMPOSITION ÉLÉMENTAIRE DE QUELQUES LÉGUMES USUELS

	EAU	HYD. CARBON.	SUB. AZOTÉES	GRAIS-SES	CELLU-LOSES	SELS
Petits pois.	78	12	6	0,5	2	1
Carottes, navets, radis.	87	9 (dont 7 de sucre).	1	0,2	1,4	1
Céleris.	93	4	1	0	1	1
Oignon, ail. . . .	58	32	6	0,4	1,2	1,4
Épinards.	88	4	2	0,4	1	2
Salades..	93	3	1,6	0	1	1
Poireaux.	87	6,5	3	0	1,5	1,5
Chou blanc. . . .	90	5	2	0	2	1
Choux-fleurs. . . .	91	4,5	2,5	0	1	1
Choux de Bruxelles. .	85	6	5	0,5	1,5	1
Asperges.	93	3	2	0	1	0,5
Betteraves.. . . .	86	10	1,3	0	1	1

La lecture de ce tableau montre toutefois que *chimiquement* et diététiquement ce groupe présente une incontestable homogénéité ; les aliments qui le composent sont tous en effet :

1° *Riches en eau,* puisque leur teneur hydrique est toujours proche de 90 pour 100 ; ils méritent donc bien leur nom de légumes aqueux ;

2° *Pauvres en albuminoïdes,* leur teneur est toujours inférieure à 6 pour 100 (et encore seulement pour les petits pois qui appartiennent au groupe des légumineuses, et pour le groupe des oignons) ; pour le plus grand nombre desdits légumes elle est inférieure à 2 pour 100 ;

3° *D'une teneur pratiquement nulle en graisses ;*

4° *Pauvres en hydrates de carbone* ; leur teneur est inférieure à 10 pour 100, exception faite des petits pois (12 pour 100) et des oignons (32 pour 100) ; pour le plus grand nombre elle oscille autour de 4 pour 100. Toutefois ils sont toujours sensiblement plus riches (du double au décuple) en hydrates de carbone qu'en albuminoïdes ;

5° *Riches en matières minérales* qui représentent 1 à 2 pour 100 de la substance à l'état frais ; et qui à l'état sec peuvent représenter jusqu'à 16 et 18 pour 100 de l'aliment (épinards, laitues) ;

6° *Relativement riches en cellulose,* qui représente toujours 1 à 2 pour 100 du poids de l'aliment frais.

Il résulte de ce qui précède que *physiologiquement* les légumes aqueux sont :

1° *Peu nourrissants* ; leurs principes utilisables ne présentent pas en moyenne le vingtième de leur poids ;

2° *De grand volume* ; d'où une sensation assez rapide de rassasiement qui en fait des aliments d'assouvissement de faim et de division des autres aliments ;

3° *Rafraîchissants* par l'eau qu'ils renferment et *laxatifs* par le grand résidu intestinal qu'ils laissent ;

4° *Alcalinisants* ou *reminéralisants* par leur teneur élevée en sels ;

5° *Antiscorbutiques* à l'état frais ; certaines espèces sont plus particulièrement efficaces à ce point de vue.

On peut essayer de les grouper pour l'étude en séries plus ou moins naturelles, établies sur leur parenté botanique, leur teneur en cellulose, ou leur composition élémentaire ; au point de vue diététique ces groupes ne correspondent pas à des divisions pratiques et pèchent toujours par quelque point. Aussi nous bornons-nous à énumérer par ordre alphabétique les principaux légumes aqueux et à signaler les particularités diététiquement intéressantes.

Nous exposerons ensuite quelques considérations diétético-culinaires générales susceptibles d'applications cliniques immédiates.

2. *De quelques légumes aqueux en particulier.*

Ail. — Constitué par le cayeux de l'allium sativum (liliacées); est à proprement parler un condiment plutôt qu'un aliment, surtout employé dans les régions chaudes et tempérées. Il est relativement riche en hydrates de carbone, 32 pour 100.

Il renferme du myronate de potasse qui, sous l'influence d'une diastase (la myrosine) se décompose en glycose, sulfocyanate d'allyle et bisulfate de potasse suivant l'équation :

$$\underset{\text{myconate de potasse}}{C^{10}H^{18}AzKS^2O^{10}} = \underset{\text{sucre}}{C^6H^{12}O^6} + \underset{\text{sulfocyanate d'allyle}}{C^3H^5Az = C = S} + SO^4KH.$$

Le sulfocyanate d'allyle constitue l'essence de moutarde. Le raifort, le cresson, les radis, l'oignon, l'échalotte, la ciboule contiennent les mêmes principes et donnent la même essence. Le sulfure d'allyle $(C^3H^5)^2S$ joue le même rôle.

Elle exerce une action irritante bien connue sur la langue, les nerfs olfactifs, les nerfs lacrymaux ; ingérée elle s'élimine par l'haleine et les sueurs auxquels elle communique une odeur repoussante.

Elle exerce de même une *action excitante marquée sur la muqueuse stomacale* dont elle augmente la sécrétion ; *elle exerce aussi sur les voies digestives une action antiseptique des plus puissante* ; de ce fait l'ail, comme la moutarde, permet de digérer en excitant l'estomac et en aseptisant les voies digestives, certains aliments, autrement mal supportés.

Enfin il agit comme un *stimulant diffusible* très puissant employé jadis pour combattre les effets hyposthénisants des poisons et des venins.

L'ail agit dans une certaine mesure comme *antiscorbutique, anthelminthique, diurétique* ; grâce à son essence sulfurée il agit comme anticatarrhal dans les affections bronchopulmonaires, c'est probablement à cause de cela qu'il constitue un remède populaire contre l'asthme.

Rappelons la formule de l'*ayoli :*

Pour 8 convives mettre dans un mortier de marbre, de bois ou de verre (jamais de métal) six à huit belles gousses d'ail (une gousse par tête de convive) ; ajouter le sel, du gros sel, il servira à écraser les gousses qui ne doivent jamais être coupées au couteau. Piler avec soin jusqu'à ce que l'ail fasse pâte ; ajouter alors 2 jaunes d'œufs crus, très frais. Tourner le mélange jusqu'à bonne liaison. Ajouter alors goutte à goute, et tout en continuant à tourner, de bonne huile d'olive jusqu'à ce qu'on ait obtenu la quantité désirée. Finir en ajoutant goutte à goutte le jus d'un demi-citron.

L'ayoli doit être ferme, luisant, de consistance de beurre frais.

C'est un aliment gras, riche, lourd à l'estomac mais sain, élément agréable de suralimentation.

Il accompagne à merveille le poisson, les escargots, les haricots verts, les pommes de terre, les carottes, etc.

*
* *

Artichauts. — Constitués par les capitules du Cynara scalynum de la famille des cynanthérées ; le bas des squames est riche en matières azotées albumineuses assez nutritives et en inuline, en sorte qu'ils peuvent être autorisés chez les diabétiques, à l'huile et au vinaigre; mangés avec une sauce blanche, ils peuvent constituer un appoint alimentaire utile. La cuisson attendrit leur chair et les rend sensiblement plus digestibles ; crus, ils sont toujours à interdire. Le fond d'artichaut bien cuit, servi avec une sauce blanche est un bon mets de convalescents ; garni d'épinards braisés et saupoudrés de fromage râpé, il constitue un mets appétissant et fort nourrissant. On pourrait aussi le découper en dés et le frire dans de la pâte, etc.

L'artichaut est légèrement *fébrifuge,* d'où son emploi jadis par les paysans du Berry contre les fièvres intermittentes sous forme d'infusion de 20 grammes de feuilles écrasées dans un litre d'eau bouillante. L'artichaut a dans le peuple la réputation d'être diurétique d'où l'emploi populaire de la racine d'artichaut bouillie dans du vin blanc contre l'ictère et l'hydropisie.

*
* *

Les *asperges* sont constituées par les jeunes tiges ou bourgeons de la plante qu'on récolte au moment de sa sortie de terre.

Elles renferment des nucléines, de la mannite, de l'asparagine $C^4H^8Az^2O^8$, de l'acide aspartique ou amido-succinique $C^4H^7AzO^4$ et une substance qui communique aux urines une odeur spéciale très désagréable qu'on peut faire disparaître au moyen du vinaigre ; elles sont relativement riches en acide phosphorique qui représente 18 pour 100 des substances minérales.

Leur valeur nutritive propre est extrêmement minime, mais, comme pour tous les autres légumes de cette série, cette valeur est sensiblement relevée par la sauce huile-vinaigre ou blanche ou mayonnaise avec laquelle elles sont toujours mangées. On les incorpore parfois à des œufs brouillés ou à des omelettes.

Elles exercent une certaine action sur la circulation et la diurèse à ce point qu'on a fait jadis de l'asparagine un succédané de la digitale. L'asparagine se trouve en plus fortes proportions dans la plante sauvage, ce qui explique que le sirop de pointes d'asperges spontanées, préparé jadis à Cannes, à Nice et dans le midi de la France, était supérieur à celui de nos officines (Gübler).

L'asperge a joui d'une certaine vogue comme diurétique et sédatif du cœur ; ces propriétés sont réelles mais il faut savoir que l'asperge est un diurétique direct, excitant, capable d'irriter les reins et les voies urinaires au point de produire l'effet inverse. En sorte qu'on devra les proscrire dans les cas de néphrites à cause de cette action irritante et chez les goutteux à cause de leur teneur en nucléines.

Elles font partie des cinq racines apéritives majeures.

*
* *

Betterave. — Sa variété rouge est comestible ; elle est surtout riche en sucre et se mange cuite associée à la salade ; elle s'accommode bien d'un assaisonnement assez riche en huile.

*
* *

La *carotte* est le pivot radiculaire du Daucus carotta (ombellifères) ; c'est une racine charnue rouge, sucrée et parfumée, qui renferme surtout de l'amidon, du sucre de canne, de la mannite, des huiles grasses essentielles, un hydrocarbure colorant (carottine), de l'asparagine, de nombreux sels (malates, phosphates de potasse et de chaux) ; c'est un aliment agréable et de digestion assez facile. Il en est fait traditionnellement à Vichy un grand usage, et l'on ne pourrait guère, d'après Linossier, en donner d'explication satisfaisante ; toutefois d'après Munck et Ewald, l'influence des carottes (et des pommes de terre) sur la défécation mériterait d'être relevée, « si le régime est surtout composé de viande les selles sont peu abondantes, sèches et dures ; les évacuations sont rares et douloureuses ; au contraire, après addition à la viande d'une certaine quantité de pommes de terre et surtout de carottes, les selles sont abondantes et aqueuses, leur évacuation plus fréquente et plus facile ». De ce chef, la carotte serait recommandable dans les cas de constipation, d'alimentation trop carnée ; elle pourrait en conséquence exercer indirectement une action favorable sur les fonctions hépatiques[1].

1. *Carottes nouvelles au naturel.* — Éplucher 24 carottes nouvelles de l'espèce dite « jardinière » (carottes en forme de boule). Les mettre dans une petite casserole avec 2 décilitres d'eau, une pincée de sel et une pincée de sucre. Faire partir en plein feu, couvrir la casserole dès que l'ébullition est bien en train et laisser cuire à ébullition soutenue pendant 30 minutes. Sonder les carottes avec une fourchette pour s'assurer de leur cuisson ; si elles ne sont pas suffisamment cuites, remouiller d'eau bouillante et laisser bouillir jusqu'à cuisson complète. Les carottes nouvelles se préparent au gras, en les mouillant, après cuisson, avec du bouillon léger. On peut également les servir avec de la sauce blanche, de la sauce poulette, de la sauce hollandaise, ou les mettre en purée ou en pain.

Carottes à la Vichy. — Le principe de cet apprêt réside surtout dans le glaçage parfait de la carotte avec eau de Vichy, beurre, sel, sucre ; pour dyspeptiques, on la prépare sans beurre.

Proportions : 4 carottes épluchées et émincées, 2 décilitres d'eau de Vichy, 5 grammes de sel, 5 grammes de sucre. Faire partir en plein feu, couvrir et laissez cuire jusqu'à réduction complète du mouillement. On peut, à défaut d'eau de Vichy, employer de l'eau ordinaire additionnée d'une pincée de bicarbonate de soude.

Soufflé de carottes. — Préparer une purée de carottes, liée avec une cuille-

*
* *

Les *champignons* ne sont guère employés que comme addition aux viandes et aux sauces. A l'état frais leur composition moyenne serait la suivante, d'après Kœnig :

Eau.	Substances azotées.	Graisses.	Hydrates de carbone.	Extrait non azoté.	Cellulose.	Cendres.
—	—	—	—	—	—	—
91 — 73	4 — 9	0,2 — 0,5	1 — 1,5	2 — 10	0,5 — 5	0,5 — 2

A noter que les substances minérales sont représentées, moitié par de la potasse et pour 1/6 à 2/5 par de l'acide phosphorique. Leur valeur nutritive est comme on voit assez considérable à cause surtout de leur teneur en substances azotées ; toutefois 2/3 au plus de ces substances azotées sont absorbées dans l'intestin de l'homme, en sorte que leur valeur nutritive est de ce fait considérablement réduite, et que l'usage des champignons en général peu recommandable est particulièrement à proscrire chez les personnes ayant un mauvais tube digestif.

Nous croyons inutile d'insister sur les dangers d'intoxication que font courir certaines espèces de champignons.

*
* *

Les *choux* se mangent après une longue coction ; le résidu constitue un mets commun mais sain, économique, savoureux et très nutritif quand il est bien assaisonné et, comme la plupart des légumes aqueux, il s'accommode bien des graisses dont il est très avide ; il est riche (relativement) en principes albumoïdes sulfurés ; il ne convient qu'aux estomacs vigoureux et est légèrement laxatif ; avec du pain et du lard il constitue l'alimentation prin-

rée de sauce blanche et un jaune d'œuf. Ajouter au dernier moment un blanc d'œuf fouetté ferme, mettre le mélange dans une timbale à soufflé. Cuire 6 à 8 minutes au four.

Montagné et Dr F. Regnault (loco citato).

cipale de bien des populations et convient surtout aux climats et aux saisons froides.

Quand le chou est tendre, qu'on n'a conservé que les feuilles les plus centrales, que ces feuilles ont été bien épluchées, débarrassées des côtes et des nervures ; qu'elles ont été bien blanchies par une ébullition prolongée, une demi-heure dans de l'eau salée, lavage consécutif à grande eau, égouttage et expression soignée ; qu'elles ont été ensuite hachées ou passées au tamis et la purée ainsi obtenue mouillée avec du bouillon ou du jus de viande et additionnée d'un beau morceau de beurre on obtient un mets fort appétissant, très nourrissant et habituellement très bien supporté.

D'après Gübler « l'alimentation par les substances chargées de soufre (tels les choux) donne des résultats excellents dans les affections herpétiques et dans les maladies des voies respiratoires. On a tort de négliger cette méthode de traitement hygiénique ». Elle doit être en revanche absolument écartée dans les maladies aiguës, les convalescences, les dyspepsies, etc., où l'on pourrait tout au plus permettre les choux-fleurs.

Le *chou-fleur*, jeune, frais, débarrassé de ses côtes, épluché avec soin est tendre et facile à digérer.

Le chou-fleur soigneusement épluché est d'abord blanchi par 2 ébullitions successives la première de 5 minutes, la deuxième de 15 minutes dans de l'eau salée ; après la première cuisson il est égoutté et lavé à l'eau froide, après la seconde il est égoutté et accommodé au goût. On peut le manger au beurre, ou arrosé de beurre fondu additionné de mie de pain râpé, ou saupoudré de fromage râpé et gratiné au four ou servi avec une sauce blanche ou frit, etc.

La *choucroute* s'obtient en faisant mariner dans de l'eau salée additionnée de baies de genièvre, de poivre, etc., les feuilles de choux préalablement divisées en minces lanières ; on renouvelle l'eau pendant 10 à 12 jours ; il se développe une fermentation fétide et lactique qui laisse après lavage et cuisson un aliment acidulé de digestion assez facile, presque exempt d'amidon et qui peut en conséquence être autorisé chez les diabétiques.

*
* *

La *chicorée*, le *céleri*, les *endives*, la *laitue* sont surtout recommandables cuits ; crus, ils sont durs et indigestes, cœur de laitue excepté. Leur préparation consiste essentiellement à écarter les parties externes, plus dures, plus vertes, plus riches en cellulose, et à ne garder que les parties centrales plus tendres, plus blanches ; à les laver à plusieurs eaux ; à les faire blanchir pendant 15 à 25 minutes (suivant le cas) dans de l'eau salée, aromatisée au besoin d'aromates et de jus de citron ; à les égoutter, avec soin, à les mettre dans du bouillon de viande ou de volaille et les laisser cuire à couvert et braiser 3/4 d'heure à 1 heure ; égoutter à nouveau et servir au naturel ou au jus ou à la sauce blanche.

Sous ces formes ils sont recommandables en particulier chez les constipés.

*
* *

Le *cresson* appartient à la famille des crucifères ; il est constitué par des feuilles épaisses, mucilagineuses, de saveur piquante, qui excitent l'appétit grâce à l'essence allylique qu'elles renferment. Il est très riche en sel ; Chatin, le premier, y a signalé de l'iode à l'état organique.

Le cresson produit dans l'estomac une sensation de chaleur plus ou moins marquée. Il est stimulant, d'où les bouffées de chaleur observées par certaines personnes après son ingestion. Les principes introduits dans la circulation « sont ensuite éliminés par l'haleine, la peau et les urines d'où la diurèse abondante parfois observée. L'usage prolongé du cresson détermine dans l'économie un effet altérant qui en fait l'un des meilleurs dépuratifs et antiscorbutiques » (Gübler). Bref, le cresson est un aliment diurétique, rafraîchissant, antiscorbutique.

Il se mange habituellement en salade ou comme assaisonnement, on prescrit quelquefois l'usage du jus de cresson. C'est un aliment qui convient aux lymphatiques, aux diabétiques, aux eczémateux, aux scorbutiques ; on l'a recommandé jadis aux urinaires, aux lithiasiques, aux catarrheux, à cause de sa teneur en soufre.

L'origine suspecte de certains cressons, leur souillure possible par des bactéries pathogènes, rend indispensable le lavage prolongé et répété à l'eau bouillie avant consommation. Au surplus, cette recommandation peut s'appliquer à la préparation de tous les légumes aqueux consommés crus.

*
* *

Les *épinards* sont relativement riches en principes mucilagineux et en sucres, très riches en sels organiques de potasse et de chaux, en oxalates en particulier ; ce sont de tous les légumes verts les plus riches en fer. Ils engendrent un bol intestinal volumineux et mou ; ils sont fades et encombrants, d'où la pratique de les relever avec un peu d'oseille ; somme toute ils sont de digestion facile quand ils sont correctement préparés. Ils sont contre-indiqués chez les arthritiques et surtout chez les lithiasiques, indiqués au contraire chez les chloro-anémiques. Culinairement ils s'associent fort bien aux œufs [1].

*
* *

Les *melons* sont très aqueux, très recherchés dans les pays chauds et dans les saisons chaudes à cause de leur fraîcheur et de

1. *Épinards au naturel.* — Éplucher et laver, à plusieurs eaux, 250 grammes d'épinards fraîchement cueillis. 15 minutes avant de les servir, les plonger dans une casserole contenant 2 litres et demi d'eau bouillante salée. Laisser cuire à grands bouillons pendant 6 minutes, égoutter, éponger et passer au tamis fin, le plus rapidement possible. Mettre dans une petite sauteuse et faire chauffer.

Observation : La cuisson, le passage au tamis et le chauffage des épinards,

leur teneur en eau mais ils constituent un aliment froid et lourd, indigeste, qui agit à la fois comme la glace et l'eau prise en abondance et provoque parfois des accidents redoutables, diarrhées, vomissements, refroidissement, lipothymies, etc., d'où le conseil donné quelquefois de ne l'absorber qu'avec quelques gorgées de Champagne ou de vin pur et seulement en quantité modérée.

*
* *

Les *navets* sont constitués par la racine blanche charnue, fusiforme du Brassica napus esculenta ; ils sont très riches en amidon, de saveur sucrée et légèrement piquante ; ils sont surtout très employés dans la confection des ragoûts et comme accompagnement de certains mets (canard).

*
* *

Les *oignons*, relativement très nourrissants mais médiocrement

doivent être exécutés en 12 minutes au maximum. Ainsi cuits les épinards conservent tous leurs principes bienfaisants. On peut ajouter du beurre ou du jus.

Pain d'épinards à la Florentine. — 1° Sécher en plein feu, dans une petite casserole, 2 décilitres d'épinards cuits et passés ;

2° Ajouter 2 cuillerées de sauce blanche spéciale, 25 grammes de fromage, de parmesan râpé et 2 jaunes d'œufs ;

3° Mélanger et remplir de cette purée, un petit moule à charlotte, beurré à l'intérieur ;

4° Faire cuire, au bain-marie ou au four, de 15 à 18 minutes. Démouler sur un plat rond.

Soufflé aux épinards à la Yorkaise. — 1° Préparer des épinards, comme il est dit précédemment ;

2° Après la liaison à l'œuf, ajouter une grande cuillerée de maigre de jambon d'York cuit, haché ;

3° Incorporer la valeur d'un blanc d'œuf et demi fouetté ferme ;

4° Remplir de ce mélange une timbale à soufflé ;

5° Faire cuire à four modéré pendant 12 à 15 minutes.

F. Montagné et Dr F. Regnault (loco citato).

supportés par bien des estomacs, servent surtout à la confection des sauces et des assaisonnements. Ils participent des propriétés excitantes, diurétiques et vermifuges de l'ail.

*
* *

Les *haricots verts* quand ils sont petits, bien tendres et correctement préparés constituent un aliment sain, savoureux, assez facilement digestible et fort recherché. Mais relativement riches en nucléines (comme tous les aliments jeunes) et en oxalate de chaux ils doivent être pris avec modération par les goutteux, les arthritiques, les lithiasiques.

Ils peuvent se préparer :

1° A l'eau, à l'anglaise, arrosés de beurre fondu ;

2° Blanchis à l'eau et sautés au beurre ;

3° A la poulette, en faisant la liaison au jaune d'œuf ou à la crème.

*
* *

L'*oseille* est fournie par les feuilles et les jeunes pousses d'une plante de la famille des polygonées. Elle est surtout remarquable par son acidité excessive qu'elle doit au quadrioxalate et au bioxalate de potasse. Mangée crue, elle provoque la salivation, agace les dents, détermine une sensation de brûlure dans l'estomac ; ingérée en quantité appréciable elle fait apparaître dans l'urine une multitude de cristaux d'oxalate de chaux et son usage prolongé peut développer la gravelle oxalique.

L'oseille est d'ailleurs, moins un aliment qu'un assaisonnement : on ne devrait s'en servir que pour relever le goût de la soupe ou des épinards en leur communiquant un goût acide. Elle s'accommode assez bien aussi avec des œufs durs, dont elle facilite la digestion. Sous cette forme d'associations, d'assaisonnements, l'oseille peut avoir pour résultat d'exercer une légère action laxative, diurétique, rafraîchissante. Elle constitue d'ailleurs comme on sait la base du bouillon d'herbes ou bouillon aux herbes, avantageusement employé après les purgations. C'est un aliment dangereux pour les goutteux, les arthritiques, les uratiques, les oxaluriques.

*
* *

Petits pois. — On peut leur appliquer les mêmes remarques culinaires et diététiques qu'aux haricots verts.

Ils peuvent se manger :

1° A l'anglaise, à l'eau, en arrosant ensuite de beurre fondu.

2° A la française, cuits dans de l'eau avec quelques oignons, addition de plus ou moins de sucre, sauce liée au beurre et à la farine.

3° Aux laitues avec liaison crème et jaune d'œuf.

4° Au lard.

5° A l'étouffée au beurre.

*
* *

Les *poireaux* sont constitués par le bulbe allongé de l'allium porrum ; il ne renferme que peu de substances nutritives, pas d'amidon ordinaire ; c'est le légume le plus employé dans la soupe ; bien cuit, en bottes, à la façon des asperges, il peut, sur les tables modestes, tenir lieu de celles-ci à condition qu'ils soient bien tendres et associés à une sauce blanche ou aux œufs suffisamment relevée. Ils semblent posséder une action légèrement diurétique.

*
* *

Les *tomates* sont les fruits du Lycopersicum solanum ; ce sont des baies rouges remplies d'une pulpe acide.

D'après un travail de M. Albakang cité par le Pr Gautier, ce fruit contient 93,5 pour 100 d'eau, des matières azotées à raison de 1 pour 100, des matières sans azote, des graisses, de la cellulose et divers sucres, de l'acide malique et de l'acide citrique. Quant à l'acide oxalique on n'en trouve que un cent millième.

« Contrairement à l'opinion généralement répandue, on y trouve à peine une trace d'oxalates. Elles conviennent tout particulièrement aux arthritiques, aux goutteux, aux uratiques, s'ils les digèrent » (Gautier). Les malates et les citrates acides contribueraient à alcaliniser le sang; le Pr Gautier les recommande aussi dans l'hypochlorhydrie.

On les mange surtout sous forme de sauces[1]; mais l'été, coupées en tranches minces et assaisonnées en salade, avec du poivre, du sel, de l'huile et du vinaigre, elles constituent un mets très agréable. On peut les manger aussi farcies ou gratinées.

3. *Apprêts culinaires. — Emploi chez les diabétiques. Les potages maigres.*

Nous n'entrerons pas dans de longues considérations sur les préparations culinaires extrêmement variées des légumes aqueux : nous avons d'ailleurs au cours des pages précédentes donné en note un certain nombre de formules empruntées aux meilleurs auteurs : les uns se mangent crus à la façon de fruits (melon) ou (salades, concombres, artichauts, etc.) assaisonnés avec de l'huile, du vinaigre, du sel, du poivre ; les autres cuits assaisonnés de même (artichauts, haricots verts, asperges, etc.) ou avec des sauces blanches ; d'autres se mangent cuits, hachés, en purée (épinards, oseille, etc.) ; d'autres font l'objet de préparations plus compliquées (choucroute).

1. *Sauce tomate.* — Se procurer : 250 grammes purée de tomates ; 60 grammes de beurre ; 10 grammes farine.

Faire cuire 5 minutes la farine dans 40 grammes de beurre sans laisser roussir.

Ajouter la purée par petites quantités en mélangeant constamment.

Éclaircir s'il y a lieu avec un peu de bon bouillon de jus de viande.

Laisser cuire une demi-heure, goûter, assaisonner.

Ajouter les 20 grammes de beurre restants par petits morceaux. Remuer.

Ils peuvent enfin, associés de diverses manières, constituer d'*innombrables potages aux légumes* recommandables à tant de titres.

Nous rappellerons seulement ces trois notions culinaires susceptibles d'applications diététiques importantes chez les diabétiques en particulier savoir : 1° que les légumes perdent par la cuisson une grande quantité de leurs hydrates de carbone, 2° qu'ils s'accommodent très bien de grandes quantités de graisse et 3° qu'ils abandonnent à leur eau de cuisson une grande quantité de leurs sels minéraux.

1° *Les légumes perdent pendant la cuisson une grande quantité de leurs hydrates de carbone.*

Des expériences précises de Von Noorden, il résulte par exemple que :

100 grammes de choux-raves qui renferment 3,09 d'hyd. de carbone en perdent par cuisson 0,63 ;
100 grammes de choux de Bruxelles qui renferment 5,06 d'hyd. de carbone en perdent par cuisson 3,50 ;
100 grammes d'épinards qui renferment 2,97 d'hyd. de carbone en perdent par cuisson 2,12.

De ce fait on voit qu'ils peuvent être largement autorisés chez les diabétiques.

Au surplus on pourrait encore réduire les hydrates de carbone en jetant l'eau de première cuisson et en soumettant les légumes à une deuxième ébullition. Dans ce cas, la teneur en hydrates de carbone serait pratiquement nulle, réduite à moins de 1 pour 100, mais il faudrait alors en corriger la fadeur par addition de sel, d'extraits de viande, de jus de viande, de lard, de muscade, de condiments et surtout de beurre.

2° *Les légumes aqueux absorbent de grandes quantités de graisses* et chose de haute importance au point de vue culinaire, ils peuvent le faire, les choux et la choucroute en particulier, sans que leur aspect ou leur goût soit altéré et sans qu'ils donnent l'impression d'aliments surgras. On emploiera de préférence du bon beurre fondu et salé.

Des expériences de Von Noorden il résulte qu'on peut accepter comme quantité minima de graisses les proportions suivantes :

Pour 125 gr. de choux rouges ou de choucroute.	50 gr.	de beurre.
— choux effeuillés.	40	—
— salade.	30	d'huile.
— haricots verts.	25	de beurre.

Cette addition en relève singulièrement la valeur nutritive et avec de l'entraînement les quantités ci-dessus peuvent être facilement doublées. En sorte que les légumes verts deviennent ainsi un mode d'administration particulièrement recommandable des corps gras et constituent alors un aliment très nourrissant particulièrement précieux chez les diabétiques. Il faut avoir soin d'égoutter soigneusement les légumes avant l'addition des corps gras si l'on veut obtenir une bonne liaison.

Est à recommander pour les mêmes raisons l'association des légumes et des aliments gras (lard, viande de porc, viande de mouton, saucisses) ; telles les associations traditionnelles : choucroute et saucisses, choux et lard, haricots verts et viande de mouton, etc.

3° *Les légumes perdent par cuisson une grande partie de leurs sels minéraux* et on sait combien ces éléments sont précieux. Ces sels passent dans l'eau de cuisson qui constitue ainsi un bouillon de légumes d'un emploi fort recommandable pour la confection des potages, des sauces, des liaisons. La pratique du « blanchiment », cuisson dans une première eau qu'on jette, n'est rationnelle et recommandable que pour certains légumes particulièrement âcres comme les choux, les épinards, les céleris, les poireaux, etc. Pour les autres et tout particulièrement pour les légumineuses cette pratique est irrationnelle aussi bien au point de vue économique qu'au point de vue nutritif.

*
* *

Le chapitre des potages maigres, comme celui des sauces et

des purées est un de ceux qui doit le plus retenir l'attention du thérapeute ; comme les sauces et les purées, les potages offrent en effet de précieuses et innombrables ressources pour la diététique tant normale que pathologique, aussi croyons-nous utile et suggestif d'énumérer quelques-uns des potages épais les plus usuels, ne retenant ici que les seuls potages maigres d'un usage vraiment courant ; chacun d'eux pourra être le point de départ d'une nouvelle série d'aliments de valeur digestive et nutritive très variable par addition de dérivés de viande (jus, extrait, consommé, etc.), de volaille (hachée, passée au tamis, veloutés), de poisson (veloutés, quenelles, etc.), d'abats (cervelle, etc.), d'œufs (pochés, durs, etc., etc.), pain grillé, etc., etc...

Potage à l'alsacienne : purée de pommes de terre, navets, blancs de poireaux et choucroute.

Potage ambassadeur : purée de petits pois et riz, garnis de laitue et d'oseilles.

Crème d'artichauts : velouté de fonds d'artichauts liés à la crème et jaunes d'œufs — servie avec une julienne.

Crème d'Artois : velouté de haricots blancs liés à la crème et aux jaunes d'œuf — servie avec julienne ou flûte grillée.

Crème d'asperges : comme les précédents mais avec purée de pointes d'asperges.

Crème Bercy : purée de pommes de terre et navets liée aux jaunes d'œuf et crème.

Potage Bonnefemme : purée de pommes de terre, céleri, blanc de poireaux, liée à la crème — avec pommes de terre écrasées et flûte grillée.

Crème Caroline : crème de riz additionnée de riz poché au moment de servir.

Crème Chantilly : purée de lentilles et d'oseilles liée à la crème et garnie de croûtons.

Crème Clamart : purée de petits pois à la crème avec petits pois verts.

Crème Condé : purée de haricots rouges à la crème avec croûtons.

Crème Crécy : purée carottes et riz à la crème garnie de riz poché, rondelles de carotte et croûtons.

Crème Cressonnière : purée pommes de terre et cresson à la crème garnie de laitue émincée et cresson.

Crème Dubarry : purée pommes de terre et choux-fleurs à la crème garnie de croûtons.

Crème Esaü : purée lentilles à la crème garnie de croûtons.

Potage fermière : purée de pommes de terre, poireaux, navets, carottes au bouillon ou au lait garnie de julienne.

Crème Florentine : velouté d'épinards à la crème et aux œufs garni de croûtons.

Potage garbure : purée de légumes avec prédominance des choux, liée au lait et garnie de croûtons.

Crème hôtelière : purée pommes de terre, lentilles, haricots, liée à la crème et garnie de croûtons.

Crème japonaise : velouté de crosnes et riz à la crème et aux œufs.

Crème de laitue : crème de laitue à la crème et aux jaunes d'œuf.

Crème Madeleine : purée haricots blancs, poireaux, tomates, liée au lait, garnie de tapioca, julienne de carottes et champignons et de croûtons.

Potage Marie Stuart : crème d'orge perlé garnie de julienne de légumes et de grains d'orge pochés.

Crème milanaise : purée de macaronis à la crème à la tomate et au fromage râpé, garnie de gniockis pochés.

Crème nivernaise : velouté de carotte et d'oignons à la crème et aux jaunes d'œuf avec garniture de julienne assortie.

Crème d'orge perlé : crème d'orge perlé à la crème et aux jaunes d'œuf.

Potage Pompadour : crème de lentilles au tapioca et à la crème avec garniture de croûtons.

Potage potiron : purée potiron, pommes de terre à la crème ou au lait, garnie de riz poché et de croûtons.

Potage Saint-Cloud : crème de petits pois aux croûtons.

Potage Saint-Germain: comme le précédent mais garni de petits pois et julienne de haricots verts.

Crème de santé : purée de légumes (pommes de terre, carottes, blancs de poireaux, oseille) au bouillon ou au lait, liée avec jaune d'œufs et additionnée d'oseille, laitue, haricots verts, cerfeuils hachés et garnie de croûtons.

Potage tyrolienne: velouté de petits pois, pointes d'asperges, oseilles, laitues, concombres, au bouillon ou au lait — lié aux jaunes d'œufs.

Potage velours: crème de carottes à la crème, au tapioca.

Potage Verneuil: crème d'orge associée à purée de petits pois.

Potage vert pré: purée pommes de terre et épinards à la crème.

Crème Vichy : velouté de carottes à la crème et aux œufs.

Pour donner une idée du « tour de main » nécessaire à la confection de ces divers potages nous donnons ci-dessous 2 formules-types compliquées mais excellentes de potages aux légumes d'après Ali Bab[1].

1. *Bouillon. Potages aux légumes* pour 6 personnes. — Eau (ou bouillon), 1 litre 1/2 ; cœur de chou coupé en morceaux, 500 grammes ; carottes coupées en rouelles, navets coupés en rouelles, àà 100 grammes ; petits pois fraîchement écossés, haricots verts émincés, àà 60 grammes ; beurre, farine, àà 20 grammes ; crème (?), 125 grammes ; un filet de vinaigre ; sel, poivre, au goût.

Échauder le chou pour enlever âcreté ; faire égoutter.

Dans les 2/3 bouillon, faire cuire pendant 3 heures : chou, carottes, navets ; passer au tamis.

Dans le reste du bouillon, faire cuire pendant 1 heure : haricots verts émincés, petits pois. Ajouter le tout à la purée.

Si la consistance du potage ainsi obtenu n'est pas suffisante, épaississez-le en y mettant 25 grammes de beurre manié avec 15 grammes de farine. Versez crème acidulée par un filet de vinaigre. Goûtez, complétez assaisonnement s'il y a lieu.

Donnez un bouillon et servez.

Potage-crème de légumes au riz pour 12 personnes. — Carottes, navets, àà 300 grammes ; haricots verts, petits pois frais, tomates, pommes de terre, àà 250 grammes ; poireaux, pointes d'asperges, àà 100 grammes ; eau, 3 litres ; sel, 40 grammes.

Épluchez les légumes, faites cuire ensemble, dans 3 litres d'eau additionnée

Un mot pour finir des *modes de conservation,* chaque jour plus répandus, des légumes et des fruits.

La conservation s'obtient :

1° Par *fermentation acide,* comme par exemple dans la choucroute où interviennent les fermentations acétique et surtout lactique ;

2° Par *dessiccation et compression* comme pour les figues, les raisins, les dattes et les pruneaux ;

3° Par *coction et stérilisation* en flacons hermétiquement bouchés ; c'est peut-être le mode de conservation qui laisse le mieux aux légumes et aux fruits leur odeur et leur goût propres ; la plupart des conserves de légumes sont actuellement préparées de cette façon ;

4° Par *conservation dans l'huile* (olives) ou dans le *vinaigre* (cornichons) ou dans du sirop (fruits) ;

5° Par *simple dessèchement à l'air* comme cela a lieu exceptionnellement pour les poires, les pommes et les prunes.

4. *Indications et contre-indications.*

Nous avons à propos de chaque légume en particulier rappelé ses indications et ses contre-indications particulières.

Nous ne rappellerons pour finir que les *indications générales des légumes aqueux, dit légumes verts chez les diabétiques et dans le scorbut.*

Nous donnons ci-après, la liste desdits *légumes permis aux diabétiques.*

de 40 grammes de sel gris le temps nécessaire pour les bien cuire, soit 1 heure 1/2 environ pour légumes nouveaux ; passez en purée.

Ajoutez 50 grammes de riz cuit au préalable pendant 1/2 heure dans un litre d'eau additionnée de 15 grammes sel gris.

Achevez la cuisson de l'ensemble pendant 10 minutes.

Mettez dans la soupière : 4 jaunes d'œufs ; beurre, crème, ââ 150 grammes ; battez bien ; ajoutez la purée au riz ; homogénéisez le tout et servez.

Salades : endives, romaines, cresson, pissenlit, mâches, pourpier.

Herbes condiments : persil, estragon, pimprenelle, poireaux, ail, céleri.

Fruits-légumes : concombres, tomates, haricots verts.

Bulbes : oignons, choux-raves, radis, raifort.

Tiges : Asperges blanches et vertes, navets, jets de houblon, chicorée de Bruxelles, jeunes tiges de rhubarbe.

Fleurs : choux-fleurs, choux de Bruxelles, artichauts.

Feuilles-légumes : épinards, oseille, choux frisés, choux blancs, choux rouges, bettes.

Champignons : Champignons, bolets, morilles, truffes.

Fruits : airelles, jeunes tiges de rhubarbe, groseilles en compotes cuites avec de la saccharine au lieu de sucre.

Conserves de légumes : asperges, haricots verts, concombres, cornichons, piment, mixed pickles, choucroutes, olives, champignons, etc.

Condiments : sel, poivre blanc et noir, poivre de Cayenne, coing, cannelle, girofle, muscade, moutarde, safran, anis, laurier, câpres, vinaigre, citron.

*
* *

Or d'après Von Noorden, ces végétaux frais et ces conserves de légumes autorisés sans réserve aux diabétiques renferment une certaine quantité d'hydrates de carbone savoir :

Choucroute.	Moins de 1	p. o/o	
Asperges..	1 1/2 à 2	—	
Salades, endives, choux, épinards, oseille.. . .	2 à 3	—	
Concombres, melons, choux rouges, radis, haricots verts.	2 à 4 1/2	—	Les hydrates de carbone des haricots verts se composent principalement d'inosite inoffensive.
Choux de Bruxelles, champignons.	4 à 5	—	Les hydrates de carbone des champignons se composent principalement de mannite inoffensive.

Mais :

1° Les quantités absolues ingérées de ces légumes sont toujours peu considérables et atteignent rarement 100 grammes, ce qui correspond d'après le tableau ci-dessus à 5 grammes au maximum d'hydrates de carbone. Encore faut-il tenir compte de ce fait que :

2° Lesdits aliments perdent par la cuisson dans l'eau la plus grande partie de leurs hydrates de carbone (V. Préparation culinaire).

3° Ceux qui sont consommés crus sont ou bien consommés en quantités moindres (salades, endives, concombres, radis) ou renferment des hydrates de carbone (inuline, inosite, mannite) très bien tolérés des diabétiques.

4° Ils s'associent admirablement aux corps gras si précieux chez les diabétiques (V. Préparations culinaires).

Les légumes verts et les fruits frais exercent dans le scorbut une action thérapeutique certaine. Cette action quasi-spécifique depuis longtemps affirmée par les médecins de marine et de guerre, a été tout récemment, comme on sait, l'objet d'une éclatante vérification à l'occasion de la maladie de Barlow.

Nous ne reviendrons pas sur l'*action laxative et dépurative* évidente exercée par lesdits légumes.

---

1. *Des fruits en général.*

Les fruits se rapprochent beaucoup des légumes aqueux par leur composition ; comme ces derniers ils sont constitués par une gangue cellulosique plus ou moins dense retenant dans ses mailles beaucoup d'eau, très peu d'albumines, pas de graisses, et une proportion relativement élevée d'hydrates de carbone, surtout sous forme de sucre.

Le tableau ci-dessous donne d'après divers auteurs la composition moyenne de diverses espèces de fruits à l'état frais.

COMPOSITION MOYENNE DES FRUITS A L'ÉTAT FRAIS

	PÊCHES	ABRICOTS	COINGS	FRAISES	FRAMBOISES	GROSEILLES	POMMES	POIRES	PRUNES	CERISES	RAISINS	AIRELLES	ORANGES
Eau.	80	81	71	87	85	93	85	83	82	80	78	90	90
Sucre.	4,5	5	7	6	4	5,5	7	8	3,5	10	24	1,5	4,6
Hyd. carb. . . .	7	6	0,5	1	0,5	»	5	3,5	4,5	3	2	3	1
Acides.	1	1	0,5	1	»	»	1	0,2	1,5	1	1	2,5	2,5
Albumines. . . .	0,5	0,5	1	0,5	1,5	2	0,4	0,5	0,5	0,7	0,6	0,1	0,7
Cendres.	0,7	0,8	0,5	0,8	0,5	0,1	0,4	0,3	0,6	0,6	0,5	0,2	0,5
Cellulose. . . .	6	5	19	2	7	1,5	1,5	4,3	5	6	1	»	1

Le taux des albumines est comme on voit négligeable.

Le taux des sucres varie dans des limites très étendues suivant les espèces (de 1,5 pour 100, airelles, à 24 pour 100, raisins) ; la proportion respective des sucres et des autres hydrates de carbone varie avec le degré de maturation du fruit. Les matières sucrées sont représentées par un mélange de glucose, de lévulose, de saccharose. Contre-indiqués en général de ce fait chez les diabétiques, nous verrons plus loin les amendements possibles à cette interdiction.

L'acidité enfin varie de 0,2 (airelles) à 2 pour 100 (groseilles). Cette acidité est due en grande partie à des sels acides organiques (malates, tartrates, citrates) dont la proportion varie suivant les espèces. C'est ainsi que dans les pommes, les poires, les prunes, les abricots, les cerises, les malates prédominent ; dans les raisins, les malates et les tartrates ; dans les citrons et les groseilles, les malates et les citrates. D'après les auteurs la partie organique de ces sels s'oxyde dans l'organisme et se transforme en carbonates solubles qui vont alcaliniser le sang en sorte que ce serait à tort et en vertu d'une fausse interprétation physiologique que certains médecins en interdiraient l'usage aux lithiasiques, aux uricémiques, aux hépatiques (Linossier).

A mentionner encore la présence dans les fruits de substances pectiques se prenant en gelées dans certaines conditions.

Ci-dessous le tableau de composition moyenne de quelques fruits à l'état sec :

	POMMES	POIRES	PRUNES	CERISES	RAISINS	FIGUES
Eau	28	29	29	50	32	31
Sucre	42	29	44	31	54	50
Hydrates de carbone	17	30	18	14	8	5
Acides	3,5	1	3	»	»	1
Albumines	1	2	2	2	2,5	4
Cendres	1,5	1,5	1,5	1,5	1,2	3

On voit que sous cette forme la valeur nutritive centésimale se relève singulièrement du fait de la dessiccation ; la teneur en eau s'abaissant en moyenne au tiers de sa teneur primitive.

On divise traditionnellement les fruits en :

Fruits à pépins (pommes, poires, oranges, citrons) ;

Fruits à noyaux (prunes, cerises, pêches, abricots) ;

Fruits à baies (raisins, framboises, fraises, airelles, groseilles).

Une place à part doit être faite aux :

Fruits amylacés, châtaignes qui sont à rapprocher des féculents ;

Fruits huileux : noix, amandes, noisettes qui sont à rapprocher des graisses.

Nous mentionnerons simplement par ordre alphabétique les fruits les plus usuels.

2. *De quelques fruits en particulier.*

Les *abricots* sont à rapprocher des pêches dont nous parlerons ultérieurement. Ils sont surtout à conseiller cuits en marmelades, compotes, confitures.

Les *airelles* [Myrtilles (Vaccinium Myrtillus), Ericacées (Heidelbeer)] sont les baies violet noir d'un arbuste commun dans les régions montagneuses exemptes de calcaire ; elles sont rafraîchissantes, faiblement acides, légèrement astringentes.

D'après Munck et Ewald elles auraient la composition suivante :

Eau.	Albumine.	Hydrates de carbone.		Cellulose.	Acides.	Cendres.
		Sucre.	Amylacés.			
—	—	—	—	—	—	—
89,6	0,1	1,5	5	1,3	2,3	0,2

Gubler formulait déjà à leur sujet le jugement suivant : la poudre, l'extrait, le suc de baies de myrtilles conviennent dans la diarrhée bilieuse, l'embarras gastro-intestinal, l'entérite aiguë primitive ou secondaire.

On sait l'usage qu'en fait Combes à l'heure actuelle dans le traitement de l'entéro-colite mucomembraneuse.

Les *cerises* sont des fruits très aqueux, très acidulés, en général bien digérés, rafraîchissants et diurétiques à l'état frais ; un peu laxatifs, comme la plupart des fruits, ils sont à défendre à l'état frais dans l'entérite. Leur suc exprimé dans l'eau donne pour les fébricitants une boisson rafraîchissante.

D'après Weiss une urine après ingestion de 750 grammes de cerises ne renfermerait presque plus d'acide urique mais contiendrait le double d'acide hippurique ; l'agent principal de cette transformation serait l'acide quinique.

Gubler formulait à leur sujet le jugement suivant : Leurs pruneaux sont diurétiques et servent à préparer des tisanes utiles aux sujets dont l'urine est rare et sédimentaire, peut-être aux hydropiques, sûrement aux goutteux.

On en obtiendrait souvent d'excellents résultats dans les crises de goutte, mais on ne peut les appliquer à tout malade indistinctement car elles provoquent parfois des troubles digestifs qu'il faut éviter avec soin ; c'est d'ailleurs là l'écueil de toutes les « cures de fruits ».

Les *citrons*. Le jus de citron est surtout formé d'acide citrique, d'acide malique, de gomme ; son acidité est forte et agréable, étendu d'eau il constitue une boisson saine, rafraîchissante, très appréciée par les fébricitants.

Son jus et sa pulpe ont été employés à haute dose non sans succès dans beaucoup de maladies : hydropisie, fièvre jaune, scorbut proprement dit, scorbut infantile, maladie de Barlow et surtout rhumatisme où il s'est montré d'une efficacité manifeste ; on a fait faire de véritables « cures de citron » ; dans certaines observations il est fait mention du jus de 20, 25, 30 citrons, de pareilles doses sont dangereuses pour l'estomac, pour l'intestin et même pour la vessie ; il sera sage de s'en tenir à la dose quotidienne moyenne de 6 à 8. On pourra prescrire comme suit : 3 fois par jour, une heure après le repas, prendre un verre d'eau sucrée dans laquelle on exprimera le jus de 1, 2 ou 3 citrons.

Coings. Leur pulpe renferme du sucre, du tanin, de l'acide malique, de la pectine et des substances azotées. Son astringence est telle du fait de sa teneur en tanin que sa chair n'est pas comestible à l'état frais ; on la fait confire par tranches et on en prépare d'excellentes marmelades et d'excellentes gelées très parfumées.

Leurs qualités astringentes, toniques tout à la fois et stimulantes, les faisaient employer avec succès jadis dans le traitement des diarrhées atoniques séreuses ; on pourrait employer au besoin des coings soumis à la cuisson sèche et mangés chauds ; le sirop de coings des pharmaciens possède les mêmes propriétés ; on l'employait beaucoup aussi pour édulcorer les boissons qu'on administrait contre l'entérorrhée, les vomissements chroniques, etc. Ces moyens sont actuellement bien délaissés, nous nous sommes quelquefois trouvé fort bien de leur emploi.

Les *dattes* ont une chair sucrée, solide, aromatique, très savoureuse ; leur composition, d'après Balland, serait la suivante : eau 24 ; albumines 2 ; sucre et acide tannique 67 ; cellulose 5 ; cendres 1,5. Elles sont, comme on voit, très nourrissantes. Elles tiennent une large place dans l'alimentation des Arabes, des Indous et des Persans ; leur culture est commune dans l'Orient, l'Algérie, l'Italie et l'Espagne méridionales. C'est un bon fruit, très sain, généralement bien digéré. Il était classé dans les fruits pectoraux considérés comme émollients, adoucissants et utilisés à ce titre avec plus ou moins de raison contre les maux de gorge, les rhumes, les inflammations des voies urinaires (Gübler).

Les *figues* renferment 70 pour 100 de sucres divers, des sels neutres et des semences qui, cheminant non digérées dans le tube digestif, contribuent à stimuler l'intestin, d'où leurs propriétés laxatives, c'est le type des aliments draineurs. C'est un aliment très nourrissant, adoucissant, émollient, laxatif. Avec des figues, des pruneaux et un peu de séné on peut fabriquer une marmelade très laxative.

Les *fraises* ont une action bien différente suivant les individus ; d'une façon générale elles ont des propriétés rafraîchissantes et relâchantes ; elles sont *dangereuses* pour certains estomacs asthéniques et chez les sujets prédisposés à l'urticaire et à l'eczéma ; elles sont *utiles* chez les pléthoriques, les bilieux, les graveleux, les goutteux. Les fraises alcalinisent les urines par transformation de leurs sels alcalins, comme il a été dit précédemment. Leurs bons effets dans la gravelle et dans la goutte avaient déjà été reconnus par Graves et par Linné ; au dire de Gübler, une cure de fraises équivaudrait à une cure de raisins dans la diathèse urique, dans la gravelle biliaire et dans les affections hépatiques. Des expériences récentes ont confirmé ces vues ; on utilise la cure de fraises à la dose quotidienne de 300 à 500 grammes, mais il faut surveiller les intestins et la peau. Les fraises renferment en effet un dérivé salicylique auquel elles doivent probablement leurs propriétés curatives, mais qui provoque souvent des éruptions comme il a été dit.

Les *framboises* sont légèrement acides et rafraîchissantes ; elles peuvent se manger crues ou cuites à la façon des fraises ; elles servent surtout à parfumer les sirops, les glaces, les sorbets, auxquels elles communiquent une très belle couleur pourpre. Elles seraient utiles contre les « diathèses hémorragiques » (Gubler).

Les *groseilles* sont des fruits acidulés renfermant une grande quantité d'acide citrique, elles jouissent en conséquence des propriétés des acidules, savoir :

1° Légère action styptique locale avec pâleur et réfrigération ;

2° Diminution momentanée des phénomènes chimiques de l'hématose ;

3° Transformation en carbonates alcalins des acides de la groseille et sédation de la fièvre, finalement alcalinité de l'urine si la dose ingérée est suffisante.

Les *mûres* sont proches voisines des framboises dont elles partagent les propriétés.

Les *nèfles* ont été fort préconisées par M. Mercier pour combattre les diarrhées chroniques. Le malade les mangera fraîches de novembre à janvier et le reste de l'année sous forme de conserves.

Les *oranges,* orginaires de l'Asie, sont cultivées depuis un temps immémorial sur les côtes méditerranéennes. Le jus d'orange renferme surtout des acides citrique et malique, du sucre, des mucilages, de l'albumine et du citrate de chaux. C'est un fruit délicieux, succulent, très rafraîchissant, surtout convenable aux climats chauds et aux saisons chaudes. L'orangeade est une boisson de choix chez les fébricitants ; le jus d'orange constitue un véhicule fort commode pour l'huile de ricin.

Les *pêches*, originaires de la Perse, sont particulièrement parfumées. C'est un fruit très aqueux, légèrement acide, sucré, rafraîchissant, dont l'abus entraîne facilement le dérangement des fonctions digestives.

Les *pommes* et les *poires* sont surtout des fruits d'hiver. Leur charpente cellulosique en fait des aliments lourds et indigestes ; aussi faut-il surtout les recommander cuits au four ou sous forme de compotes ou de marmelades.

[Au sujet des propriétés diététothérapeutiques des pommes : (Voir Cidre).]

Les *prunes* viennent après le melon comme teneur en eau ; elle sont froides et lourdes. Ce sont des fruits sucrés, rafraîchissants, parfois très parfumés ; mais elles ont à un haut degré l'inconvénient si souvent rappelé des fruits frais, elles prédisposent aux dérangements intestinaux ; elles conviennent aux personnes sujettes à la constipation.

Elles se mangent fraîches ou confites dans l'eau-de-vie ou, et c'est la forme la plus recommandable en diététique, cuites en compotes, en marmelades, en confitures ; écrasées dans l'eau elles constituent une boisson rafraîchissante, mais très laxative et très fermentescible ; fermentées dans de l'eau elles fournissent de l'eau-de-vie de prune ; séchées au four elles constituent les pruneaux réputés pour leur propriétés laxatives qu'on renforcera singulièrement en mettant dans l'eau avant la cuisson un sachet de mousseline bourré de follicules de séné lavés à l'alcool (6 à 8 grammes suivant les cas) ou d'écorce concassée de bourdaine qu'on retirera après cuisson.

Raisins. Les grains de raisin, quelle que soit leur provenance, contiennent les éléments suivants en proportions variables : tanins, substances albuminoïdes, cellulosiques, gommeuses, matières colorantes et surtout sels à acides minéraux et sels à acides organiques (malates, citrates, tartrates) et enfin hydrates de carbone du groupe des sucres (glucose, saccharose, dulcite et mannite). Leur teneur élevée en sucre (25 pour 100) en fait de véritables aliments. L'acidité des grains de raisin diminue et la teneur en sucre augmente comme celle de tous les fruits en général suivant les progrès de la maturation.

Les raisins frais gorgés de sucs sont nourrissants, rafraîchissants, alcalinisent les urines par suite de leur transformation en carbonates alcalins; pris en trop grande quantité ils peuvent amener des flatulences et des désordres intestinaux. Leur teneur élevée en sucre les contre-indique particulièrement chez les diabétiques. Associés à une diète constipante telle le lait et les œufs ils contribuent à assurer le bon fonctionnement du tube digestif.

Les raisins secs sont plus sucrés et moins acides; la dessiccation leur fait perdre en même temps que de l'eau une quantité appréciable d'acides libres, en sorte que leur teneur relative en sucre est plus élevée. De ce fait ils ne se comportent pas comme les raisins frais, mais sont toutefois rafraîchissants, leur digestion est assez difficile. Il est fait dans les populations turques une consommation considérable de raisins à l'état frais, à l'état sec et sous forme de raisiné.

Les *cures de raisins* constituent un moyen thérapeutique extrêmement puissant et trop oublié. Nous en rappellerons à grands traits la technique :

Choix du raisin : Le meilleur est la variété dite « Chasselas de Fontainebleau ». Bouchardat recommande encore les fondants verts et roux des cantons de Vaux, de Vevey, de Montreux, voisins des Chasselas. La cure peut évidemment très bien se faire à Paris.

En dehors des variétés de choix précédentes on pourra prendre des variétés modérément sucrées à grains sphériques petits ou moyens, à peau tendre, à jus abondant.

La durée de la cure sera de 3 à 6 semaines suivant le cas considéré.

La dose variera de 1/2 kilogramme à 2 kilogrammes progressivement; les doses de 3 à 5 kilogrammes préconisées par quelques auteurs sont excessives et dangereuses pour l'intestin et pour le foie, il suffit de réfléchir qu'à l'état frais 5 kilogrammes de raisins représentent la dose énorme de 1 250 grammes de sucre pour voir à quel surmenage le foie peut être soumis par une telle cure.

Le mode de cure traditionnel est généralement le suivant :

La moitié environ de la dose quotidienne 300 grammes à 1 kilogramme est prise le *matin* entre 6 et 8 heures, une heure au moins avant le petit déjeuner, 20 minutes à une demi-heure doivent être consacrées à cette prise.

Le quart, soit 200 à 500 grammes, sera pris une heure avant le repas de midi.

Le quart restant, 200 à 500 grammes, sera pris une heure avant le repas du soir.

Il faudra rejeter les pellicules et les pépins, écarter surtout avec soin les grains sulfatés pour éviter l'intoxication cuprique, à ce sujet et malgré l'opinion différente de quelques auteurs, nous croyons plus sage de laver le raisin grappe à grappe à l'eau bouillie. Si le raisin est pris sans plaisir, s'il provoque des troubles gastro-intestinaux on réduira les prises ou même on suspendra momentanément la cure. Pendant la cure il sera sage de faire des repas modérés et essentiel de prendre beaucoup d'exercice.

Les effets physiologiques d'une telle cure sont puissants, on peut les résumer comme suit :

Augmentation de la diurèse.

Diminution de l'acidité urinaire.

Diminution de la valeur absolue et relative de l'acide urique.

Action laxative, dérivation intestinale, diarrhée passagère.

Diminution des fermentations intestinales.

Hypersécrétion biliaire, suractivité de la fonction hépatique.

Suractivité des fonctions digestives, excitation de l'appétit.

Action d'épargne vis-à-vis des matières azotées et des matières grasses (grâce évidemment aux hydrates de carbone ingérés).

Nous n'entrerons pas dans le détail du mécanisme intime, du pourquoi des actions élémentaires susrappelées ; elles sont cliniquement bien établies.

Les indications principales de la cure de raisin en découlent :

Elles sont surtout *hépatiques, intestinales* et *rénales.*

Diurétique, alcalinisante, elle agit puissamment dans l'*uricémie,* la *gravelle urique* en particulier.

Laxative, dérivative, elle rendra de grands services dans le traitement de la *constipation habituelle,* des *hémorroïdes.*

Biligénique, excitatrice des fonctions hépatiques elle trouve une indication particulièrement précise dans la *lithiase biliaire.*

Son action sur la nutrition a été utilisée quelquefois avec succès dans les maladies à dénutrition rapide, telle la *tuberculose.*

Pour suppléer au raisin frais on pourra parfois employer du jus de raisin stérilisé dont il existe de bonnes préparations.

3. *Indications et contre-indications des fruits.*

La capacité nutritive des fruits à l'état frais étant en général minime, leur valeur physiologique étant plus rafraîchissante que nutritive on conçoit qu'ils jouent un rôle important dans l'alimentation des pays chauds, un rôle secondaire, de dessert, d'aliment de luxe sous nos climats, un rôle quasi nul dans les pays froids. Toutefois même dans ces pays ils peuvent sous forme sèche ou en confitures constituer un aliment utile comme vecteurs de sucre ; c'est incontestablement une des formes les plus savoureuses de l'administration du sucre. Nous verrons dans les régimes usuels, qu'un régime fruitarien est possible.

Ce sont, enfin, il ne faut pas l'oublier, au même titre que les légumes verts de merveilleux vecteurs d'éléments minéraux.

Pris en quantité suffisante ils *combattent efficacement la constipation,* procurent des selles plus aqueuses et d'évacuation plus facile. La pratique allemande d'associer des fruits aux aliments peu sapides et peu excitants des sécrétions et des contractions intestinales est à ce point de vue très rationnelle : riz aux pruneaux, riz aux pommes, nouilles aux prunes, puddings aux fruits, etc.

La digestibilité des fruits varie suivant les espèces : les pêches, les raisins, les oranges sont en général facilement digérés ; les pommes, les poires, les abricots sont beaucoup moins digestibles. Cette digestibilité semble dépendre de plusieurs facteurs : 1° la teneur en cellulose, plus la trame cellulosique est dense, plus l'attaque des sucs digestifs est difficile, plus la digestibilité est médiocre ; 2° la teneur en acides, les malates, tartrates, citrates, qui mis en liberté dans l'estomac peuvent s'y décomposer et entraver l'action de l'acide chlorhydrique stomacal et déterminer des troubles digestifs ; 3° la présence enfin à la surface des fruits de micro-organismes divers, de levures en particulier qui peuvent déterminer des fermentations secondaires, d'où le conseil de peler les gros fruits, de laver avec soin les petits et mieux encore de ne consommer les fruits que cuits.

Les fruits cuits sont mieux supportés en général que les fruits crus, parce que la charpente cellulosique est dissociée et ramollie par l'ébullition ; les micro-organismes fermentatifs sont détruits, bref l'aliment est stérilisé ; l'addition habituelle de sucre en augmente singulièrement la valeur nutritive. Les dyspeptiques ne doivent consommer que des fruits cuits (compotes, marmelades, confitures). On ne peut faire à la cuisson des fruits que deux reproches : 1° la cuisson fait perdre aux fruits une partie de leur saveur ; 2° la cuisson fait perdre aux fruits leurs propriétés antiscorbutiques [1].

1. Voici d'après MM. Montagné et F. Regnault, 3 formules types de compotes :

Compote d'abricots. — *1re recette* : Partager en moitié, 6 abricots mûrs à point, et en retirer les noyaux. Les mettre à cuire 7 à 8 minutes dans deux décilitres de sirop bouillant. Laisser refroidir dans la cuisson.

2e recette : Partager par moitiés 6 abricots, retirer les noyaux. Ranger les moitiés d'abricots dans un plat de porcelaine à feu. Les saupoudrer d'une cuillerée de sucre ; mettre à cuire à couvert pendant 5 minutes, dans un four à chaleur modérée. Servir chaud ou froid dans le plat de cuisson.

On prépare de même des compotes de cerises, de fraises, de bananes, de mirabelles, de pêches, de pommes et de poires en quartiers. Ne prendre de compote de cerises que sur le conseil formel du docteur, à cause de l'acidité persistante malgré la cuisson.

Compote d'ananas. — L'ananas ne doit pas être mangé cru à cause de sa trame fibreuse. En compote, son emploi sera toléré.

Enlever profondément la peau d'un ananas mûr à point. Le diviser par moi-

4. *Emploi des fruits chez les diabétiques.*

Chez les diabétiques, dans les régimes sévères, les fruits sont naturellement défendus à cause de leur teneur en sucre, mais aussitôt que les hydrates de carbone sont tolérés en quantité modérée, les fruits peuvent et doivent être autorisés, avec ménagements, car rien ne facilite autant au diabétique l'observance de son régime.

On tiendra compte dans cette prescription des facteurs suivants :

1° *Certains fruits renferment en définitive une quantité inférieure* à 5 pour 100 *de sucre et d'hydrates de carbone* (*oranges, airelles, groseilles, framboises*), en sorte que 100 grammes d'oranges pelées par exemple, soit à peu près la valeur d'une belle « Valence » renferment moins d'éléments glycogéniques que 10 grammes de pain et encore supposons-nous l'orange bien mûre.

2° *Souvent plus de la moitié des sucres des fruits sont constitués par de la lévulose* en sorte qu'en règle générale les fruits sont beaucoup mieux supportés que les quantités équivalentes de pain ou de céréales ; c'est ce qui explique que dans les tables de Von

tiés dans le sens de la longueur. Retirer la partie boisée du milieu, couper chaque moitié en 10 à 12 tranches régulières. Mettre ces tranches à cuire pendant 25 minutes dans 6 décilitres de sirop à 10°. Laisser refroidir dans la cuisson.

Compote de pruneaux. — Inutile de rappeler les propriétés laxatives du pruneau, qui font de ses diverses préparations, un aliment de choix pour le dyspeptique constipé.

Faire tremper à l'eau froide, pendant 5 à 6 heures, 200 grammes de pruneaux. Les mettre à cuire avec 3 décilitres d'eau et 25 à 30 grammes de sucre. Cette cuisson doit s'opérer le plus lentement possible, à ébullition imperceptible. Laisser refroidir dans la cuisson.

Observation : On prépare, suivant prescription, les pruneaux au vin rouge ou au vin blanc. Il est bon d'additionner ce mouillement d'un tiers d'eau. On parfume cette cuisson avec un brun de cannelle, du zeste d'orange, de mandarine ou de citron.

La même méthode de cuisson s'applique aux autres fruits secs.

Noorden par exemple le taux permis des fruits soit supérieur aux quantités glyco-équivalentes de pain et de céréales.

3° Tous les fruits, les *fruits* à noyaux en particulier, *contiennent moins d'hydrates de carbone quelques jours avant la maturité.*

4° Par cuisson dans l'eau les fruits perdent une grande partie de leurs sucres et de leurs hydrates de carbone ; les diabétiques pourraient donc être autorisés à manger des *compotes de fruits* frais peu mûrs, fabriqués au besoin avec addition de lévulose (5 à 10 grammes), de saccharine, de krystalline à la dose juste suffisante pour relever la fadeur du fruit cuit ; ils mangeront seulement les fruits et rejetteront le jus qui renferme le plus de sucre.

On pourrait encore, comme il a déjà été dit pour les légumes, jeter l'eau de première cuisson et en faire subir une seconde. D'après Von Noorden 100 grammes de pêches renferment 9gr,5 d'hydrates de carbone. Soumises à cette préparation elles perdent 7gr,7, il n'en reste que 1gr,8. Mais à vrai dire le mets est alors tellement fade que le patient malgré l'addition de vanille, de cannelle, de girofle, de jus de citron, de vaniline ne le prend pas volontiers et l'on perd l'avantage précité.

5° On doit déconseiller en temps ordinaire l'usage des *fruits conservés* à cause de leur richesse en sucre, mais dans les cas légers, et hors saison on peut en autoriser l'usage modéré dans les conditions suivantes : on lavera les fruits à fond pendant 10 heures puis on les cuira, on obtiendra une compote savoureuse, pauvre en sucre. Une cuiller à soupe de pruneaux ou de pommes ainsi préparés renferment 1gr,5 d'hydrates de carbone.

6° Quant aux *confitures* voilà des conseils pratiques à leur sujet : cuire les fruits naturellement sans addition de sucre et les conserver dans des vases de verre petits, suffisants à la consommation de 2 ou 3 jours, car les confitures non sucrées se conservent mal plus longtemps ; on les relèvera au besoin par addition de saccharine. Certains fruits donnent ainsi d'excellentes compotes et conserves d'une teneur très faible en hydrates de carbone (rhubarbe 0,33 pour 100, groseilles à maquereau 2 à 3 pour 100, airelles 2 à 5 pour 100, etc.).

*
* *

Chez les *goutteux*, les *rhumatisants*, les *oxaluriques* on défendait jadis les fruits, on craignait l'action de leurs sels ; on les recommande au contraire largement aujourd'hui depuis qu'il a été démontré qu'oxydés dans l'organisme les sels organiques végétaux étaient transformés en carbonates alcalins.

En fait la clinique semble favorable à l'action heureuse des fruits dans les affections rhumatismales, et les cures de cerises, de fraises, de citrons, de raisins, au cours du rhumatisme ont été récemment remises en honneur. Mais dans toutes ces cures il faut être bien attentif pour éviter les troubles dyspeptiques et c'est probablement la crainte de ces troubles qui par une réaction exagérée avait amené, comme il a été dit plus haut, à les proscrire. Garrod recommande les pommes et les poires seulement cuites et les raisins, les oranges, les fraises en quantités modérées.

Au point de vue urologique l'action sur l'excrétion urinaire, l'acidité, l'excrétion d'acide urique reste mal établie. Toutefois les travaux les plus récents semblent démontrer que les poires, les figues fraîches, le raisin, les dattes et les oranges diminuent la précipitation de l'acide urique dans l'urine en diminuant son acidité. Les confitures n'auraient pas le même effet bienfaisant.

VÉGÉTAUX HUILEUX

Voici d'après Baland la composition moyenne des noix, noisettes et amandes douces.

FRUITS HUILEUX (BALLAND)

	NOIX	NOISETTES	AMANDES DOUCES
Eau	26	3	88
Matières protéiques	11	15	6
Graisses	42	62	2
Sucre	17	13	0,5
Cellulose	1,6	4	0,5
Cendres	1,3	2,7	1

Mangées à l'état cru les amandes, les noix et les noisettes provoquent rapidement la sensation de satiété et peuvent provoquer des troubles digestifs, très certainement par les graisses qu'elles renferment ; en sorte que ces fruits ne jouent jamais qu'un rôle minime dans l'alimentation. Les amandes peuvent rendre cependant de très grands services dans le traitement des hypersthénies gastriques.

Les *amandes amères* renferment une substance albuminoïde l'amygdaline et un ferment, l'émulsine. En présence de l'eau l'émulsine décompose l'amygdaline en essence d'amandes amères, acide cyanhydrique et sucre :

$$\underset{\text{amygdaline}}{C^{20}H^{27}AzO^{11}} + \underset{\text{eau}}{2H^2O} = \underset{\text{essence d'amandes amères}}{C^7H^6O} + \underset{\text{acide cyanhydrique}}{HCAz} + \underset{\text{sucre}}{2(C^6H^{12}O^6)}.$$

Très riches en graisses les amandes donnent lieu à la fabrication de deux préparations intéressantes : le lait d'amandes et le pain d'amandes.

Lait d'amandes : préparation : décortiquer 40 amandes douces, 2 amandes amères ; ajouter 20 grammes de sucre de canne, réduire au mortier en masse fine, ajouter lentement, en agitant, 1 litre d'eau ; passée à l'étamine, cette émulsion simple renferme beaucoup d'albumine, de graisse et de sucre ; elle a bon goût et est en général bien acceptée et bien supportée même dans les cas de catarrhe stomacal et de dysenterie.

Le *pain d'amandes*, dit de Pavy, se prépare avec des amandes décortiquées pilées préalablement débarrassées de leur sucre par l'eau chaude et additionnées de beurre et d'œufs. Ce pain ne renferme pas d'hydrates de carbone et doit être préféré au pain de gluten, chez les diabétiques, mais il est compact et de digestion difficile.

Mentionnons pour finir *les olives,* les fruits de beaucoup les plus riches en huile ; elles constituent un aliment important en Provence et en Italie ; en France, elles ne sont guère employées que comme condiment, comme hors-d'œuvre; leur huile excellente est très employée comme assaisonnement.

RÉGIME VÉGÉTARIEN

On trouvera dans les « Régimes usuels » traitées avec tous les développements utiles les questions théoriques et pratiques relatives à la légitimité et à la pratique du régime végétarien.

Nous nous bornerons ici à rappeler que la tendance actuelle vers le végétarianisme représente une réaction légitime contre l'excès du carnivorisme contemporain ; qu'elle a conduit physiologues et médecins à étudier avec soin cette question et à réduire, fort légitimement et de façon appréciable, la quotité de viande des rations alimentaires à l'état normal et pathologique ; et qu'elle a déjà rendu de ce fait, et est appelée à rendre encore d'inappréciables services.

Cependant il nous paraît impossible de considérer le végétarianisme strict comme le régime normal optimum, du moins dans les conditions habituelles de vie intensive contemporaine ; le végétarianisme strict paraît pouvoir convenir fort bien à une vie contemplative, il paraît convenir médiocrement ou mal à une vie d'action moyenne ou intense. Nous parlons du végétarianisme strict, de l'alimentation exclusive par les végétaux, car les régimes lacto-végétarien et lacto ovo-végétarien qui ne sont que des régimes mixtes restreints peuvent déjà beaucoup mieux convenir à une vie plus active.

En revanche les indications temporaires du régime végétarien sont nombreuses — on peut dire qu'il y a avantage chez presque tous les individus à pratiquer de façon temporaire, rythmique, systématique une cure de réduction végétarienne — soit un ou deux jours par semaine, soit 5 ou 6 jours par mois ; et cette restriction est plus particulièrement utile, comme l'avaient fort bien remarqué les anciens, au printemps et à l'automne.

Quant aux indications pathologiques elles sont fort nombreuses et c'est précisément l'extraordinaire efficacité du végétarianisme dans certaines cures d'entéropathies, d'uricémie, de névropathies, etc. qui a assuré la vogue de ce régime légitime jusqu'à un certain point.

Mais il faut cependant bien savoir que ce régime, pas plus qu'aucun autre régime systématique, ne convient à tous et en toutes circonstances et les médecins qui s'occupent spécialement des maladies de la nutrition commencent à voir arriver à leurs cabinets les victimes de cette mode diététique, comme ils ont vu antérieurement et voient encore chaque jour des victimes du carnivorisme et de la zoomothérapie. Il convient donc de ne le prescrire qu'à bon escient (Voir Régimes usuels).

CHAPITRE III

BOISSONS

EAU

1. *Eau pure.*

L'eau est le plus important des aliments minéraux ; elle constitue d'ailleurs la plus grande partie de nos tissus, puisque l'on peut évaluer approximativement le taux de l'eau de constitution à 70 pour 100 du corps de l'enfant, à 66 pour 100 du corps de l'adulte. D'après différents auteurs la teneur en eau de nos divers tissus serait la suivante : lymphe 95 pour 100, sang 78 pour 100, muscles 75 pour 100, viscères 72 pour 100, os 27 pour 100, graisse 10 pour 100, l'eau constitue 90 pour 100 des sucs digestifs, 69 pour 100 de la salive et cette teneur ne peut varier que dans d'étroites limites. En somme l'eau se rencontre dans notre organisme soit intra-cellulaire comme constitutive du protoplasma, soit intra-cellulaire dans la lymphe et dans le sérum sanguin. D'une façon générale plus le corps est riche en graisse, plus sa teneur en eau est relativement faible : chez un homme gras Bischoff a trouvé 19 pour 100 de graisses pour 60 pour 100 d'eau, chez un homme maigre Volkmann a trouvé 13 pour 100 de graisses et 66 pour 100 d'eau.

L'eau joue dans l'organisme un rôle fondamental, elle constitue le substratum nécessaire des processus physiques, chimiques, fermentatifs, caractéristiques de la vie. Suivant l'expression de Hope Seyler « tous les organismes vivent dans l'eau et même dans l'eau courante » et on pourrait presque dire que de nos tissus, les plus vivants, ceux dans lesquels les processus fermentatifs sont les plus intenses, sont les plus aqueux (lymphe, sang, muscle).

De l'eau chargée de produits excrémentitiels est éliminée de façon continue par les reins, les poumons, les intestins et la peau. La sécrétion urinaire est en rapport assez étroit, comme on sait, avec la quantité d'eau ingérée (boisson, eau de constitution des aliments) et il existe un certain balancement entre la sécrétion urinaire et la sécrétion pneumo-sudorale, la première l'emporte sur la seconde l'hiver, la seconde l'emporte sur la première l'été. D'autre part la quantité de liquide éliminée par les reins dépend de la qualité des aliments ingérés. Toute substance éliminée par les reins entraîne nécessairement une certaine quantité d'eau, variable avec la substance considérée, bref agit comme un diurétique. Plus il y a d'albumine ingérée, plus il y a d'urée excrétée, plus il y a d'eau éliminée; on sait qu'il en est de même des chlorures à l'état normal et quel rôle jouent ces sels dans la sécrétion urinaire.

Les sécrétions pulmonaire et cutanée présentent des variations plus grandes encore.

Le tableau classique de Pettenkofer et Voit fournit les chiffres suivants pour l'élimination d'eau d'un ouvrier adulte de 71 kilogrammes soumis à un régime mixte :

	REPOS	TRAVAIL
Urine.	1 280	1 200
Fèces.	80	90
Respiration.	830	1 410
Total..	2 190	2 700

En sorte qu'on admet en général un besoin d'eau adéquat aux pertes, savoir pour un adulte de 60 kilogrammes au repos environ 2 litres, au travail environ 2 litres et demi; mais d'après les calculs de Voit 1/6 de cette eau éliminée résultant de l'oxydation intra-organique de composés divers, graisses et hydrates de carbone, les besoins réels de l'organisme, en d'autres termes le taux de l'eau à ingérer devrait être ramené aux 5/6 des chiffres précédents savoir : 1 litre deux tiers environ au repos, 2 litres environ au travail.

Si l'eau est ingérée en quantité dépassant les besoins, l'excédent d'ingestion est, chez l'individu normal, rapidement éliminé principalement par les reins et la peau. L'excrétion cutanée intervient surtout dans certaines circonstances qui favorisent la vaso-dilatation cutanée (course, température élevée, etc.). En même temps l'excès d'eau détermine une légère augmentation de la désassimilation des albuminoïdes et d'une façon générale des processus d'oxydation ; cette action désassimilative est surtout marquée quand l'eau est prise en dehors des repas ; cette remarque a fait employer la cure hydrique dans certaines cures d'amaigrissement et dans l'uricémie.

Si l'eau est ingérée en quantité insuffisante la graisse du corps diminue plus ou moins rapidement surtout si on active l'élimination cutanée, pulmonaire et rénale de l'eau par des manœuvres et une hygiène appropriées : c'est le principe de la cure de l'obésité dans la méthode d'Œrtel. Dans ce cas l'organisme combat la déshydratation des tissus par catalyse des substances organiques, des graisses, en particulier oxydation de l'hydrogène desdites substances et mise en liberté d'eau. Mais cette méthode n'est pas sans danger car la déshydratation ainsi obtenue peut dépasser les limites permises et on voit se produire alors une série d'accidents du genre de ceux qui éclatent quelquefois à l'occasion des grandes pertes brusques d'eau par brûlures ou diarrhée profuse : épuisement du sang, anurie plus ou moins complète, crampes douloureuses, faiblesse cardiaque. Des expériences de Nothwang il résulte que des pigeons nourris de graines sèches sans eau deviennent malades après avoir perdu 1/10 de l'eau totale du corps et meurent après en avoir perdu 1/5.

*
* *

L'eau est la boisson fondamentale, la boisson type, la boisson vraie : car les boissons alcaloïdiques ou alcooliques ne sont que des solutions très étendues qui renferment toujours au moins 80 pour 100 de leur poids d'eau.

L'eau potable, l'eau de boisson doit être claire, transparente, inodore, d'une saveur pure et rafraîchissante ; elle doit renfermer au maximum par litre comme résidu d'évaporation 1/2 gramme de substances fixes ; elle doit être exempte d'éléments organisés ou du moins n'en renfermer qu'une quantité correspondant au maximum à 6 milligrammes de permanganate de potasse par litre ; les sels terreux ne doivent pas dépasser 0gr,20 par litre ; elle ne doit renfermer que des traces de chlorures, de nitrates, de sulfates et doit être tout à fait exempte d'ammoniaque, d'acide sulfhydrique et d'acide azoteux.

Ces diverses conditions sont surtout remplies par l'eau de source et l'eau de puits ; il faut de plus que lesdites sources et lesdits puits soient protégés contre toute contamination, car l'eau est le véhicule naturel du bacille typhique et les épidémies constatées ont souvent eu pour origine l'usage d'eau de rivières contaminées. En dehors donc des conditions chimiques précitées, l'eau doit remplir celle d'être exempte de microbes pathogènes.

C'est pour réaliser cette stérilisation que l'on pratique la filtration, l'ébullition et la distillation de l'eau. La filtration avec les filtres ordinaires n'offre pas toujours une complète sincérité. L'eau distillée ou suffisamment bouillie est stérile mais dépourvue de saveur rafraîchissante, lourde, indigeste ; à vrai dire l'argument qu'on a tiré contre l'eau distillée de son action nuisible sur les cellules animales vivantes, l'eau n'étant inoffensive pour les protoplasmas qu'à partir d'une certaine teneur en sels, nous paraît absolument théorique, l'eau distillée trouvant certainement dans les aliments qu'elle accompagne suffisamment de sels pour récupérer ceux qu'elle a perdus. Mais l'eau bouillie pure est insipide, fade, peu fraîche, lourde à l'estomac, bref désagréable ; nous ne connaissons qu'une seule façon d'en corriger les défauts, c'est de la faire prendre comme nous le verrons plus loin sous forme d'infusion (tilleul, camomille, feuilles d'oranger, orange, sauge, etc., etc.).

On peut encore rendre l'eau bouillie agréable en la gazéifiant au moyen d'acide carbonique qui lui communique une saveur acidulée, excite les sécrétions gastriques et produit même à une certaine dose de la stimulation générale et de l'exhilaration cérébrale; cette gazéification s'obtenait jadis au moyen de poudres gazogènes (acide tartrique et bicarbonate de soude), on l'obtient aujourd'hui à l'aide d'acide carbonique liquéfié (Sparklets), et depuis quelque temps à l'aide d'oxygène liquide; mais les quantités de gaz ainsi dissoutes sont beaucoup trop élevées (jusqu'à 3 litres de gaz par litre de liquide) et exposent à des accidents dyspeptiques, il sera donc prudent de ne boire l'eau ainsi gazéifiée qu'après avoir laissé échapper une grande partie de ce gaz. Il faut d'ailleurs bien savoir que l'acide carbonique ou l'oxygène n'exercent aucune action antiseptique appréciable sur les microbes pathogènes que peut renfermer l'eau et qu'en conséquence l'eau doit être préalablement stérilisée.

Toutes ces considérations ont contribué à répandre de plus en plus sur nos tables l'usage des eaux minérales et cet usage est à encourager. Toutefois public et médecins doivent bien se rappeler 1° qu'une eau minérale n'est pas nécessairement stérile, que tout dépend des soins avec lesquels la source est isolée, surveillée, captée, embouteillée; 2° qu'on ne saurait employer indistinctement telle ou telle eau minérale plus ou moins minéralisée, qui du fait de sa composition peut exercer une action secondaire favorable ou défavorable dans le cas considéré. Ces deux raisons et beaucoup d'autres montrent bien que le choix d'une eau de table est affaire médicale.

*
* *

A cette question de l'eau de boisson, se rattache celle de la glace alimentaire dont il est fait chaque jour une consommation croissante. Nous ne croyons pouvoir mieux faire à son sujet que reproduire les conclusions hautement autorisées du 2e Congrès international pour la répression des fraudes (Paris, 1909):

« La glace alimentaire est celle qui donne par fusion de l'eau potable et dont l'eau de fusion est exempte de tout germe pathogène. » Il a été décidé, en ce qui concerne son obtention, que pour la fabriquer l'on ne doit faire usage que d'eau stérilisée ou au moins d'eau provenant d'une distribution publique, et, sur la demande de M. de Loverdo, « qu'il est désirable que, dans la fabrication de la glace artificielle, l'eau du noyau central soit éjectée ». On sait en effet que c'est dans ce noyau que se réunissent au cours de la congélation toutes les impuretés que peut contenir l'eau.

Enfin, l'on est encore convenu que la glace naturelle obtenue pure sur les rivières, pièces d'eau, canaux, lacs, etc., doit être recueillie, transportée et conservée dans des conditions empêchant les contaminations extérieures et être soumise au contrôle permanent et efficace des services sanitaires, soit sur les lieux de production, soit à l'entrée dans les pays d'importation.

*
* *

La dose optima d'eau à prendre aux repas est fonction de multiples facteurs. D'une façon générale on peut admettre que la dose moyenne de 2 verres par repas soit $0^{l},400$ à 1/2 litre, est une dose suffisante. Il y aura toujours intérêt à réduire cette dose à un verre chez les dyspeptiques, à la porter au contraire à 3 chez les uricémiques. Dans l'un et l'autre cas il faudra conseiller de boire un ou deux verres en dehors des repas, de préférence 3 heures après le repas chez les dyspeptiques, une heure ou deux avant chez les uricémiques ; cette pratique a pour but de parfaire la ration hydrique chez les dyspeptiques à un moment où la digestion gastrique est suffisamment avancée pour n'en être pas entravée (nous prescrivons habituellement ici une infusion eupeptique orange, tilleul, camomille, thé) ; de « laver le sang », de dissoudre l'acide urique, d'activer la diurèse chez l'uricémique, à un moment où le tube digestif est relativement au repos.

La température est à considérer : glacée l'eau congestionne la muqueuse stomacale et retarde la digestion, si même elle ne l'empêche ; vers 10°, elle est tout à fait fraîche, agréable, c'est la température optima pour les non dyspeptiques; chez les dyspeptiques au contraire il y aura intérêt à employer l'eau tiède 30 à 38° qui favorise le travail digestif, diminue les flatulences, calme l'irritation stomacale et en favorise l'évacuation. Mais l'eau tiède ou chaude est franchement désagréable, aussi la prescrira-t-on toujours sous forme d'infusions aromatiques, stomachiques, diurétiques, etc.

* * *

D'une façon générale on peut dire que l'eau active les sécrétions intestinales, excite les émonctions, surtout des reins et de la peau, « lessive » de ce fait l'organisme et hâte les mouvements d'assimilation et de désassimilation.

Prise en excès surtout pendant les repas elle excite peu la musculature stomacale, distend l'estomac, favorise l'indigestion et la dilatation, provoque la diarrhée; par ailleurs elle dilue le sang, active la désassimilation, fatigue le cœur, favorise l'anémie.

2. *Infusions diverses.*

Les *infusions* se préparent généralement en versant de l'eau bouillante sur la substance active et en laissant « infuser » en vase clos pendant quelques minutes. Ce sont donc des *hydrolés* au sens pharmacologique du mot, leur valeur alimentaire n'est que celle de l'eau qu'elles renferment, les substances actives peuvent exercer suivant le cas une action apéritive, stomachique, excitante, calmante, etc., mais ne sont nullement alimentaires; mais elles n'en sont pas moins fort intéressantes et offrent au médecin avisé une riche gamme d'hydrolés précieux en bien des cas, qu'on se rappelle seulement les propriétés antisudorifiques de la sauge, ou antitussiques du thym, etc. Les décrire n'est pas du ressort de la diététique mais de la pharmacologie, aussi nous bornerons-nous à rappeler la préparation des plus usuelles.

L'*infusion de tilleul* très aromatique, très parfumée, jouit de propriétés calmantes, sédatives légères, mais manifestes ; on en corsera le parfum et on en accentuera les propriétés en y ajoutant quelques feuilles d'oranger. Elle est à recommander en remplacement du thé chez les personnes nerveuses. Chez les dyspeptiques nerveux une tasse de tilleul deux ou trois heures après le repas de midi et du soir fera souvent merveille. L'infusion *de feuilles d'oranger* avec un parfum et un goût différents jouit sensiblement des mêmes propriétés.

L'*infusion de camomille,* aromatique et stomachique, jouit d'une réputation eupeptique méritée, comme boisson de repas chez les dyspeptiques. Les infusions aromatiques agissent en général de multiple façon : d'abord par la moindre quantité de liquide ingérée (on boit beaucoup moins chaud que froid et on réalise ainsi la restriction des liquides si favorable aux dyspeptiques) ensuite par leur température, encore que cette influence indéniable de la chaleur soit mal élucidée, enfin par les propriétés particulières des substances infusées. Trousseau et la plupart des auteurs reconnaissent au tilleul et à la camomille des propriétés stomachiques, carminatives et antispasmodiques. Les infusions de *menthe poivrée, de sauge, de serpollet,* sont à rapprocher des précédentes ; rappelons en passant les propriétés antisudorifiques si remarquables de la sauge.

L'*infusion de houblon* par son amertume est légèrement apéritive ; la dose habituelle est de 10 à 15 grammes par litre d'eau bouillante. L'*infusion d'oranges amères* beaucoup plus agréable se rapproche de la précédente. C'est à notre avis la plus eupeptique des boissons.

Nous traiterons à part les infusions alcaloïdiques de thé et de café.

Ces infusions nous l'avons déjà dit sont précieuses à plus d'un titre, en thérapeutique gastrique en particulier, c'est la meilleure façon d'administrer de l'eau stérilisée par ébullition.

*
* *

Les macérations s'obtiennent en faisant « macérer » 24 heures au plus dans l'eau froide le produit actif. Les macérations diététiques apéritives et digestives les plus répandues sont *celles de gentiane* et de *quassia amara*, type des amers. Il faut en moyenne 5 à 10 grammes de substance par litre d'eau.

BOISSONS ALCALOÏDIQUES

Les boissons alcaloïdiques sont des aliments nervins, très peu nutritives par elles-mêmes, mais qui toutes contiennent un alcaloïde, la caféine ou une substance analogue, qui exerce une action excito-cardiaque, excito-musculaire, excito-cérébrale marquée. Ce sont des stimulants au premier chef.

Ces boissons sont surtout représentées par le café, le thé, le cacao, exceptionnellement par la kola, le guarama, le maté ; on pourrait et on devrait y joindre le bouillon de viande, qui a avec ce groupe les affinités chimiques et biologiques les plus étroites. Toutes ces substances tirent en effet leurs propriétés d'alcaloïdes du type de la caféine et de la théobromine, elles-mêmes dérivés méthylés de la xanthine et de ce fait très proches voisines de l'hypoxanthine, de l'adénine, de la guanine, de l'acide urique, de la créatinine ; bref elles appartiennent au groupe des purines dont l'importance physiologique et pathologique se montre chaque jour plus grande et sur laquelle nous avons déjà eu maintes fois l'occasion d'insister. Elles sont très vraisemblablement génératrices d'acide urique et doivent de ce fait être supprimées chez les uricémiques.

Au point de vue hygiénique, prophylactique des infections, ce sont des boissons parfaites, car elles sont stériles, et non alcooliques. Quand les petites affiches blanches administratives répandent le conseil officiel de « faire bouillir son eau », ces infusions constituent le moyen le plus sûr et le plus agréable de répondre à cette invitation.

Mais l'antialcoolisme ne doit pas nous faire perdre de vue la nocivité possible de l'usage prolongé et surtout de l'abus des boissons alcaloïdiques, dangereuses à la longue pour le rein, le cœur, le système nerveux et la nutrition générale.

*
* *

Le *café* fut introduit en Europe au XVIe siècle ; c'est le type des boissons alcaloïdiques excitantes du système nerveux.

Le grain de café est employé torréfié ; cette torréfaction transforme une partie du sucre contenu dans le grain en dextrine et en caramel, les graisses en caféone (essence aromatique) et donne naissance à du tannate de caféine soluble dans l'eau. Il perd par cette torréfaction 1/8 à 1/5 de son poids.

Le café brûlé renferme en moyenne pour 100 : d'après Rübner, 12 parties de substances azotées, 1 de caféine, 1 de sucre, 22 d'acide tannique et café tannique, 12 de graisses, 5 de cendres, 44 de cellulose ; on admet que 25 pour 100 seulement des substances constitutives est soluble dans l'eau.

Le café se prépare par infusion ; en moyenne 15 grammes de grains torréfiés constituent une bonne dose pour la préparation d'une tasse de 100 centimètres cubes. Une tasse de bon café de 100 centimètres cubes ainsi préparé renfermerait d'après ce même auteur 0^gr^,78 d'huiles aromatiques, 0^gr^,25 de caféone, 0^gr^,40 de phosphate de potasse et 0^gr^,26 de caféine. Ce dernier chiffre nous paraît énorme.

Propriétés :

Le café agit surtout sur le système nerveux, sur le cœur et sur les muscles par la caféine et les substances empyreumatiques (caféone) qu'il renferme. Son action se traduit en bloc par une diminution de la sensation de fatigue, une diminution du besoin de dormir, une excitation au travail cérébral et musculaire.

Le café est digestif, il paraît exercer à doses modérées, pris chaud à la fin du repas, une action manifestement favorable sur la digestion.

Le café est diurétique, par excitation directe de l'épithélium rénal.

Le café est un excitant, un stimulant nerveux, qui excelle à donner un « coup de fouet » à l'organisme fatigué et somnolent.

Le café est antiseptique par son acide café tannique.

Enfin c'est un antidote de l'opium, de la morphine et des solanées vireuses ; il combat avec succès l'alcoolisme aigu.

Mais son abus ou simplement son usage provoque chez certaines personnes de l'insomnie, de l'agitation, des palpitations, de l'angoisse précordiale.

Il est *contre-indiqué* :

Chez les névropathes à cause de son action excitante ;

Chez les brightiques à cause de son action directe sur l'épithélium rénal ;

Chez les agrypniques à cause des insomnies qu'il provoque ;

Chez les « angineux » et les hypertendus à cause de l'hypertension au moins temporaire consécutive à son ingestion.

Chez les uricémiques, on peut s'en tenir, au moins temporairement, aux conclusions suivantes :

1° Les boissons alcaloïdiques, nommément le thé, le café, le chocolat, doivent être interdits aux uricémiques et plus spécialement à ceux dont les urines précipitent spontanément de l'acide urique ;

2° Toutefois, l'action du café et du chocolat semble moins nocive pour l'organisme que celle de la viande et des légumineuses; cette dernière semble prédominante, car, si les manifestations uricémiques sont particulièrement fréquentes chez les peuples grands carnivores buveurs de thé (Anglo-Saxons), elles paraissent, au contraire, plutôt rares chez les peuples surtout végétariens buveurs de thé ou de café (Japonais, Indous, Arabes).

Bref, le thé, le café, le chocolat peuvent être relativement autorisés si la nourriture est surtout végétarienne, hypopurinique ; ils doivent être rigoureusement défendus si l'alimentation est fortement carnée et c'est à peu près le cas de tous les « pisseurs d'acide urique ».

*
* *

Le café est à l'ordinaire pris chaud et sucré, et cette simple addition lui confère une valeur alimentaire vraie, qui jointe à ses propriétés stimulantes en fait un aliment idéal d'entraînement très employé dans l'armée et dans les sports. Inutile d'ajouter que nous repoussons tout à fait l'addition habituelle d'alcool.

Le café au lait est de même une association excellente ; aliment plus léger que le lait pur, aussi nourissant grâce à l'addition de sucre, légèrement laxatif et à peu près complètement dépourvu des propriétés « énervantes » du café.

On pourra en corser la valeur alimentaire comme celle du café lui-même en y battant un jaune d'œuf.

Le café entre enfin dans la composition de mets variés : crèmes renversées, glaces, etc.

*
* *

Le *thé* est relativement peu employé en France, comparativement au café au moins.

La composition centésimale du thé sec est la suivante :

Eau.	Caféine.	Huiles éthérées.	Acide tannique.	Albumine.	Dextrine.	Substances extractives.	Cendres.	Cellulose.
—	—	—	—	—	—	—	—	—
4 à 10	1,5 à 2,5	0,5 à 1	13 à 18	4	7 à 12	19 à 23	5 à 5,5	14 à 28

Physiologiquement le thé agit sensiblement comme le café, mais ne renferme aucun produit de torréfaction et est, de ce fait, plus faiblement excitant. Sa teneur élevée en acide tannique en fait un moyen utile contre la diarrhée.

La préparation du thé est des plus simples : on verse simplement de l'eau bouillante sur du thé et l'on laisse infuser cinq minutes. 5 à 6 grammes de thé constituent une bonne dose pour une tasse de thé. Il semble qu'on puisse admettre qu'une tasse faite avec 5 grammes de thé équivaut à une tasse de café faite avec 15 grammes de café.

Rappelons comme nous le disions plus haut que l'usage prolongé et surtout l'abus des boissons alcoïdiques ne va pas sans inconvénients et sans dangers et qu'à côté de l'alcoolisme on pourrait ranger l'alcaloïdisme (théisme, caféisme, etc.). Il nous paraît intéressant à ce point de vue de reproduire ici à titre documentaire, le réquisitoire de Lauder Brunton contre le thé, d'après l'analyse de Jarvis in *Presse médicale.*

De l'action physiologique du thé comme breuvage.

Pour Brunton, le thé peut jouer un rôle nocif sur la nutrition et cela de trois manières : en diminuant la sensation de faim, en rendant les aliments moins faciles à digérer, en troublant la digestion gastrique.

Le thé permet de dépenser une plus grande somme d'énergie avec une quantité d'aliments moindre et les conséquences de cette action se font surtout sentir sur le système nerveux. Bien que le thé empêche pendant un certain temps la sensation de fatigue, les forces tant intellectuelles que physiques s'épuisent néanmoins et, à la longue, la facilité de travail en est considérablement diminuée. Le buveur de thé finit par perdre l'empire sur lui-même ; il devient nerveux, extrêmement sensible, émotionnable, timide. Il se plaint de bourdonnements d'oreilles, de vertige, de céphalée, parfois de névralgies intenses et de tremblement.

Il semble que le tremblement soit plus aisément produit par le thé vert que par le thé noir ; l'auteur a connu des sujets qui présentaient un tremblement caractérisé après deux ou trois tasses de thé vert. Les névralgies peuvent se manifester chez les nerveux qui se surmènent et qui se surmènent d'autant plus qu'ils boivent plus de thé : chez eux la névralgie indique le besoin d'aliments meilleurs et plus abondants. Il est évident qu'à la longue cet excès d'excitation joint à l'insuffisance nutritive peut produire des troubles cérébraux ; elle facilite la dégénérescence mentale si elle ne la crée pas. D'autre part le thé est un stimulant de la circulation et son abus finit par déterminer de la faiblesse du pouls et des palpitations.

Tous les thés ne sont pas également nocifs. Le thé de Ceylan et le thé indien, qui sont préférés de la plupart à cause de leur arome et de leurs propriétés stimulantes, ne sauraient avoir d'influence fâcheuse tant qu'ils sont pris avec modération et préparés par simple infusion de 2 ou 3 minutes. Cependant les dyspeptiques se trouveront mieux de faire usage du thé de Chine qui contient moins de tanin.

On attribue l'action physiologique du thé à son alcaloïde, la théine ou caféine ; mais pour Brunton il doit exister un autre élément encore indéterminé, car le thé vert ne contient pas plus d'alcaloïde que le thé noir cependant ses effets sont beaucoup plus marqués sur le système nerveux et la plus grande proportion de tanin ne saurait expliquer cette action plus puissante. Le thé vert et le thé noir ne proviennent pas, comme certains le croient, de plantes différentes. Les feuilles qui doivent donner le thé vert sont rôties aussitôt après la cueillette : le thé noir provient de feuilles ayant été séchées et ayant subi une sorte de fermentation avant d'être rôties.

En somme le thé bien préparé et pris avec modération est un breuvage sain et inoffensif ; le thé fort, riche en tanin, et pris avec excès donne lieu à des troubles très marqués du côté de l'appareil digestif et du système nerveux[1].

*
* *

Le *cacao* est tiré des fruits du théobroma cacao. Les semences du fruit semblables à un coing sont torréfiées comme celles du café, débarrassées de leurs enveloppes et pulvérisées (poudre de

1. T. Lauder Brunton (de Londres). De l'action phys., etc. (The practitioner, vol. LXXXI, n° 1, janvier 1906, p. 38-47).

cacao) ; additionnées de sucre (6 parties de cacao, 4 à 5 de sucre), d'amande, de lait, etc., aromatisées avec de la vanille, de la cannelle, etc., elles sont transformées en chocolat.

Voici, d'après Rübner, la composition centésimale approximative du cacao et du chocolat :

	Eau.	Substances azotées.	Théobromine.	Graisses.	Sucres.	Amylacés.	Substances extractives.	Cendres.
Cacao. . .	6	13 — 18	1,5	45 — 49	6	14	6	3
Chocolat. .	2	6	1,7	21	54	»	8	2

Dans les chocolats à bon marché le sucre est souvent remplacé par de la farine ou de l'amidon.

Les graisses ou beurre de cacao, se composent des triglycérides des acides palmitique, stéarique, arachique.

Le cacao et le chocolat renferment beaucoup d'oxalate de chaux.

Leur teneur en théobromine et surtout en substances extractives est considérable.

Le cacao et le chocolat sont des aliments véritables et des aliments très nutritifs grâce à leur teneur élevée en sucres, en graisses et en substances azotées ; ce sont des excitants par leur théobromine et leurs substances extractives. A ce titre ce sont des aliments de sport, d'entraînement remarquables, leur conservation facile en indique particulièrement l'emploi dans les armées.

Mais leur teneur élevée en théobromine, en substances extractives, en oxalate de chaux, leur donne à un très haut degré les propriétés nocives des boissons alcaloïdiques ; à ce titre ils doivent être rigoureusement interdits dans les diathèses urique et oxalique, chez les arthritiques, les rhumatisants, les graveleux. Nous avons personnellement observé un cas de rhumatisme chronique généralisé excessivement grave développé chez un homme de 60 ans passés, exempt jusque-là de toute manifestation rhumatismale, après l'usage pendant plusieurs années d'une alimentation chocolatée presque exclusive.

Leur teneur élevée en graisses les rend difficiles à digérer pour certains estomacs.

Le chocolat peut se manger tel quel avec du pain ; il se prend à l'ordinaire à l'eau ou au lait, le cacao de même mais additionné de sucre ; 16 grammes de chocolat sont une bonne dose pour une tasse de 100 grammes qui préparée à l'eau renferme $0^{gr},25$ de théobromine, 3 ou 4 grammes de graisse, 10 grammes de sucre et fournit près de 80 calories.

* * *

Comme autres boissons alcaloïdiques rarement employées, signalons :

Le *maté* qui agit comme le thé grâce à un alcaloïde du type de la théine. Il est un peu amer à cause de sa teneur élevée en acide tannique.

La *coca*, les feuilles sèches de l'érythiroxylon coca apaisent la faim, suppriment ou atténuent la sensation de fatigue ; elles renferment de la cocaïne ; nous avons souvent employé avec succès comme boisson dans diverses affections douloureuses de l'estomac, une infusion de feuilles de coca.

La *kola* renferme de la caféine, de la théobromine, de la kolanine qui se décompose facilement en théine, sucre et rouge de kola. Elle n'est guère employée en diététique.

BOISSONS ALCOOLIQUES

I. — DES BOISSONS ALCOOLIQUES EN GÉNÉRAL.

Les boissons alcooliques ou boissons fermentées ont comme caractère commun ainsi que leur nom l'indique une teneur variable en alcool.

Il ne peut entrer dans le cadre de ce livre de traiter à fond la question de l'alcool-aliment qui a soulevé on s'en souvient et qui soulève encore d'ailleurs chaque jour de si ardentes controverses.

Abstraction faite de toutes considérations sentimentales, de tout système à priori, de toutes subtilités métaphysiques on doit admettre que *l'alcool est un aliment,* ses caractères et ses affinités chimiques, l'observation séculaire et quotidienne, l'expérimentation physiologique rigoureuse obligent à assimiler au point de vue diététique l'alcool aux aliments hydrocarbonés.

Quoi qu'on en ait dit, les expériences célèbres et décisives d'Atvater et Bénédick ne peuvent se résumer autrement que l'a fait Duclaux : « Dans le régime alimentaire de 3 hommes valides, on a pu sans inconvénient remplacer du beurre, des légumes ou autres aliments analogues par de l'alcool sous forme de vin ou d'eau-de-vie. Ces remplacements et ces alternances ne dépendent pas de l'état de repos ou de travail, ni d'aucune circonstance relative au consommateur. Tout est commandé par le coefficient isodynamique de l'aliment qui reste physiologiquement le même, si la substitution se fait en tenant compte de ces coefficients et quand on supprime le vin dans un repas, il faut le remplacer par quelque chose. »

Voilà ce qu'enseigne strictement la science positive. L'alcool et les boissons alcooliques sont des aliments au même titre que les aliments variés qu'ils remplacent. La substitution doit se faire non pas poids par poids, mais par parties dégageant quand on les brûle, la même quantité de chaleur et contenant la même quantité d'énergie.

Est-ce un bon aliment? Ici il est beaucoup plus difficile de répondre de façon précise. Et d'abord qu'est-ce qu'un bon aliment? Au point de vue du simple bon sens, c'est celui qui présente le maximum de capacité alimentaire avec le minimum global de dangers et d'inconvénients. Pour l'alcool, comme pour les autres aliments, la qualité diététique est fonction de multiples facteurs dont les principaux sont : la dilution de la substance active, la quantité de ladite substance, les conditions générales du sujet et les conditions particulières du moment de l'ingestion. Tel aliment est excellent sous certaine forme, à telle dose, chez tel individu, avec tel genre de vie ; ce même aliment sera très mauvais sous telle autre forme ou à telle autre dose, chez tel autre individu avec tel autre genre de vie. La viande est excellente peu cuite, à dose modérée, chez un individu normal ou lymphatique ayant une vie active ; la viande est un mauvais aliment à dose élevée ou chez un individu arthritique ou au cours d'une vie sédentaire. Le sucre lui-même, cette panacée diététique de notre époque et incontestablement un des aliments les meilleurs qui soient, n'en présente pas moins telles contre-indications particulières ne fût-ce que chez les diabétiques ou chez les candidats au diabète. L'argument invoqué contre l'alcool, « singulier aliment dont on est obligé de réglementer avec tant de précautions l'emploi » est donc un argument d'ordre très général et la justification de toutes les études diététiques qui n'ont justement pour but que la « réglementation » de l'emploi des divers aliments suivant les individus, les genres de vie, etc. Tout aliment est bon ou mauvais — tout dépend de la dose et des circonstances.

Qu'on ne voie pas dans les lignes précédentes un plaidoyer pour l'alcool — mais enfin il ne faut pas à priori juger l'usance par les seuls effets de l'abus — il ne faut pas, comme disait Duclaux, raisonner à la façon d'un skopzoï.

Les principaux arguments invoqués ne peuvent s'appliquer qu'à l'abus.

Qu'on puisse se passer d'alcool et de boissons alcooliques cela est incontestable, de même qu'on peut vivre sans thé, sans café, sans épices et même sans viande, de même qu'on peut vivre sans musique, sans fruits et sans fleurs. La possibilité de vivre nu dans certaines conditions n'a jamais paru une raison suffisante pour condamner l'usage des vêtements.

Que l'abus soit le plus grand vice du monde moderne, que l'alcoolisme soit la maladie honteuse de nos sociétés, la grande pourvoyeuse de la tuberculose et du crime, qu'il n'y ait pas de devoir plus impérieux que de lui faire une guerre sans merci, qui oserait y contredire? Mais l'outrance même du raisonnement abstentionniste strict, l'erreur certaine qu'il renferme quant à l'interprétation rigoureuse des faits positifs actuellement catalogués, sont par elles-mêmes dangereuses. « Il faut laisser les esprits s'habituer à la lumière et à la vérité. »

Et la vérité est la suivante :

L'abus de l'alcool et des boissons alcooliques est des plus dangereux pour l'individu et pour les sociétés. Dangereux pour l'individu chez lequel il détermine presque nécessairement des dégénérescences viscérales multiples et prépare le lit à la tuberculose ;dangereux pour les sociétés dans lesquelles il détermine une dégénérescence physique et morale fatale. Qu'on le remarque bien en passant, les adeptes du végétarisme strict font avec des arguments d'une valeur presque égale le procès du carnivorisme.

Où commence cet abus ? C'est ici que les abstinents se croient très forts et défient les « tolérants », si je puis ainsi dire, de donner un criterium précis. Mais ce criterium existe encore moins, et l'accord est encore moins fait, pour la quotité optima de viande à introduire dans un régime normal. Et pourtant il ne paraît pas difficile de définir pour l'alcool cette quotité optima que nous adopterons comme un maximum ; nous dirons c'est la quantité d'alcool, qui, en dehors de contre-indications pathologiques particulières, c'est la quantité d'alcool qu'on n'a jamais constaté avoir donné naissance chez un individu normal à des troubles généralement quelconques. Et avec la plupart des auteurs Gautier, Duclaux, Pouchet, Gréhant, etc., nous estimons que *cette dose optima quotidienne peut être fixée à un gramme d'alcool par kilogramme d'individu, soit environ 60 grammes pour un adulte, correspondant à 600 centimètres cubes de vin titrant 10 pour 100, à un litre 1/4 de bière titrant 4 à 5 pour 100; et nous ajouterons cette restriction à la condition que le titre de la boisson alcoolique ingérée ne soit pas supérieur à 12 pour 100.*

A nous en tenir aux réalités cliniques, aux constatations positives rigoureuses, nous affirmons n'avoir pas observé un seul cas *d'individu normal* incommodé par les doses ci-dessus rappelées, ni chez lequel une observation prolongée pendant plusieurs années ait paru déceler de troubles appréciables. On nous cite toujours l'exemple de Chevreul, centenaire et buveur d'eau, mais nous pourrions fournir une longue liste de personnes encore vivantes, en bon état de santé, ayant de 80 à 90 ans et plus et ayant toujours fait un usage modéré du vin, dans les limites ci-dessus rappelées. On nous dit, elles ont peut-être des troubles qui vous échappent et qui leur échappent et peut-être un jour, etc. ; alors nous rentrons dans la conjecture, l'hypothèse et la supposition. Bref dût cette affirmation faire bondir les abstinents, la doctrine abstinente stricte, l'anti-alcoolisme absolu manque à notre avis de bases scientifiques. Nous sommes certes anti-alcoolique bien convaincu, mais dans les limites indiquées ci-dessus, réservant bien entendu notre devoir de proscription formelle pour telles espèces individuelles particulières.

Nous renvoyons pour plus de détails au livre de M. Armand Gautier, *L'alimentation et les régimes*, et aux leçons de pharmacodynamie du Pr Pouchet.

Et quoique la question de l'emploi thérapeutique de l'alcool soit un problème fort différent de son emploi diététique nous nous permettons de reproduire ici l'article que nous avons consacré à cette question dans la *Presse médicale* du 4 février 1903.

L'alcool en thérapeutique.

La question de l'usage thérapeutique de l'alcool est toujours d'actualité, et la confusion est toujours aussi grande. Les grands cliniciens thérapeutes du début du XIXe siècle, Laënnec, Chomel, Petit, Pinel, l'avaient tranchée par l'affirmative, et l'emploi de l'alcool dans la pneumonie des vieillards et dans l'adynamie typhique avait marqué une tendance heureuse à la réaction contre les idées de Broussais. Les cliniciens anglais, Graves, Stokes entre autres, et le célèbre Todd, dont la potion alcoolique est encore si usuelle, en avaient fait une étude attentive, reconnu les écueils, précisé les indications. Depuis quelques années, sous l'influence de la conception théorique de Schmiedeberg et comme conséquence de la si légitime campagne anti-alcoolique menée dans le pays, l'alcool tend à être mis au ban de la thérapeutique ; non seulement toute vertu médicatrice lui est refusée, mais il est accusé des pires méfaits et sa proscription absolue est passionnément réclamée. Il semble bien qu'il y ait là quelque exagération.

Les auteurs anti-alcooliques absolus, hypnotisés par l'abus de l'alcool et ses conséquences individuelles et sociales désastreuses, ont perdu de vue l'usage thérapeutique, rationnel, méthodique de l'alcool et ont, de ce fait, prononcé un arrêt formel et peu équitable. Que dirions-nous d'un auteur qui condamnerait sans appel l'usage de la digitale, sous le prétexte que, donnée inconsidérément, elle peut exagérer l'asystolie ou la provoquer si elle n'existe pas?

Ils ont invoqué de nombreuses expériences de laboratoire et rappelé avec complaisance tous les troubles et toutes les lésions provoqués expérimentalement par l'alcool. Mais les doses employées étaient presque toujours des doses « non cliniques », des doses massives ou systématiquement répétées, et l'observation précédente leur est applicable. Au surplus, ces expériences ont conduit à des résultats des plus contradictoires ; c'est ainsi qu'à s'en tenir aux travaux les plus caractéristiques de l'année 1902, nous trouvons à côté des conclusions nettement défavorables de Chauveau les travaux de Clopatt qui conclut que l'alcool économise les substances azotées et non azotées, ceux de Roseman pour lequel 90 pour 100 au moins de l'alcool sont brûlés dans l'organisme et peuvent servir à épargner l'albumine, ceux de Roos qui expérimentant sur des cochons d'Inde aurait vu, le poids, la force, la puissance génératrice augmenter sous l'influence des doses modérées de vin, ceux de Lee et Harold constatant l'action favorable de quantités modérées d'alcool sur le travail musculaire de la grenouille. La cause est donc loin d'être entendue, même au point de vue purement expérimental.

Ils ont enfin invoqué des arguments d'ordre psychologique se résumant au fond à ceci : il est dangereux de prescrire l'alcool à des malades, alors que tous nos efforts doivent tendre à le proscrire chez les individus normaux, pour prévenir chez eux l'alcoolisme. « Il existe peu de buveurs, écrit Bunge, qui ne puissent s'appuyer sur une autorité médicale pour excuser leur vice. » Singulier argument. Le fait qu'il existe des morphinomanes doit-il absolument nous priver de l'emploi thérapeutique de l'opium. Il appartient au médecin de faire comprendre à son *malade,* si cela est vraiment le cas pour ledit malade, que l'alcool est une drogue, et une drogue qui peut être dangereuse, toxique au même titre que l'arsenic ou la strychnine.

Nous ne rappelons que pour mémoire certains arguments qui montrent à quelles étranges raisons peuvent avoir recours certaines mentalités, parfois très éminentes, en proie à l'idée fixe. C'est ainsi que nous cueillons encore dans Bunge la phrase suivante : « Croit-on vraiment que l'homme civilisé et le champignon de la levure soient liés par les liens de la symbiose pour que l'un se nourrisse des excréments de l'autre ? » L'idée est amusante, mais il serait cruel d'insister sur sa puissance démonstrative.

Nous croyons qu'il est temps de ramener la question sur le terrain positif et solide de la clinique humaine qu'elle n'aurait jamais dû quitter, car c'est à la clinique à juger en dernier ressort les questions de thérapeutique ; il est pénible d'avoir à rappeler cette La Palissade.

Au lit du malade fébricitant, sous l'influence de faibles doses d'alcool (un demi-gramme en moyenne par kilogramme et par jour), on constate assez rapidement, au bout de quelques minutes, de la rougeur de la face, de la congestion active des vaisseaux cutanés, une accélération marquée des battements du cœur et partant une suractivité évidente de la circulation et de la nutrition ; quant à la température, elle s'élève d'ordinaire, parfois de façon rapide et forte.

A fortes doses (plus d'un gramme par kilogramme et par jour) on constate, au contraire, la constriction vasculaire, la stase veineuse, le refroidissement périphérique, le ralentissement des combustions organiques, l'abaissement de la température centrale.

On a proposé de ces faits l'interprétation suivante : à faibles doses, il y a excitation rapide des filets vaso-moteurs rachidiens plus impressionnables, surtout vaso-dilatateurs ; à fortes doses, il y a surtout excitation des filets vaso-moteurs sympathiques, surtout vaso-constricteurs. Pour Schmiedeberg, au contraire, tous les phénomènes précités sont sous la dépendance d'une paralysie temporaire des centres vaso-moteurs.

Quelle que soit d'ailleurs l'interprétation adoptée, les faits sont indubitables, d'observation courante, banale, et thérapeutiquement utilisables. Cette action extemporanée des *faibles doses* fait de l'alcool un médicament cardio-vasculaire, stimulant du système nerveux, thermogène en quelques circonstances.

Lauder Brunton[1] a résumé avec son bon sens habituel les conditions cliniques d'une administration rationnelle de l'alcool, en particulier dans la fièvre typhoïde à son déclin, et sa règle est bien simple : « Il faut vous asseoir quelque temps au chevet du malade et l'observer après l'administration d'une dose d'alcool : si vous constatez que l'alcool ramène les différentes fonctions à leur état normal, le médicament a un effet heureux ; dans le cas contraire, le médicament a un effet nuisible. » En d'autres termes, si le pouls ou très fréquent ou très lent se rapproche de son rythme normal, si la langue sèche devient humide, si la peau sèche et chaude devient plus fraîche et plus moite, il sera rationnel de prescrire l'alcool ; il devra être rejeté dans le cas contraire.

A ce point de vue l'indication est formelle dans le collapsus post-fébrile de la fièvre typhoïde. C'est ainsi que chez une petite malade convalescente d'une rechute grave de dothiénentérie et d'une maigreur extrême, nous fûmes appelé un matin dans les conditions suivantes : la petite malade s'était endormie la veille au soir à cinq heures ayant comme température rectale 37°,8 et 82 pulsations ; elle dormait d'un sommeil si tranquille que les parents n'osent pas la réveiller et c'est spontanément le lendemain

1. LAUDER BRUNTON. *Action des médicaments.* C. Naud, éditeur.

matin à 7 heures qu'elle sort d'un sommeil qui avait duré quatorze heures, quatorze heures de diète naturellement ; la malade accuse quelque faiblesse ; à notre arrivée, la température rectale est tombée à 34°,8, le pouls est petit, filiforme, incomptable, l'adynamie marquée mais pas extrême, la situation sérieuse ; nous faisons simplement administrer quatre cuillerées à café de vieux cognac dans un petit lavement (nous avions quelques raisons de craindre une intolérance stomacale qui, à ce moment, eût pu être fatale) ; en quelques minutes la température remonte à 37°, le pouls reprend quelque force et bat 84, l'adynamie s'atténue et tout malaise disparaît quand la malade s'est alimentée. Si la comparaison ne semble pas trop triviale, l'action thérapeutique semble ici comparable à celle qu'on exerce, sur un feu qui s'éteint, par l'addition de substances extrêmement combustibles (éther, alcool, pétrole) qui raniment la flamme qu'on entretient ensuite avec des aliments d'une combustion plus lente.

Sir Samuel Wilkes rapporte dans le *Boston medical and surgical Journal* le cas, sans doute comparable au précédent, d'une petite fille atteinte de fièvre typhoïde et qui, mourante en apparence (*apparently dying*), fut rapidement améliorée et guérie à la suite de l'administration de doses énormes de Brandy.

Dans les cas de ce genre, l'alcool est donc susceptible d'agir comme un puissant toni-cardiaque, pyrétogène, stimulant du système nerveux, et dont l'action est extrêmement rapide. Cela paraît incontestable. L'indication est donc précise dans le collapsus post-infectieux.

L'emploi de l'alcool dans le cours de la pneumonie et, en général, des maladies infectieuses adynamiques est traditionnel — et nous n'avons trouvé de son action aucune explication plus satisfaisante que celle de Todd. « Dans la pneumonie, il se fait dans les alvéoles un exsudat particulier qui les comble bientôt, le poumon devenant une masse dure et solide. Pour que la guérison ait lieu, il faut que tout cet exsudat se résorbe et que les alvéoles reviennent à leur condition première. Les procédés que la nature emploie pour amener la guérison sont très compliqués, et personne, je crois, ne soutiendra que nous possédons quelque drogue capable, par une action directe sur l'organisme, de réaliser cette guérison. »

« Dans l'accomplissement de ces modifications, il se fait une dépense considérable de force nerveuse et de sang ; aussi devons-nous fournir à l'organisme *un genre d'aliment qui, facilement assimilable, se trouve en même temps capable de soutenir les forces nerveuses et d'entretenir la chaleur animale. L'alcool est cet aliment ; il est assimilé par un simple fait d'endosmose ; il exerce une influence spéciale sur la nutrition du système nerveux et, par sa combinaison avec l'oxygène du corps, il fournit du combustible pour l'entretien de la température animale.* » Comme le rapporte M. Talamon dans son commentaire, ou n'a jamais rien dit de plus sage et de plus précis.

L'alimentation pendant ces périodes fébriles est insuffisante pour fournir les 2 000 calories nécessaires à l'existence d'un individu de poids moyen : le sujet vit sur son capital, combure ses graisses et ses albuminoïdes ; sa force vive, sa puissance vitale, son énergie, baissent ; dans ces cas, la thérapeutique alimentaire exerce une action capitale.

Un gramme d'alcool fournit 7 calories et sa combustion est d'autant plus rapide et complète que la fièvre est plus forte : c'est ainsi que, suivant la remarque du Pr Pouchet, chez un pneumonique, si on administre 40 à 60 grammes d'alcool, on ne trouve pas trace d'alcool dans les urines et il est absolument impossible de percevoir la moindre odeur de l'haleine si l'on a fait rincer la bouche du malade après l'ingestion et fait avaler un peu de lait pur. Pour Bunge, de même, « l'alcool est brûlé en grande partie dans l'organisme ; une petite portion seulement est éliminée telle quelle par les reins et les poumons. L'alcool est donc à n'en pas douter une force vive dans notre corps. »

L'alcool exerce donc une action d'épargne sur les substances albuminoïdes dont il permet de réduire la ration au minimum ;

c'est un « aliment d'attente » qui permet d'atteindre des jours meilleurs.

Mais, dans ce cas, nous sommes de tous points de l'avis de Todd, de Béhier et de Talamon ; si l'on veut obtenir un effet réellement utile, il faut prescrire l'alcool à doses alimentaires (dans le cas indiqué, nous le répétons), c'est-à-dire prescrire au moins 100 grammes de rhum ou de cognac dans les vingt-quatre heures, la dose classique de la potion dite de Todd étant absolument insuffisante ; et comme c'est une stimulation continue qu'on veut obtenir ici, on devra donner la potion par doses fractionnées toutes les deux heures, par exemple :

Teinture de cannelle..	5 grammes.
Rhum vieux.	} ãã 100 —
Sirop simple.	}
Eau de tilleul.	40 —

Une cuillerée à soupe toutes les deux heures.

Le rhum titrant environ 60 pour 100, les 100 grammes représentent 60 grammes d'alcool pur correspondant à 420 calories (60 × 7), 60 grammes de sucre en fournissent (60 × 4) 240 ; une potion du genre de la précédente représente donc 660 calories ; son pouvoir calorigène est théoriquement équivalent à celui d'un litre de lait ; il lui est pratiquement supérieur, car sa combustion est certainement plus complète et son absorption nécessite une dépense vitale moindre. Il est bien entendu que nous disons son *pouvoir calorigène* et non son pouvoir nutritif, ce qui est tout à fait différent.

II. — Vins.

Le *vin* résulte, comme on sait, de la fermentation alcoolique du jus de raisin, le vin obtenu diffère, cela va de soi, suivant la nature du raisin, suivant la façon dont la fermentation est conduite et suivant les manipulations auxquelles le liquide résultant est soumis ultérieurement. Le jus de raisin renfermant de 12 à 30 pour 100 de glucose et la fermentation alcoolique donnant environ par 100 parties de sucre, parties égales d'acide carbonique et d'alcool, on voit de suite que la teneur alcoolique des vins variera de 6 à 15 pour 100.

$$C^6H^{12}O^6 = 2CO^2 + 2C^2H^6O.$$

Toutefois la fermentation alcoolique étant déjà sérieusement ralentie par une proportion d'alcool de 11 pour 100, les vins d'une teneur alcoolique supérieure à 11 pour 100 renfermeront le plus souvent une quantité résiduelle appréciable de sucre.

La couleur du vin est surtout en rapport avec l'enlèvement ou la conservation de l'enveloppe, de la « pelure » du fruit ; si on décortique les raisins noirs on obtiendra avec le jus un vin blanc.

L'odeur et la saveur, le bouquet, si recherchés, si appréciés des œnophiles, semblent être surtout en rapport avec la formation d'éthers variés qui se développent lentement, très probablement par l'effet de fermentations secondaires, pendant le séjour des vins à la basse température des caves. Il est à remarquer que pour les vins de grand cru, ce bouquet se développe surtout quelques heures après leur sortie de la cave, après qu'ils ont pris lentement la température habituelle de nos salles à manger, bref, après qu'ils se sont réchauffés.

Si on lit avec soin les instructions résultant de traditions séculaires relatives à « l'art de soigner les vins en fût, de les mettre en bouteille et de les boire dans de bonnes conditions » [1], on voit qu'elles consistent en substance à recueillir et à conserver le vin dans des conditions d'asepsie relative, bref, à éviter les fermentations mauvaises (acétification, tourne, pousse, amertume, graisse) et à favoriser et à réglementer par ailleurs par des manœuvres traditionnelles certaines autres fermentations, aérobies et anaérobies encore mal connues, génératrices des éthers du bouquet. En même temps le vin se dépouille de ses matières colorantes, de sa crème de tartre, de son tanin. Actuellement, on s'ingénie à activer ce travail par des techniques nouvelles (chauffage, oxygénation, ozonisation) ; mais jusqu'à présent ces méthodes se sont

1. *Dictionnaire manuel du Maître de Chai*, Feret et fils, éditeurs.

montrées inférieures aux méthodes traditionnelles, toutefois la pasteurisation (chauffage du vin en vase clos à la température de 65°) suffisante pour tuer les germes sans altérer les propriétés organoleptiques du produit a fait ses preuves.

*
* *

De toutes les substances caractéristiques du vin, les plus importantes par leur rôle et par leur masse sont l'eau, l'alcool éthylique, les matières colorantes, le tartre, la glycérine et le sucre. D'après Armand Gautier « le poids de l'eau varie dans les vins ordinaires (les vins de liqueur mis à part) de 718 à 935 grammes par litre, celui de l'alcool de 45 à 135 grammes, celui de la glycérine de 4 à 13 grammes, celui des matières colorantes de 0,6 à 2 grammes et plus dans les vins rouges ; celui des tartrates de 1 gramme à 75. L'ensemble de toutes les autres substances n'atteint que 9 à 13 grammes par litre. Ce sont toutefois celles qui différencient les divers crus, qui communiquent aux vins leur bouquet, leur vinosité, leur goût spécial. Les variations indéfinies de ces matières et leurs combinaisons réciproques que le temps complète lentement font de quelques-unes de ces liqueurs des boissons inimitables, d'un arome et d'un goût exquis, différant avec chaque cépage et chaque cru ».

Voici d'après ce même auteur les caractéristiques chimiques de quelques vins connues :

	ALCOOL	EXTRAIT SEC	GLYCÉRINE	TARTRE	ACIDITÉ EN SO^4H^2	CENDRES	SUCRE
Bourgognes ordinaires. . .	10	19	6	3	5	2	1,3
Bordeaux rouges ordinaires. .	10	22	7	1,4	4	2,3	1,5
Vins rouges Narbonne. . .	11	19	»	1,8	4	3	1
Chianti italien.	14	14	9	»	9	1,8	9
Moscato d'Asti.	14	16	8	»	9	1,2	2
Vins rouges d'Espagne. . .	14	23	»	1	»	2	2
Vins rouges du Rhin. . . .	11	27	»	»	7	»	4

« En résumé, un litre de vin moyen contient les proportions suivantes des principaux matériaux aptes à nous fournir de l'énergie par leur combustion :

	MOYENNE	CALORIES
Alcool.	80	560
Glycérine..	6	26
Sucres réducteurs, mannite, glycol. . . .	1,5	6
Gomme, dextrine, etc..	1	4
Crème de tartre..	2	4
TOTAL.	. . . . .	600

« Leur combustion théorique totale correspond environ à 600 calories par litre de vin ». (Armand Gautier).

Quelques rapprochements diététiques s'imposent. Au point de vue calorigène :

100 grammes de vin moyen	fournissent. .	60	calories.
— lait	—	. .	68	—
— viande	—	. .	90	—
— pommes de terre	—	. .	100	—
— pain	—	. .	250	—

Le vin au point de vue calorigénique équivaut donc à peu près à son poids de lait, aux 2/3 de son poids de viande ou de pommes de terre, au 1/4 de son poids de pain.

A se placer au point de vue diététique et thérapeutique, la meilleure classification des vins, *ad usum medicorum,* nous paraît être celle de Fonssagrives que nous reproduisons ci-dessous avec de brefs commentaires :

I. — *Vins rouges austères* :

A. *Vins de Bordeaux.* On peut les diviser schématiquement en :

a) Vins ordinaires.

b) Vins fins (Gruau-Larose, Cantenac, Calande, Léoville, Clos d'Estournel).

c) Vins de premier choix (Château-Margaux, Château-Laffitte, Château-Latour, Haut-Brion).

Les vins de Bordeaux titrent en général 9 à 10 pour 100 d'alcool et sont moyennement riches en substances tannantes. « C'est par excellence, dit Fonssagrives, le vin des valétudinaires chez lesquels on trouve l'indication d'une action tonifiante, mais qui portent en quelque point de leur organisme une épine congestive ou inflammatoire qu'il importe de ne pas réveiller. »

A la dose quotidienne de 600 centimètres cubes ils provoquent une action excito-vasculaire légère, une réparation plastique réelle, une excitation cérébrale se traduisant par une idéation, momentanément au moins plus vive, de l'hypersensibilité sensorielle et affective.

B. *Vins de Bourgogne* :

Ils sont un peu plus riches en alcool (10 à 12 pour 100) que les précédents ; leur bouquet beaucoup plus marqué et partant leur richesse en éthers probablement beaucoup plus forte ; de ce fait ils sont beaucoup plus stimulants que les Bordeaux, mais on peut justement leur appliquer la proposition inverse de celle rappelée plus haut : *Les Bourgognes doivent être particulièrement interdits aux individus « qui portent en quelque point de leur organisme une épine congestive et inflammatoire qu'il importe de ne pas réveiller »*. Les goutteux, les arthritiques, les rhumatisants, les lithiasiques sont dans ce cas.

On peut diviser les Bourgognes en :

a) *Vins de la région de Nuits* (Chambertin, Clos-Vougeot, etc.). Ils se rapprochent en une certaine mesure des vins de Bordeaux ; ils titrent seulement 10 à 11 pour 100 d'alcool ; ce sont les moins énergiquement stimulants des Bourgognes.

b) *Vins de la côte de Beaune* (Volney, Pomard). Ils titrent 12 à 13 pour 100 d'alcool. C'est surtout à ces crus que s'appliquent les remarques précédentes.

C. *Vins des régions du Roussillon* :

Ils sont beaucoup plus riches que les précédents en alcool et en matières tanniques. C'est ainsi que le *Banuyls*, type du genre, renferme 18 à 20 pour 100 d'alcool et des principes tannigènes abondants. Ils ont de ce fait une action stimulante et cordiale tout à fait particulière. Ce sont, à proprement parler, *des vins médicamenteux ou des vins de coupage* ; mais leur teneur en alcool, l'action dyspeptique qu'ils exercent ne permet pas de les autoriser comme vins de table.

II. — *Les vins blancs secs de France* titrent de 8 à 15 pour 100 d'alcool. Ils se divisent naturellement en :

a) *Vins blancs non mousseux* (Graves, Sauternes, Blanquette de Limoux) qui titrent environ 10 à 12 pour 100 d'alcool et sont préférables aux vins rouges chez les dyspeptiques. Leurs propriétés diurétiques sont évidentes.

b) *Vins blancs mousseux* dont le Champagne est le type.

Ces vins jouissent de propriétés stimulantes et antiémétiques marquées qu'ils doivent en partie à leur teneur en acide carbonique. Les propriétés antiémétiques sont portées au maximum par le « frappage » ; l'usage du Champagne glacé dans les affections nauséeuses est comme on sait traditionnel ; le Champagne est souvent par ailleurs la meilleure potion de Todd ; coupé d'eau ou à petites doses il agit comme un eupeptique manifeste.

III. — *Les vins alcooliques secs,* surtout étrangers, sont très riches en alcool ; ils titrent 15 à 20 pour 100 et au delà ; tels sont le Marsala, le Madère, le Porto, le Xérès. Ce sont des vrais vins médicamenteux, à employer à la rigueur comme potion de Todd, mais en administrant une dose double de celle du Cognac ou du Rhum qui serait entrée dans la potion. Ils sont tout à fait à bannir en dehors de la thérapeutique, leur action dyspeptique est considérable.

IV. — *Les vins sucrés* sont ceux dans lesquels la proportion d'alcool qui s'est développée pendant la fermentation a arrêté l'action de la levure et dans lesquels subsistent des substances sucrées. Tels sont le Malaga, le Malvoisie, le Frontignan, l'Alicante qui pour 15 à 18 pour 100 d'alcool peuvent renfermer 15 à 30 grammes de sucre au litre.

Ce sont là encore de véritables vins médicamenteux, de véritables potions naturelles, à manier avec prudence à cause de leur action dyspeptique marquée.

*
* *

1° Des expériences de Büchner relatives à l'influence exercée par les vins sur les phénomènes de la digestion, il résulte que tous les vins, quels qu'ils soient, ont entravé d'une façon plus ou moins accentuée les digestions artificielles.

Mais suivant la remarque du Pr Pouchet « en pratique ce qu'on observe le plus généralement c'est au contraire que l'ingestion modérée de vin chez les individus normaux et en bonne santé, dont le tube digestif fonctionne normalement, produit une excitation bienfaisante et facilite la digestion ».

Chez les dyspeptiques le vin est, en revanche, souvent mal toléré et le vin rouge plus mal toléré que le vin blanc.

Les vins rouges riches en tanin favorisent la constipation ; les vins blancs plus acides favorisent plutôt la diarrhée ;

2° Au point de vue de la nutrition générale « on obtient, dit le Pr Pouchet, sous l'influence du vin comme sous l'influence des doses modérées d'alcool, mais bien mieux encore que dans ce dernier cas, en raison des substances qui accompagnent l'alcool lui-même, une meilleure utilisation de la ration alimentaire qui, sans cette intervention, serait insuffisante, le vin venant jouer ainsi un rôle condimentaire » ;

3° La stimulation très nette de l'activité cardiaque, le relèvement très accentué de la tension artérielle par l'ingestion de petites quantités de vin sont évidents et d'observation vulgaire ;

4° Il en est de même de l'excitation cérébrale se manifestant dans la sphère de l'intelligence et de l'affectivité.

Il n'entre pas dans notre cadre de décrire en revanche les accidents toxiques provoqués par l'alcool, alcoolisme aigu et alcoolisme chronique qui sont du ressort de la pathologie.

Nous ne saurions assez recommander à ceux que la question de l'action physiologique de l'alcool et du vin intéresse de lire les pages magistrales qu'a consacrées à cette question le Pr Pouchet dans ses *Leçons de Pharmacodynamie et de Matière médicale* (2e série. Hypnotiques et modificateurs intellectuels, p. 124 à 380).

*
* *

Il existe à l'usage du vin un certain nombre de *contre-indications formelles* :

1° *L'enfance*. Sous aucun prétexte l'usage alimentaire du vin ne doit être autorisé avant au moins 14 ans ;

2° *Une excitabilité nerveuse* plus ou moins prononcée ; cela va de soi, le vin étant comme nous l'avons vu un excitant nerveux incontestable ;

3° *Une constitution apoplectique,* une tendance aux congestions encéphaliques, à cause justement de la stimulation vasculo-encéphalique caractéristique de l'alcool. Pour la même raison le vin devra être interdit, ou du moins son usage particulièrement surveillé chez les *individus à tendance hémorragique pulmonaire* ou chez les *cardiopathes* ;

4° Nous avons déjà dit à maintes reprises que dans *certaines formes de dyspepsie,* dans l'hypersthénie stomacale en particulier le vin était le plus souvent mal supporté ;

5° Enfin dans *les néphrites* aiguës ou chroniques il y aura le plus souvent tout avantage à proscrire le vin.

*
* *

Suivant la remarque très judicieuse de Rübner, l'espèce d'alimentation est en rapport étroit avec la boisson. Plus le repas renferme de substances grasses, plus l'addition de boissons riches en alcool semble nécessaire. Un repas gras se supporte mieux avec du vin qu'avec de la bière plus aqueuse.

III. — Bières.

La *bière* résulte de la fermentation d'une infusion d'orge germée aromatisée avec une certaine proportion de houblon. A vrai dire dans certains pays on substitue ou on associe à l'orge d'autres graines de céréales : avoine à Louvain, riz aux Indes et au Japon, maïs aux États-Unis ; on pourrait de même faire intervenir le froment, le seigle voire la pomme de terre.

Nous rappellerons succinctement la technique de la préparation de la bière, utile à connaître, en ce qu'elle précise l'origine et la composition des malts et extraits de malt de plus en plus employés en diététique.

Les opérations élémentaires de la préparation de la bière sont le maltage, le brassage, le houblonnage, la fermentation.

1° Le *maltage* a pour but d'obtenir la germination de l'orge par humidification et élévation convenable de la température. On arrête la germination quand la tigelle a atteint environ les deux tiers de la longueur du grain. Au cours de cette germination, il se développe dans l'orge une diastase amylolytique extrêmement active, d'une activité telle qu'elle est capable de transformer en glucose 2 000 fois son poids d'amidon. L'orge est alors « dégermée » c'est-à-dire séparée de sa tigelle, on obtient ainsi du malt sec conservable indéfiniment.

2° Le *brassage* se fait par infusion ou décoction du malt ci-dessus. Il a pour but d'épuiser le malt par l'eau chaude ; le résidu ou drèche est couramment employé pour la nourriture des animaux. Le liquide ou moût ainsi obtenu, véritable décoction concentrée de céréales, renferme de l'amidon soluble, de la dextrine, du glucose et une proportion plus ou moins considérable de matières albuminoïdes.

3° Le *houblonnage* consiste en l'addition, en chaudière fermée, au moût précédent préalablement porté à l'ébullition d'une certaine proportion de houblon. Ce houblon dissout dans le moût, une substance amère, aromatique qui confère à la bière son goût spécial, et certaines propriétés nerveuses ; il détermine grâce à son tanin la précipitation d'une certaine quantité de matière albuminoïde, d'où clarification du moût.

4° Le liquide ainsi obtenu refroidi est enfin soumis à l'opération définitive de la *fermentation* qui s'obtient artificiellement en mélangeant au moût une certaine proportion de levure, constituée par un mélange ou au contraire des cultures pures et sélectionnées de diverses espèces de saccharomyces.

La fermentation *haute* se fait de façon rapide 12 à 36 heures à une température relativement élevée de 16-20° ; dans ces conditions une partie des ferments surnage.

La fermentation dite *basse* est ainsi nommée parce que la levure reste au fond des bassins et qu'elle se fait à température basse de 1° (bière de conserve, 6 à 12 mois de fermentation), à 8° (petite bière, 8 à 12 jours de fermentation) ; elle est beaucoup plus délicate à conduire que la précédente, mais elle donne une bière de qualité supérieure, en ce que les fermentations nuisibles, dites de maladie, génératrices des produits nocifs ou de mauvais goût, sont rendues impossibles par la basse température, leurs germes producteurs « étant étouffés par la concurrence vitale des cellules utiles de la fermentation de la bière qui elles se développent bien à cette température ». Toutes les bières de renom sont des bières de fermentation basse.

*
* *

Le résultat de ces opérations multiples est la bière. C'est un liquide plus ou moins dense, de couleur variant du blond au brun suivant les variétés.

Une bonne bière bien préparée renferme de 3 à 5 pour 100 d'alcool, 5 à 7 pour 100 d'extrait sec, 0,1 à 0,2 d'acide carbonique, 4 à 5 pour 100 de maltose et de dextrine, 0,05 à 0,12 d'azote sous forme d'albumines, de peptones et de substances amidées. Elle renferme en outre des petites quantités d'acides organiques (lactique, propionique, succinique) ; de petites quantités de glycérine ; des éléments amers, aromatiques dérivés du houblon et enfin 0,18 à 0,28 pour 100 de cendres.

Nous donnons ci-dessous un tableau de composition de quelques bières parmi les plus renommées :

COMPOSITION CENTÉSIMALE

	EAU	ALCOOL	EXTRAIT SEC	ALBUMINE	SUCRE	DEXTRINE	ACIDES	CENDRES
Bière française de bonne qualité.	94	4	3	0,4	0,05	1,5	»	0,16
Maxeville.	89	5	8	»	1,4	3	»	»
Münchner Hofbrau. . . .	92	3,7	5,9	0,8	0,5	3	0,1	0,2
— Spatenbrau. . .	90	3,2	6,6	0,5	0,9	4,5	0,1	0,2
— Bockbier. . . .	89	4	7,2	0,7	0,9	»	0,2	0,3
Pilsner (bürgerlich). . . .	91	3,4	5	0,4	»	»	0,1	0,2
Ale et Porter.	89	5	6	0,5	0,9	»	0,3	0,3
Stout.	88	»	7	»	»	3,5	»	0,3

On voit par ce tableau que la richesse de la bière en albumines, sucre, dextrine et sels, exprimée globalement par le taux extraordinaire de l'extrait sec, peut la faire considérer, abstraction faite de sa teneur en alcool, comme un véritable aliment.

Quelques rapprochements rendront saisissable cette valeur alimentaire. Un litre de bière contient au moins autant d'albumines (5 grammes) que 120 grammes de lait, 60 grammes de pain ou 25 grammes de viande.

Un litre de bière contient au moins autant d'hydrates de carbone, alcool inclus (65 grammes), que 100 à 150 grammes de pain.

Au point de vue calorigénique :

100 gr. de bière (moyenne)	fournissent	45	calories (dont 55 o/o fournies par l'alcool).
— lait	—	68	—
— viande	—	90	—
— pommes de terre	—	100	—

La bière au point de vue calorigénique équivaut donc aux deux tiers de son volume de lait et à la moitié de son poids de viande ou de pomme de terre.

On voit de suite quel appoint une telle boisson peut apporter à la ration alimentaire ; et encore nous n'avons pris comme type qu'une bière moyenne, mais que dire du Stout ou du Bockbier munichois qui justifieraient presque l'expression triviale qu'il y a dedans « à boire et à manger ».

*
* *

La bière est certainement beaucoup plus nutritive que le vin et beaucoup plus riche en sels. Elle est beaucoup moins excitante.

Elle est *stomachique,* très vraisemblablement en raison des principes amers du houblon, de l'acide carbonique qu'elle renferme, et des diastases dérivées de l'orge. Somme toute à doses moyennes elle semble exercer une action favorable sur les processus digestifs. Les recherches de Büchner concluant à une action empêchante de la digestion ne s'appliquent avec rigueur qu'aux digestions artificielles.

Elle est très *nutritive,* très engraissante et l'obésité des buveurs de bière n'est pas une légende. Les chiffres précédemment rappelés en donnent la raison.

Elle est peu *excitante* et se différencie nettement du vin à ce point de vue : elle est plutôt sédative, voire « engourdissante », les ivresses des buveurs de bière et des buveurs de vin sont très différentes et très caractéristiques, le houblon proche voisin du chanvre indien joue évidemment un rôle dans cette ivresse, elle est de ce fait réputée boisson froide, elle ne provoque pas cette réaction de chaleur caractéristique de l'ingestion du vin, et ceci peut-être à cause de sa pauvreté relative en alcool aussi suivant la judicieuse remarque de Pouchet « dans les pays où la bière constitue la boisson alimentaire la plus répandue, il arrive ce qui se produit dans les pays à consommation de cidre ; c'est que l'on réchauffe cette bière par l'ingestion subséquente d'alcool et à ce point de vue le genièvre joue un rôle considérable ». Elle demande à être bue fraîche et constitue une véritable boisson d'été.

Elle est *diurétique,* à cause probablement de la dilution de l'alcool, à cause peut-être aussi de certains produits spéciaux mal connus, à cause surtout de la grande quantité qu'on en ingère.

Elle est *diaphorétique,* le fait est d'observation vulgaire ; et on ne saurait assez s'en défier l'été.

*
* *

De cet ensemble de faits, résulte, en dehors de l'usage courant de la bière comme boisson habituelle, que la bière peut être particulièrement indiquée chez certains dyspeptiques ; dans les cas de dénutrition (tuberculose, anémie, consomption, etc.) où il y aura avantage à s'adresser aux bières fortes (Stout, Munich, etc.) ou aux bières coupées d'extrait de malt ; dans l'allaitement, chez les nerveux très excitables où il y a cependant indication à l'emploi d'une boisson légèrement alcoolique.

En revanche, la bière sera contre-indiquée, sans qu'il soit nécessaire d'en rappeler à nouveau les raisons dans le diabète, la goutte, la dilatation d'estomac, l'obésité, l'albuminurie, toutes affections que l'abus même de la bière peut engendrer.

*
* *

Disons un mot pour finir des falsifications de la bière et de certaines intoxications provoquées par son ingestion.

Certains malts de mauvaise qualité sont modifiés par addition de sirop de fécule, de mélasse de betterave ; le produit ainsi obtenu est de mauvaise qualité, mais somme toute peu nocif au point de vue de l'hygiène.

Mais autrement dangereux est le produit à l'aide duquel on donne, à défaut du houblon, l'amertume à la bière. On a employé l'acide picrique, le quassia-amara, la gentiane, l'aloès, la coque du levant, la petite centaurée, la gomme-gutte, la noix vomique ; cette simple énumération suffit à indiquer les dangers d'une pareille falsification.

A signaler encore des accidents de saturnisme provoqués par le passage de la bière dans des tuyaux de plomb, en particulier dans les cafés et brasseries où la bière est montée de la cave au lieu de débit au moyen d'une pompe. Des ordonnances préfectorales interdisent en pareil cas l'emploi des canalisations de plomb.

A rappeler enfin la terrible intoxication de Manchester qui porta sur plusieurs milliers de personnes et que l'enquête démontra être de nature arsénicale et provoquée par l'emploi pour l'inversion de la saccharose du sirop de sucre ajouté au malt d'acide sulfurique impur contenant un taux relativement élevé d'arsenic.

IV. — Le cidre.

La consommation habituelle du cidre est à peu près localisée en France, en Normandie et en Bretagne.

Le cidre résulte comme on sait de la fermentation du jus de pommes écrasées à la meule ou au moulin et additionné d'environ 1/2 d'eau. Le meilleur cidre serait, paraît-il, obtenu en mélangeant 2/3 de pommes douces riches en sucre, 1/3 de pommes amères riches en tanin et une faible proportion de pommes acides.

Le cidre titre en moyenne de 3 à 7 pour 100 d'alcool ; le taux de l'extrait varie de 15 à 60 grammes par litre ; il est de conservation difficile, ce qui oblige presque à le consommer sur place.

* * *

Il est inférieur au vin et à la bière au point de vue nutritif, il est beaucoup moins réconfortant.

L'étude directe de son action sur les fonctions digestives a été faite par Carrion et Cautru au laboratoire du Pr Hayem. Les conclusions de ces auteurs sont les suivantes : « Le cidre ayant fermenté, quelle que soit son origine et son degré de fermentation, produit toujours une augmentation dans la durée de la digestion et en même temps une intensité plus grande dans le travail digestif. Il paraît donc indiqué de conseiller le cidre aux hypopeptiques ou aux apeptiques avec évacuation hâtive de l'estomac. »

Les propriétés laxatives bien connues du cidre peuvent amener à en conseiller l'usage chez les constipés, à en défendre au contraire chez les diarrhéiques.

Une propriété intéressante du cidre serait son action antigoutteuse, antirhumatismale. Garrod l'attribuait aux malates acides qu'il renferme, qui alcaliniseraient le sang et activeraient la sécrétion rénale. En fait, au dire de maints observateurs, la goutte, la gravelle, la lithiase seraient d'une extrême rareté en Normandie et maints expérimentateurs ont constaté l'action dissolvante de l'acide urique exercée par l'ingestion de pommes ou de cidre. Cette question mériterait d'être reprise. On pourra, en tout état de cause, l'essayer dans la diathèse urique.

En revanche, le cidre est accusé à tort ou à raison de favoriser la carie dentaire.

CHAPITRE IV

LES CONDIMENTS

Il est bien difficile de donner des *condiments* une définition scientifique, physiologique, satisfaisante ; la moins mauvaise est peut-être celle qui en fait des substances qui, sans exercer sur la nutrition une influence appréciable, aux doses du moins où elles sont ingérées, exercent sur l'appétit et la digestion une action stimulante. Cette définition très large oblige à y faire entrer : 1° les substances sapides et odorantes renfermées en nature dans les aliments (sucs de viande, substances aromatiques et savoureuses des légumes (oignon, ail, persil, raifort, etc.), des fruits, des fromages (acides gras volatils, etc.), etc.) ; 2° les substances stimulantes, qui se forment par la cuisson, au moment de la préparation des aliments (cuisson de la viande, des farines, des légumes, etc.), aux dépens d'autres substances organiques — l'arome dégagé au cours de la préparation de certains mets (oignons cuits dans de la farine et du beurre, gibier, etc.) et qui impressionne si favorablement, par voie olfactive, la sécrétion salivaire et gastrique est très caractéristique à ce point de vue ; 3° les substances enfin qu'on ajoute aux aliments proprement dits pour les rendre plus savoureux.

Nous ne mentionnerons ici que ces dernières.

Au premier rang il faut placer le *sel,* le *sucre,* les *acides organiques.*

Du sel et du sucre nous avons trop longuement parlé pour y revenir ici.

Des *acides organiques* les plus intéressants sont :

L'*acide acétique* qui constitue la base du vinaigre ; le bon vinaigre de vin renferme de plus des essences éthérées très sapides ; souvent enfin on le « corse » par macération d'herbes aromatiques, de cornichons, d'oignons, de concombres ;

L'*acide citrique,* qui constitue la base du jus de citron, est un succédané très recommandable du vinaigre ; il y a presque toujours avantage, question d'économie mise à part, à substituer le jus de citron au vinaigre quand la chose est possible.

Indiqués dans les hyposthénies gastriques, ils sont au contraire tout à fait contre-indiqués dans les hypersthénies.

A côté d'eux il convient de placer :

Le poivre dont les principes actifs paraissent être une huile éthérée (1 pour 100) et un alcaloïde, la pipérine (4 à 9 pour 100) ; il exerce une action irritative, congestionnante, puissante sur la muqueuse stomacale, on lui attribue une action aphrodisiaque. A côté des poivres blanc et noir il convient de mentionner le piment, le paprika (poivre d'Espagne), le gingembre.

La moutarde dont le composant essentiel est le sulfocyanate d'allyle, dérive de la farine de moutarde ; c'est un excitant certain des sécrétions digestives, qui est doué de plus de propriétés antiseptiques. Il convient d'en rapprocher l'ail et l'oignon qui renferment du sulfure d'allyle.

Mentionnons sans y insister la cannelle, la muscade, le clou de girofle, l'anis, la vanille, la feuille de laurier, le thym, le persil, le cerfeuil, le safran, etc. ; ingrédients quasi-indispensables d'une cuisine savoureuse. La plupart de ces substances exercent une action stimulo-excitante non seulement sur les sécrétions digestives surtout salivaire et gastrique, mais encore sur le cœur et la circulation, voire sur le système nerveux (aphrodisiaques).

L'usage des condiments en général doit être dominé par les remarques suivantes :

1° *Indiqué dans les hyposthénies,* les hypocrinies digestives, les anorexies, il est *contre-indiqué dans les hypersthénies,* les hypercrinies, les hyperesthésies digestives, dans les états boulimiques ;

2° De même que pour tous les autres excitants, l'intensité de l'excitation obtenue s'émousse et diminue par l'accoutumance, ce qui amène progressivement à employer des doses élevées, nocives ; d'où 3 indications : *n'user les condiments* qu'à *dose modérée*, de *façon intermittente*, de *façon alternée*, c'est-à-dire en variant la nature du condiment choisi (par exemple alternativement : jus de citron, moutarde, sel, poivre, etc.) ;

3° *A doses modérées les condiments exercent l'action stimulante sus-mentionnée ; à doses élevées et répétées, ils exercent au contraire une action adultérante sur les muqueuses et inhibitrice sur la sécrétion* — usons, n'abusons pas.

4° *Il est une période de la vie, l'enfance et l'adolescence, pendant laquelle les condiments* (sel excepté) *doivent être défendus ou rigoureusement rationnés au même titre que les boissons alcooliques et alcaloïdiques.*

On peut dire qu'il n'est presque pas un plat, dans lequel les condiments n'entrent sous une forme ou une autre ; leur emploi judicieux constitue la « pierre de touche » de la pratique culinaire. Leur étude mériterait mieux que les travaux tout à fait insuffisants qui leur ont été consacrés jusqu'à ce jour ; il est certain par exemple que les condiments acides, le poivre, la moutarde et les alliacés en dehors de l'action locale étroitement condimentaire sont susceptibles d'exercer sur la circulation, le système nerveux, la sécrétion urinaire, une action puissante qu'il serait intéressant de voir élucidée de façon précise.

TABLE DES MATIÈRES

Pages.

PREMIÈRE PARTIE

DES ALIMENTS EN GÉNÉRAL

DEUXIÈME PARTIE

DES ALIMENTS EN PARTICULIER

CHARTRES. IMPRIMERIE DURAND, RUE FULBERT.

Précis de Médecine infantile

Par P. NOBÉCOURT

Professeur agrégé à la Faculté de Paris, Médecin des hôpitaux.

1 *vol. de* 744 *pages, avec* 77 *fig. et* 1 *planche en couleurs.* **9** *fr.*

Précis de Chirurgie infantile

Par E. KIRMISSON

Professeur à la Faculté de Paris. Chirurgien de l'hôpital des Enfants-Malades.

1 *vol. de* XII-800 *pages, avec* 462 *figures.* **12** *fr.*

Précis de Microbiologie clinique

Par Fernand BEZANÇON

Professeur agrégé à la Faculté de Paris, Médecin des hôpitaux.

DEUXIÈME ÉDITION, ENTIÈREMENT REVUE (*Sous presse*).

Précis de Diagnostic médical et d'exploration clinique

Par P. SPILLMANN et P. HAUSHALTER

Professeurs à la Faculté de Nancy.

et L. SPILLMANN

Professeur agrégé à la Faculté de Nancy

1 *vol. de* 532 *pages, avec* 153 *figures en noir et en couleurs.* **7** *fr.*

Précis de Thérapeutique et de Pharmacologie

Par A. RICHAUD

Professeur agrégé à la Faculté de Paris, Docteur ès Sciences.

1 *vol. de* VIII-930 *pages, avec figures.* **12** *fr.*

Précis d'Ophtalmologie

Par V. MORAX

Ophtalmologiste à l'hôpital Lariboisière.

1 *vol. de* XX-640 *pages, avec* 339 *fig. et* 3 *planches en couleurs.* **12** *fr.*

Précis de Médecine légale

Par A. LACASSAGNE

Professeur à la Faculté de Lyon.

DEUXIÈME ÉDITION, ENTIÈREMENT REVUE

1 *vol. de* XXIV-866 *pages, avec* 112 *fig. et* 2 *planches en couleurs.* **10** *fr.*

Précis de Dermatologie

PAR **J. DARIER**
Médecin de l'Hôpital Broca

1 *vol. de* XVI-708 *pages, avec* 122 *figures* . . . . **12** *fr.*

Précis de Pathologie exotique

PAR

E. JEANSELME
Professeur agrégé à la Faculté de Paris
Médecin des hôpitaux

Ed. RIST
Médecin des hôpitaux de Paris

1 *vol. de* VIII-810 *pages, avec* 160 *fig. et* 2 *planches en couleurs.* **12** *fr.*

Précis de Pathologie Chirurgicale

PAR MM.

BÉGOUIN, BOURGEOIS, PIERRE DUVAL, GOSSET, JEANBRAU, LECÈNE, LENORMANT, R. PROUST, TIXIER

4 *volumes in-8°, cartonnés toile anglaise.*

Vient de paraître :

***TOME I.* — PATHOLOGIE CHIRURGICALE GÉNÉRALE. MALADIES GÉNÉRALES DES TISSUS, CRANE ET RACHIS**

Par MM. **P. Lecène, R. Proust**, Professeurs agrégés à la Faculté de Paris, chirurgiens des Hôpitaux, et **L. Tixier**, Professeur agrégé à la Faculté de Lyon, chirurgien des Hôpitaux.

1 *volume in-8° de* XVI-1028 *pages, avec* 349 *figures.* . . **10** *fr.*

***TOME II.* — TÊTE, COU, THORAX**

Par MM. **H. Bourgeois**, Oto-rhino-laryngologiste des Hôpitaux de Paris et **Ch. Lenormant**, Professeur agrégé à la Faculté de Paris, chirurgien des Hôpitaux.

1 *volume in-8° de* XII-984 *pages, avec* 312 *figures.* . . . . **10** *fr.*

Pour paraître en Mars 1910 :

TOME III. — **GLANDES MAMMAIRES, ABDOMEN**, par MM. **Pierre Duval, A. Gosset, P. Lecène, Ch. Lenormant.**

Pour paraître en 1910 :

TOME IV. — **ORGANES GÉNITO-URINAIRES, MEMBRES**, par MM. **P. Bégouin, E. Jeanbrau, R. Proust, L. Tixier.**

Précis de Parasitologie

Par **E. BRUMPT**
Professeur agrégé à la Faculté de Paris.

1 *volume avec de très nombreuses figures* (Sous presse).

BIBLIOTHÈQUE DE THÉRAPEUTIQUE CLINIQUE
à l'usage des Médecins praticiens (*suite*)

Les Aliments usuels

Composition — Préparation

Par le Dr Alfred MARTINET

DEUXIÈME ÉDITION ENTIÈREMENT REVUE

1 *volume in-8° de* VIII-352 *pages avec figures*. . . . . **4** *fr.*

Préface. — **Des aliments en général**. — *Aliments minéraux* : Chlorure de sodium. Phosphates. — *Aliments organiques* : Graisses. Hydrates de carbone. Albuminoïdes. — **Des aliments en particulier** : *Aliments animaux* : Viande de boucherie. Animaux de basse-cour. Gibier. Poissons. Crustacés. Œufs. Lait et dérivés. — *Aliments végétaux* : Féculents. Céréales. Légumineuses. Légumes aqueux. Fruits. Végétaux huileux. Régime végétarien. — *Boissons* : Eau. Café. Thé. Cacao, etc. L'alcool en thérapeutique. Vins. Bieres. Cidres. — *Condiments*.

Clinique Hydrologique

PAR LES Drs
F. BARADUC (de Châtel-Guyon),
Félix BERNARD (de Plombières), **M. E. BINET** (de Vichy),
J. COTTET (d'Evian), **L. FURET** (de Brides),
A. PIATOT (de Bourbon-Lancy), **G. SERSIRON** (de La Bourboule),
A. SIMON (d'Uriage), **E. TARDIF** (du Mont-Dore)

1 *volume in-8° de* X-636 *pages* . . . . **7** *fr.*

Les Agents physiques usuels

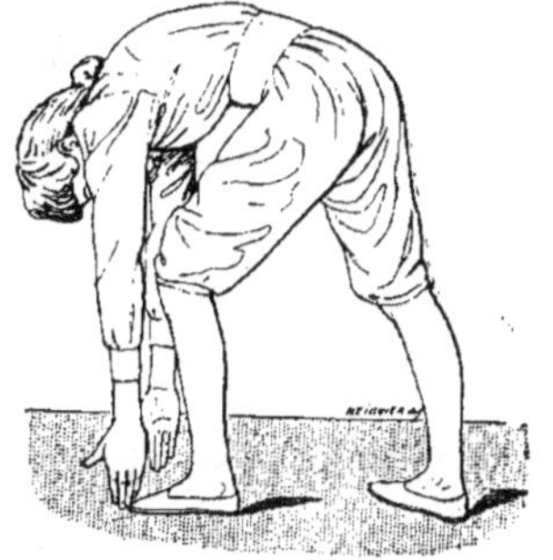

(Climatothérapie — Hydrothérapie
Crénothérapie — Thermothérapie
Méthode de Bier — Kinésithérapie
Électrothérapie — Radiumthérapie)

Par les Drs A. MARTINET, A. MOUGEOT
P. DESFOSSES, L. DUREY, Ch. DUCROCQUET,
L. DELHERM, H. DOMINICI

1 *vol. in-8° de* XVI-633 *pages, avec* 170 *fig. et* 3 *planches hors texte.* **8** *fr.*

MÉDECINE

G.-M. DEBOVE
Doyen de la Faculté de Médecine, Membre de l'Académie de Médecine.

Ch. ACHARD	J. CASTAIGNE
Professeur agrégé à la Faculté, Médecin des Hôpitaux.	Professeur agrégé à la Faculté, Médecin des Hôpitaux.

DIRECTEURS

Manuel
des
Maladies du Tube digestif

Tome I

BOUCHE, PHARYNX, OESOPHAGE, ESTOMAC

PAR

G. PAISSEAU, F. RATHERY, J.-Ch. ROUX

1 *vol. grand in-8° de 725 pages, avec figures dans le texte.* . **14 *fr.***

Tome II

INTESTIN, PÉRITOINE, GLANDES SALIVAIRES, PANCREAS

PAR

M. LOÉPER, Ch. ESMONET, X. GOURAUD, L.-G. SIMON, L. BOIDIN et F. RATHERY

1 *vol. grand in-8° de 810 pages avec 116 figures dans le texte.* **14 *fr.***

Manuel
des
Maladies des Reins
et des Capsules surrénales

PAR MM.

J. CASTAIGNE, E. FEUILLIÉ, A. LAVENANT, M. LOEPER, R. OPPENHEIM, F. RATHERY

1 *vol. grand in-8°, de* VI-792 *pages, avec figures dans le texte.* **14 *fr.***

Pour paraître en Mars 1910:

Manuel des Maladies du Foie

Par J. CASTAIGNE

1 *vol. grand in-8°, avec nombreuses figures dans le texte.*

CHARCOT — BOUCHARD — BRISSAUD

BABINSKI — BALLET — P. BLOCQ — BOIX — BRAULT — CHANTEMESSE — CHARRIN
CHAUFFARD — COURTOIS-SUFFIT — CROUZON — DUTIL — GILBERT — GRENET
GUIGNARD — GEORGES GUILLAIN — L. GUINON — GEORGES GUINON — HALLION — LAMY
CH. LAUBRY — LE GENDRE — A. LÉRI — P. LONDE — MARFAN — MARIE
MATHIEU — H. MEIGE — NETTER — ŒTTINGER — ANDRÉ PETIT — RICHARDIÈRE
H. ROGER — ROGUES DE FURSAC — RUAULT — SOUQUES — THOINOT
THIBIERGE — TOLLEMER — FERNAND WIDAL

OUVRAGE COMPLET

TRAITÉ DE MÉDECINE

DEUXIÈME ÉDITION (ENTIÈREMENT REFONDUE)

PUBLIÉE SOUS LA DIRECTION DE MM.

BOUCHARD
Professeur à la Faculté de médecine de Paris,
Membre de l'Institut.

BRISSAUD
Professeur à la Faculté de médecine de Paris,
Médecin de l'Hôtel-Dieu.

10 volumes grand in-8°, avec figures dans le texte . . . . . 160 fr.

Chaque volume est vendu séparément.

Tome Ier. — 1 vol. grand in-8° de 845 pages, avec figures. . . . . **16** fr.
Tome II. — 1 vol. grand in-8° de 896 pages, avec figures . . . . . . **16** fr.
Tome III. — 1 vol. grand in-8° de 702 pages, avec figures . . . . . . **16** fr.
Tome IV. — 1 vol. grand in-8° de 680 pages, avec figures. . . . . . . **16** fr.
Tome V. — 1 vol. grand in-8° de 943 pages, avec figures en noir et en couleurs . . . . **18** fr.
Tome VI. — 1 vol. gr. in-8° de 612 pages, avec figures. . . . . **14** fr.
Tome VII. — 1 vol. gr. in-8° de 550 pages, avec figures. . . . . **14** fr.
Tome VIII. — 1 vol. gr. in-8° de 580 pages, avec figures. . . . . **14** fr.
Tome IX. — 1 vol. gr. in-8° de 1092 pages, avec figures. . . . . **18** fr.
Tome X et dernier. — 1 vol. grand in-8° de 1048 pages, avec figures en noir et en couleurs et 3 planches hors texte en couleurs et **Table analytique des 10 volumes**. **18** fr.

Traité des Maladies de l'Enfance

DEUXIÈME ÉDITION, REVUE ET AUGMENTÉE

PUBLIÉE SOUS LA DIRECTION DE MM.

J. GRANCHER
Professeur à la Faculté de Paris,
Membre de l'Académie de médecine.

J. COMBY
Médecin
de l'Hôpital des Enfants-Malades

5 volumes grand in-8° avec figures dans le texte. **112** *fr.*

MANUEL de Pathologie Interne

PAR

G. DIEULAFOY

Professeur de clinique médicale à la Faculté de médecine de Paris, Médecin de l'Hôtel-Dieu, Membre de l'Académie de médecine.

QUINZIÈME ÉDITION, ENTIÈREMENT REFONDUE

4 vol. in-16 avec figures en noir et en couleurs, cartonnés à l'anglaise. **32** *fr.*

Clinique Médicale de l'Hôtel-Dieu de Paris

PAR **G. DIEULAFOY**

Vient de paraître :

TOME VI (1909).— *1 volume grand in-8° de* IV-292 *pages, avec figures dans le texte et 5 planches hors texte en couleurs. . . . . .* **10** fr.

Leçons contenues dans ce volume. — I.-II. Pachyméningite syphilitique de la base de l'encéphale. Discussion sur la localisation et la nature de la lésion. Remarquable effet des injections mercurielles à haute dose. — III. Histoire d'un Patomime. Escarres multiples et récidivantes depuis deux ans et demi aux deux bras et au pied. Amputation du bras gauche. Discussion sur la nature des escarres. — IV-V. Polioencéphalite syphilitique. Ophtalmoplégie totale et bilatérale accompagnée de symptômes bulbaires. Remarquables effets des injections mercurielles. — VI-VII. Rapport des pancréatites avec la lithiase biliaire. (Etude médico-chirurgicale). — VIII-IX. Infection sanguine streptococcique mortelle consécutive à une éraflure du pouce. Etude sur les infections streptococcique et staphylococcique. — X-XI. Deux cas d'infection sanguine gonococcique terminés par la guérison et aussitôt suivis de fièvre typhoïde. Essai de traitement de l'infection gonococcique par le vaccin gonococcique — XII. Traitement de l'infection gonococcique par les injections de vaccin gonococcique. La méthode opsonique de Wright. Opsonines. Pouvoir opsonique. Indice opsonique. — XIII. Comment savoir si une pleurésie hémorrhagique est ou n'est pas tuberculeuse ? Existe-t-il un hématome simple de la plèvre. — XIV. Comment savoir si une pleurésie hémorrhagique est ou n'est pas cancéreuse.

Précédemment publiés :

I. — 1896-1897, 1 *volume in-8°, avec figures . . . .* **10 fr.**
II. — 1897-1898, 1 *volume in-8°, avec figures . . . .* **10 fr.**
III. — 1898-1899, 1 *volume in-8°, avec figures . . . .* **10 fr.**
IV. — 1901-1902, 1 *volume in-8°, avec figures . . . .* **10 fr.**
V. — 1905-1906, 1 *volume in-8°, avec figures et 14 planches.* **10 fr.**

SEPTIÈME ÉDITION, REVUE ET AUGMENTÉE

DU

Traité élémentaire de Clinique Thérapeutique

PAR

le Dr Gaston LYON

Ancien chef de clinique médicale à la Faculté de médecine de Paris

I *vol. grand in-8° de 1732 pages, relié toile anglaise. . . . .* **25** *fr.*

Vient de paraître

SEPTIÈME EDITION, REVUE

DU

Formulaire Thérapeutique

PAR MM.

G. LYON

Ancien chef de clinique
à la Faculté de médecine
de Paris

P. LOISEAU

Ancien préparateur
à l'École supérieure de Pharmacie
de Paris

AVEC LA COLLABORATION DE MM.

L. Delherm | **Paul-Émile Lévy**

I *vol. in-18 tiré sur papier indien très mince, relié maroquin souple.* **7** *fr.*

Diagnostic et Traitement des Maladies de l'Estomac

PAR

G. LYON

Ancien chef de Clinique médicale à la Faculté de Médecine de Paris.

I *vol. in-8° de 724 pages, avec figures. Cartonné toile. . .* **12** *fr.*

Traité d'Histologie

PAR

A. PRENANT
Professeur
à la Faculté de médecine de Nancy.

P. BOUIN
Professeur agrégé
à la Faculté de médecine de Nancy.

L. MAILLARD
Chef des travaux de Chimie biologique
à la Faculté de médecine de Paris.

Pour paraître en Avril 1910 :

TOME II **et dernier**

HISTOLOGIE ET ANATOMIE MICROSCOPIQUE

1 vol. grand in-8° de 1088 pages, avec nombreuses figures en noir et en couleurs.

Déjà publié :

TOME I

CYTOLOGIE GÉNÉRALE ET SPÉCIALE

1 vol. gr. in-8°
de 977 pages, avec 791 fig. dont 172 en plusieurs couleurs. **50 fr.**

Vient de paraître :

Digestion et Nutrition

Par G.-H. ROGER
Professeur à la Faculté de Médecine de Paris.
Médecin de l'Hôpital de la Charité.

1 *vol. grand in-8°, de* XIV-624 *pages, avec* 33 *fig. dans le texte.* **10** *fr.*

Dans cet ouvrage comme dans le précédent, malgré la large part qui est faite à la physiologie et à la pathologie expérimentale, l'auteur n'oublie jamais les applications cliniques et insiste constamment sur les nouvelles méthodes de diagnostic et sur les indications thérapeutiques. Ainsi tout le monde tirera profit de la lecture de ce volume. Les expérimentateurs y puiseront des idées de recherches, les médecins y trouveront des renseignements pratiques d'une importance indiscutable.

Déjà publié :

Alimentation et Digestion

PAR G.-H. ROGER

1 *vol. gr. in-8° de* XI-524 *pages et* 57 *figures dans le texte. .* **10** *fr.*

Traité de Microscopie Clinique

PAR

M. DEGUY
Ancien Interne des Hôpitaux de Paris
Ancien Chef de Laboratoire
à l'Hôpital des Enfants-Malades

A. GUILLAUMIN
Docteur en Pharmacie
Ancien Interne des Hôpitaux de Paris

1 vol. grand in-8° de 428 pages, avec 38 figures dans le texte, 93 planches en couleurs, relié toile anglaise. 50 fr.

Pathologie générale expérimentale

Les Processus généraux

PAR LES Drs

CHANTEMESSE
Professeur à la Faculté de Paris.

PODWYSSOTZKY
Professeur à l'Université d'Odessa.

TOME I. — 1 *vol. grand in-8°, avec* 162 *figures* . . . . . . **22** *fr.*
TOME II. — 1 *vol. grand in-8°, avec* 94 *figures* . . . . . . **22** *fr.*

Traité de Physiologie

PAR

J.-P. MORAT
Professeur à l'Université de Lyon.

Maurice DOYON
Professeur adjoint à la Faculté de Médecine de Lyon.

5 *volumes gr. in-8°, avec figures en noir et en couleurs dans le texte.*
En souscription : **60** *fr.*

TOME I. **Fonctions élémentaires.** — Prolégomènes, contraction. — Sécrétion, milieu intérieur, avec 194 figures. . . . . **15** fr.
TOME II. **Fonctions d'innervation,** avec 263 figures. . . . . **15** fr.
TOME III. **Fonctions de nutrition.** — Circulation. — Calorification, avec 173 figures . . . . **12** fr.
TOME IV. **Fonctions de nutrition** (*suite et fin*). — Respiration, excrétion. — Digestion, absorption, avec 167 figures. . . . . **12** fr.

Sous presse : TOME V ET DERNIER
Fonctions de relation et de reproduction.

BIBLIOTHÈQUE
d'Hygiène thérapeutique

FONDÉE PAR
le professeur PROUST
Membre de l'Académie de Médecine, Inspecteur général des Services sanitaires

Chaque ouvrage forme un volume cartonné toile et est vendu séparément : **4** *francs.*

VOLUMES PUBLIÉS

L'Hygiène du Goutteux (2e *édition*), par le Dr A. Mathieu.
L'Hygiène de l'Obèse (2e *édition*), par le Dr A. Mathieu.
L'Hygiène des Asthmatiques, par le Pr E. Brissaud.
Hygiène et Thérapeutique thermales, par G. Delfau.
Les Cures thermales, par G. Delfau.
L'Hygiène du Neurasthénique (3e *édition*), par le Pr G. Ballet
L'Hygiène des Albuminuriques, par le Dr Springer.
L'Hygiène du Tuberculeux (2e *édition*), par le Dr Chuquet.
Hygiène et Thérapeutique des Maladies de la bouche (2e *édition*). par le Dr Cruet.
L'Hygiène des Diabétiques, par le Pr Proust et le Dr A. Mathieu.
L'Hygiène des Maladies du cœur, par le Dr Vaquez.
L'Hygiène du Dyspeptique (2e *édition*), par le Dr Linossier.
Hygiène thérapeutique des Maladies des Fosses nasales, par les Drs Lubet-Barbon et R. Sarremone.
Hygiène des Maladies de la Femme, par le Dr A. Siredey.
Hygiène du Syphilitique (2e *édition*), par le Dr H. Bourges.

L'Alimentation et les Régimes
chez l'homme sain ou malade

Par Armand GAUTIER
Professeur à la Faculté de Médecine, Membre de l'Institut.

TROISIÈME ÉDITION, REVUE ET CORRIGÉE

1 *volume in*-8° *de* VIII-756 *pages, avec figures*. . . . . **12** *fr.*

Ce qu'il faut savoir d'Hygiène

PAR

R. WURTZ
Professeur agrégé à la Faculté de Médecine de Paris
Médecin des Hôpitaux.

H. BOURGES
Ancien chef du Laboratoire d'hygiène de la Faculté de Médecine de Paris.

1 *vol. petit in*-8°, *de* VI-333 *pages, avec figures dans le texte* . . **4** *fr.*

La Syphilis

Expérimentation, Microbiologie, Diagnostic

PAR

C. LEVADITI
Assistant à l'Institut Pasteur.

ET

J. ROCHÉ
Ancien Interne des Hôpitaux.

Préface par E. METCHNIKOFF
Sous-directeur de l'Institut Pasteur

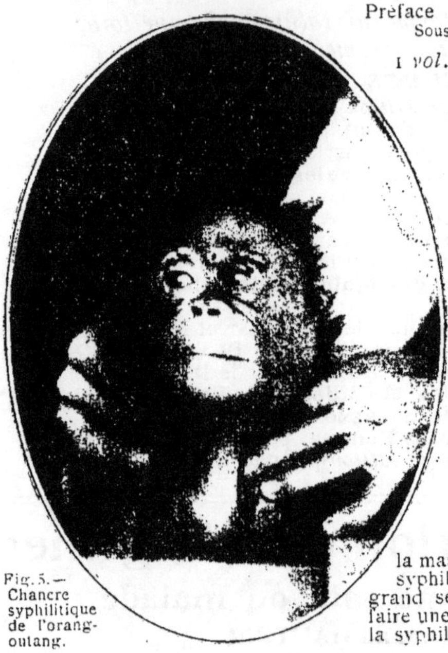

1 vol. in-8° de IV-396 *pages, avec 59 fig. et 2 planches hors texte en couleurs.* . **12** *fr.*

Fig. 5. — Chancre syphilitique de l'orang-outang.

Les récentes découvertes de la syphilis expérimentale des animaux et du microbe de la syphilis ont amené une précision beaucoup plus grande dans la théorie et la pratique de cette maladie. La possibilité d'essayer les nouvelles méthodes sur les singes avant de les appliquer à l'homme a permis de réaliser un grand progrès dans la lutte contre la syphilis. Tant de progrès ont rendu nécessaire un traité comme celui de MM. LEVADITI et ROCHÉ, que leurs travaux à l'Institut Pasteur, sur le microbe de la syphilis et son évolution, désignaient pour cette tâche. En réunissant en un volume, sous une forme concise, toute la masse des notions acquises sur la syphilis, les auteurs ont rendu un grand service à ceux qui désirent se faire une idée exacte de l'état actuel de la syphiligraphie.

Thérapeutique clinique de la Syphilis

Par **E. ÉMERY**
Médecin de Saint-Lazare.

ET

A. CHATIN
Médecin des Eaux d'Uriage.

1 vol. in-8° de VIII-640 *pages, avec figures* . . . . **10** *fr.*

Ce volume est divisé en deux parties : la première est consacrée à l'étude des médicaments antisyphilitiques, à leur mode d'administration et au traitement de la syphilis en général. Dans la seconde, les auteurs étudient les traitements locaux des accidents cutanés ou muqueux les plus habituels de la syphilis et ses principales manifestations viscérales. Pour donner toute sa valeur à l'exposé du traitement, les auteurs n'ont pas hésité à décrire aussi brièvement que possible les différentes affections.

La Pratique Dermatologique

Traité de Dermatologie appliquée

PUBLIÉ SOUS LA DIRECTION DE MM.

ERNEST BESNIER, L. BROCQ, L. JACQUET

PAR MM.

AUDRY, BALZER, BARBE, BAROZZI, BARTHÉLEMY, BÉNARD, ERNEST BESNIER BODIN, BRAULT, BROCQ, DE BRUN, COURTOIS-SUFFIT, DU CASTEL, A. CASTEX, J. DARIER, DEHU, DOMINICI, W. DUBREUILH, HUDELO L. JACQUET, JEANSELME, J.-B. LAFFITTE, LENGLET, LEREDDE, MERKLEN, PERRIN, RAYNAUD, RIST, SABOURAUD, MARCEL SÉE, GEORGES THIBIERGE, TRÉMOLIÈRES, VEYRIÈRES.

4 *volumes reliés toile formant ensemble* 3870 *pages, et illustrés de* 823 *figures en noir et de* 89 *planches en couleurs.* **156** *fr.*
Chaque volume est vendu séparément.

Tome I. **36** fr.; Tomes II, III, IV, chacun. . . . . **40** fr.

Depuis la publication de la *PRATIQUE DERMATOLOGIQUE*, les applications électrothérapiques ont acquis une grande importance. Aussi MM. Besnier, Brocq et Jacquet ont-ils fait refondre entièrement, en Janvier 1907, l'article **Electricité**.
En outre, à chacune des dermatoses justiciables de ces méthodes, on trouvera les renvois et indications nécessaires.

Vient de paraître :

Manuel de Neurologie Oculaire

PAR

F. de LAPERSONNE
Professeur de clinique ophtalmologique

A. CANTONNET
Chef de clinique ophtalmologique

à la Faculté de Médecine de Paris.

1 *vol. in*-8 *carré de* XVI-368 *pages, avec* 106 *figures dans le texte et une planche hors texte en couleurs* . . . . 6 *fr.*

DIVERS

Guide pratique du Médecin dans les Accidents du travail

et leurs suites médicales et judiciaires

PAR

E. FORGUE
Professeur à la Faculté de Montpellier.

E. JEANBRAU
Agrégé à la Faculté de Montpellier.

PRÉFACE DE M. JEAN CRUPPI
Ministre du Commerce et de l'Industrie

DEUXIÈME ÉDITION

Augmentée et mise au courant de la jurisprudence, revue par M. MOURRAL, Conseiller à la Cour de Rouen

1 *vol. in-8° de* XX-576 *pages avec figures dans le texte, cartonné toile souple.* **8** *fr.*

L'Éducation de soi-même

Par le Dr DUBOIS
professeur de Neuropathologie à l'Université de Berne.

TROISIÈME ÉDITION. 1 *volume in-8° de* 266 *pages, broché* . . . **4** *fr.*

Les Psychonévroses

et leur traitement moral

Leçons faites à l'Université de Berne

Par le Dr DUBOIS, professeur de Neuropathologie.

PRÉFACE DU PROFESSEUR DEJERINE

TROISIÈME ÉDITION. 1 *volume in-8° de* 560 *pages*. . . . . **8** *fr.*

Les Affections du Système digestif

en Neuropathologie

Leçons faites à la Faculté de Médecine de Genève

Par le Dr H. ZBINDEN
Privat-docent de Neuropathologie à l'Université

PRÉFACE DU Dr J. AUCLAIR, Médecin des Hôpitaux de Paris.

1 *volume in-8° de* XVI-230 *pages, broché*. . . . . **3** *fr.*

Vient de paraître :

OUVRAGE COMPLET

Abrégé d'Anatomie

PAR

P. POIRIER
Professeur d'Anatomie
à la Faculté de Médecine de Paris.

A. CHARPY
Professeur d'Anatomie
à la Faculté de Médecine de Toulouse.

B. CUNÉO
Professeur agrégé à la Faculté de Médecine de Paris.

TOME I. — EMBRYOLOGIE — OSTÉOLOGIE — ARTHROLOGIE — MYOLOGIE.

TOME II. — CŒUR — ARTÈRES — VEINES — LYMPHATIQUES — CENTRES NERVEUX — NERFS CRÂNIENS — NERFS RACHIDIENS.

TOME III. — ORGANES DES SENS — APPAREIL DIGESTIF ET ANNEXES — APPAREIL RESPIRATOIRE — CAPSULES SURRÉNALES — APPAREIL URINAIRE — APPAREIL GÉNITAL DE L'HOMME — APPAREIL GÉNITAL DE LA FEMME — PÉRINÉE — MAMELLES — PÉRITOINE.

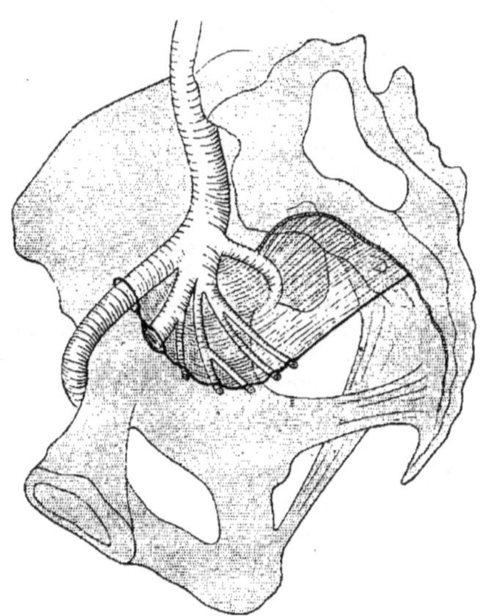

Fig. 953. — Schéma de la gaine hypogastrique (d'après Marcille).

3 *volumes in-8°, formant ensemble* 1620 *pages avec* 976 *figures en noir et en couleurs dans le texte, richement reliés toile.* . . . . **50** *fr.*

OUVRAGE COMPLET

Traité d'Anatomie Humaine

PUBLIÉ SOUS LA DIRECTION DE

P. POIRIER ET **A. CHARPY**

Professeur d'anatomie à la Faculté de médecine de Paris. Chirurgien des hôpitaux.

Professeur d'anatomie à la Faculté de médecine de Toulouse.

AVEC LA COLLABORATION DE

**O. AMOEDO — A. BRANCA — A. CANNIEU — B. CUNÉO — G. DELAMARE — PAUL DELBET
A. DRUAULT — P. FREDET — GLANTENAY
A. GOSSET — M. GUIBÉ — P. JACQUES — TH. JONNESCO — E. LAGUESSE
L. MANOUVRIER — M. MOTAIS — A. NICOLAS — P. NOBÉCOURT — O. PASTEAU — M. PICOU
A. PRENANT — H. RIEFFEL — CH. SIMON — A. SOULIÉ**

5 volumes grand in-8°, avec figures noires et en couleurs. 160 fr.

TOME I. — (3e *édition refondue*) : **Introduction. Notions d'embryologie. Ostéologie. Arthrologie,** *avec figures* . . . . (*Sous presse*).

TOME II. — 1er Fasc. (2e *édit. entièrement revue*): **Myologie,** *avec 331 fig.* **12** fr.

2e Fasc. (2e *édition entièrement revue*) : **Angéiologie.** Cœur et Artères. Histologie. *avec 150 figures* . . . . **8** fr.

3e Fasc. (2e *édition entièrement revue*) : **Angéiologie.** Capillaires. Veines, *avec 83 figures* . . . . **6** fr.

4e Fasc. : **Les Lymphatiques** (2e *édit. entièrement revue*) *avec 126 fig.* **8** fr.

TOME III. — 1er Fasc. (2e *édition entièrement revue*) : **Système nerveux.** Méninges. Moelle. Encéphale. Embryologie. Histologie, *avec 265 fig.* **10** fr.

2e Fasc. (2e *édition entièrement revue*) : **Système nerveux.** Encéphale, *avec 131 figures* . . . . **10** fr.

3e Fasc. (2e *édition entièrement revue*) : **Système nerveux.** Les Nerfs. Nerfs crâniens. Nerfs rachidiens, *avec 228 figures* . . . . **12** fr.

TOME IV. — 1er Fasc. (2e *édition entièrement revue*) : **Tube digestif,** *avec 201 figures* . . . . **12** fr.

2e Fasc. (2e *édit. entièrement revue*): **Appareil respiratoire,** *avec 121 fig.* **6** fr.

3e Fasc. (2e *édit. entièrement revue*) : **Annexes du tube digestif. Péritoine.** *1 vol. avec 448 figures* . . . . **16** fr.

TOME V. — 1er Fasc. : **Organes génito-urinaires** (2e *édition entièrement revue*), *avec 431 figures* . . . . **20** fr.

2e Fasc. : **Les Organes des sens. Les Glandes surrénales,** *avec 544 figures* . . . . **20** fr.

Vient de paraître :

Quelques
Dissections d'Anatomie

PAR

Paul HALLOPEAU
Ancien prosecteur
à la Faculté de médecine de Paris.
Chef de Clinique chirurgicale.

Eugène DOUAY
Aide d'anatomie
à la Faculté de médecine de Paris.
Interne des hôpitaux.

1 *vol. grand in-8° de* IV-114 *pages, avec* 55 *planches en couleurs.*

Parmi les préparations qui se donnent à l'examen d'anatomie et dans les concours, les auteurs ont choisi les plus importantes, et particulièrement celles dont l'exécution est malaisée. Ils se sont efforcés de montrer les points délicats de la dissection, d'indiquer les moyens pratiques facilitant la recherche des organes difficiles à conserver, d'expliquer enfin la façon la plus simple de mettre la préparation en valeur.

Des figures en deux teintes, dessinées d'après nature, reproduisent avec une scrupuleuse exactitude les diverses régions anatomiques avec leurs aspects successifs, montrant les étapes que l'élève devra suivre pour arriver au résultat définitif. Ce manuel de technique répond à un besoin qu'ont éprouvé tous ceux qui se sont occupés de dissection : il sera précieux à l'étudiant en le guidant à chaque instant dans l'exécution de sa préparation d'examen, il sera utile au candidat aux concours en lui rappelant les temps délicats et les procédés fidèles et rapides d'exécution.

Précis de Manuel Opératoire

Par L.-H. FARABEUF

Professeur à la Faculté de Médecine de Paris

NOUVELLE ÉDITION, COMPLÈTEMENT REVUE ET AUGMENTÉE DE FIGURES NOUVELLES

LIGATURES DES ARTÈRES — AMPUTATIONS RÉSECTIONS — APPENDICE

1 *vol. in-8° de* XVIII-1092 *pages, avec* 862 *fig. dans le texte.* **16** *fr.*

CHIRURGIE

OUVRAGE COMPLET

Traité de Technique Opératoire

PAR

CH. MONOD
Professeur agrégé à la Faculté de Médecine de Paris,
Chirurgien honoraire des hôpitaux
Membre de l'Académie de Médecine.

J. VANVERTS
Chirurgien des hôpitaux de Lille.
Ancien interne lauréat des hôpitaux de Paris, Membre correspondant de la Société de Chirurgie.

DEUXIÈME ÉDITION ENTIÈREMENT REFONDUE

2 volumes grand in-8°, formant ensemble XII-2016 pages avec 2337 figures dans le texte . . . **40** fr.

Le tome I n'est plus vendu séparément. Le tome II est vendu aux acheteurs du tome I . . . . **18** fr.

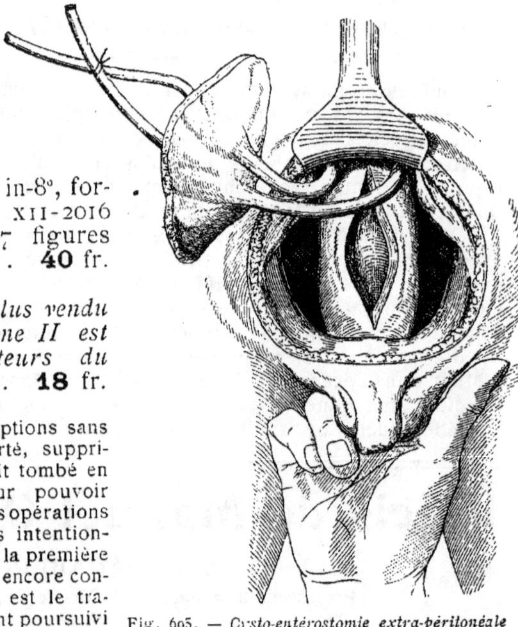

Condenser les descriptions sans rien sacrifier de la clarté, supprimer tout ce qui semblait tombé en désuétude, et cela pour pouvoir donner place à certaines opérations nouvelles ou à d'autres intentionnellement omises dans la première édition parce que non encore consacrées par l'usage, tel est le travail considérable qu'ont poursuivi les auteurs dans cette deuxième édition. La plupart des chapitres anciens ont été remaniés, quelques-uns même complètement transformés. Les index bibliographiques ont été intégralement mis au courant en même temps que nombre d'indications anciennes, et aujourd'hui sans intérêt pratique, étaient supprimées.

Enfin l'illustration a été à la fois augmentée et entièrement revisée : nombre de clichés de la première édition ont fait place à des figures nouvelles.

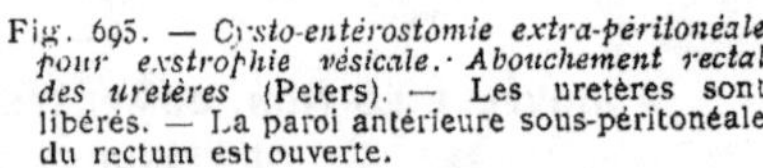

Fig. 695. — *Cysto-entérostomie extra-péritonéale pour exstrophie vésicale. Abouchement rectal des uretères* (Peters). — Les uretères sont libérés. — La paroi antérieure sous-péritonéale du rectum est ouverte.

Vient de paraître :

PRÉCIS DE
Technique Opératoire

PAR

LES PROSECTEURS DE LA FACULTÉ DE MÉDECINE DE PARIS

AVEC INTRODUCTION

Par le professeur Paul BERGER

7 volumes in-8°, cartonnés toile anglaise souple.

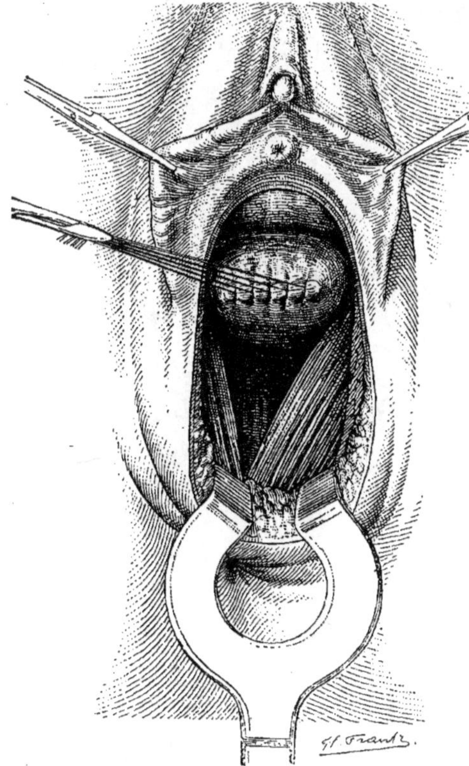

Fig. 162. — Colpo-hystérectomie totale par voie vulvo-périnéale. Agrandissement du champ opératoire par l'incision de Schuchardt. On voit nettement les bords des Releveurs. (*R. Proust. Appareil génital de la femme.*)

Pratique courante et Chirurgie d'urgence, par VICTOR VEAU. 3ᵉ *édition, revue et augmentée.*

Tête et cou, par CH. LENORMANT. 2ᵉ *édition, revue et augmentée.*

Thorax et membre supérieur, par A. SCHWARTZ, 2ᵉ *édition, revue et augmentée.*

Abdomen, par M GUIBÉ. 2ᵉ *édition, revue et augmentée.*

Appareil urinaire et appareil génital de l'homme, par PIERRE DUVAL. 3ᵉ *édition, revue et augmentée.*

Appareil génital de la femme, par R. PROUST. 2ᵉ *édition, revue et augmentée.*

Membre inférieur, par GEORGES LABEY. 2ᵉ *édition, revue et augmentée.*

Chaque vol. illustré de plus de 200 figures, la plupart originales. . . . **4 *fr.* 50**

SIXIÈME ÉDITION, REVUE ET AUGMENTÉE DU

Traité de Chirurgie d'urgence

PAR

Félix LEJARS

Professeur agrégé à la Faculté de Médecine de Paris,
Chirurgien de l'hôpital Saint-Antoine, Membre de la Société de chirurgie.

1 *vol. grand in-8° de* VIII-1185 *pages, avec* 994 *figures, et* 20 *planches hors texte, relié toile*. . . . . **30** *fr.*

Fig. 910. — Désarticulation tibio-tarsienne, procédé de Syme. 3e temps. — Dénudation de la face postéro-intérieure du calcanéum.

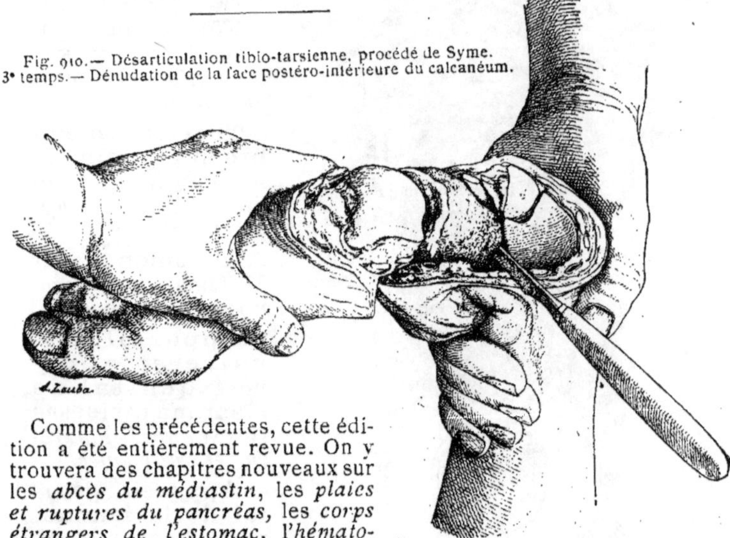

Comme les précédentes, cette édition a été entièrement revue. On y trouvera des chapitres nouveaux sur les *abcès du médiastin*, les *plaies et ruptures du pancréas*, les *corps étrangers de l'estomac*, l'*hématocolpos*, et, en particulier, les *amputations d'urgence*. De nombreux chapitres ont été singulièrement étendus ou remaniés, spécialement ceux qui ont trait aux *coups de feu de l'oreille*, à la *mastoïdite* (*thrombose du sinus*), aux *plaies de poitrine*, aux *plaies de l'uretère* et aux *modes de réunion ou d'anastomose de l'uretère divisé*, aux *luxations et fractures du carpe*. Du reste le chapitre des *fractures, de leurs divers types, de leurs modes de réduction et de traitement* a été l'objet cette fois encore d'additions nombreuses et d'une revision détaillée.

90 figures nouvelles portent à 994 le nombre total des illustrations, auxquelles s'ajoutent 20 planches hors texte.

Vient de paraître :

Manuel de Dentisterie Opératoire

PAR

Edward C. KIRK, D. D. S.

Professeur de clinique dentaire à l'Université de Philadelphie
Directeur de " The Dental Cosmos ".

TROISIÈME ÉDITION REVUE ET AUGMENTÉE

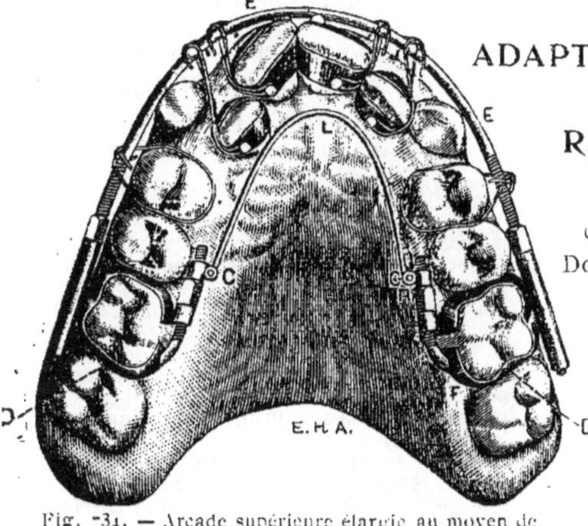

Fig. 734. — Arcade supérieure élargie au moyen de l'arcade d'expansion, ajustée de la façon habituelle et renforcée par le levier à ressort L.

ADAPTATION FRANÇAISE

PAR

Raymond LEMIÈRE

Docteur en Médecine
et chirurgien dentiste
de l'Université de Paris
Docteur en chirurgie dentaire
à l'Université
de Philadelphie
Démonstrateur à l'Ecole
dentaire de Paris.

1 *vol. grand in-8° de* IV-856 *pages avec* 875 *fig. dans le texte* . . **30** *fr.*

Vient de paraître

La Période Post-Opératoire

Soins, Suites et Accidents

PAR

Salva MERCADÉ

Ancien interne. Lauréat (médaille d'or) des hôpitaux de Paris.

1 *vol. gr. in-8° de* VI-550 *pages avec* 82 *figures dans le texte* . **12** *fr.*

MÉDECINE OPÉRATOIRE
DES
VOIES URINAIRES

Anatomie Normale et
Anatomie Pathologique Chirurgicale

Par J. ALBARRAN

Professeur de clinique des Maladies des Voies urinaires
à la Faculté de Médecine de Paris, Chirurgien de l'Hôpital Necker.

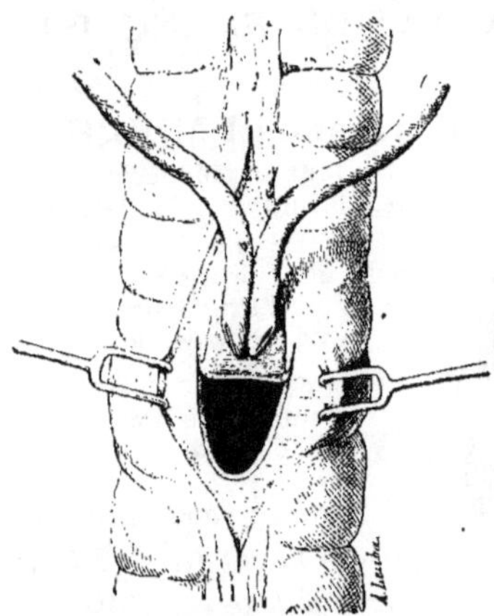

Fig. 200. — Anastomose de l'uretère à l'intestin (Procédé de Fowler).

Un volume grand in-8° de XII-992 *pages*, ***avec 561 figures dans le texte en noir et en couleurs***

Relié toile . . . . . . **35** fr.

Dans ce volume, l'auteur a voulu exposer les procédés opératoires employés par lui, pour le traitement des maladies de l'appareil urinaire qui nécessitent l'intervention chirurgicale; il n'a pas cru utile d'indiquer toutes les variantes, il a voulu seulement, par sélection, exposer les procédés opératoires, dont il a reconnu, à l'expérience, la supériorité.

Enfin, sachant l'importance capitale des soins post-opératoires et n'ignorant pas qu'il y a là une source de graves difficultés, le professeur Albarran n'a pas hésité à donner un grand et parfois minutieux développement à la description des soins à donner aux opérés.

EXPLORATION DE
L'APPAREIL URINAIRE

(Ouvrage couronné par l'Académie de Médecine de Paris. Prix Laborie, 1907)

Par le Dr Georges LUYS

Lauréat de la Faculté et de l'Académie de Médecine de Paris

DEUXIÈME ÉDITION, REVUE ET AUGMENTÉE

Avec 226 figures dans le texte et 6 planches hors texte en couleurs

1 *volume in-8° de* XII-610 *pages, relié toile anglaise.* **20** *fr.*

TRAITÉ
de
GYNÉCOLOGIE
Clinique et Opératoire

PAR **Samuel POZZI**

Professeur de Clinique gynécologique à la Faculté de Médecine de Paris, Membre de l'Académie de Médecine, Chirurgien de l'hôpital Broca.

QUATRIÈME ÉDITION, ENTIÈREMENT REFONDUE

AVEC LA COLLABORATION DE **F. JAYLE**

2 vol. grand in-8° formant ensemble 1500 pages avec 894 figures dans le texte. Reliés toile. . . . . **40** fr.

Cette édition est profondément remaniée. Les derniers progrès de la technique chirurgicale ont été tels qu'il a paru nécessaire de refondre presque entièrement les chapitres relatifs au traitement. Le Professeur Pozzi s'est aussi attaché à formuler plus nettement les indications opératoires et à conseiller tel ou tel procédé dont l'expérience lui a démontré la supériorité. L'anatomie pathologique a également dû être complètement mise à la hauteur de nos connaissances actuelles. Le texte a été sensiblement augmenté; le nombre des figures a été notablement accru.

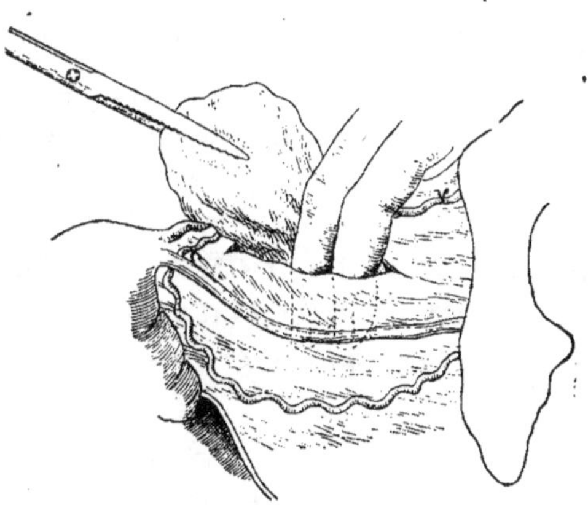

Fig. 633. — Énucléation aux doigts d'un kyste préalablement ponctionné ou rompu (Ahston).

Cliniques de « la Charité »
sur la
Chirurgie journalière

Par Paul RECLUS

Professeur de Clinique chirurgicale à la Faculté de Médecine de Paris, Chirurgien de la Charité, Membre de l'Académie de Médecine.

1 vol. in-8° de VIII-614 *pages, avec figures* . . . . **10** *fr.*

COLLECTIONS

L'ŒUVRE MÉDICO-CHIRURGICAL (Dr CRITZMAN, Directeur).

Suite de Monographies Cliniques

SUR LES QUESTIONS NOUVELLES

EN MÉDECINE, EN CHIRURGIE ET EN BIOLOGIE

Chaque Monographie est vendue séparément. . . . . **1** fr. **25**

Il est accepté des Abonnements pour une série de 10 Monographies consécutives, au prix à forfait et payable d'avance de **10** francs pour la France et **12** francs pour l'Etranger (port compris).

DERNIÈRES MONOGRAPHIES PUBLIÉES :

37. **Pathogénie et traitement des névroses intestinales,** par le Dr Gaston Lyon.
38. **De l'Enucléation des fibromes utérins,** par le D[r] Th. Tuffier.
39. **Le Rôle du sel en pathologie,** par Ch. Achard, professeur agrégé.
40. **Le Rôle du sel en thérapeutique,** par Ch. Achard.
41. **Le Traitement de la Syphilis,** par le professeur E. Gaucher.
42. **Tics,** par le Dr Henry Meige.
43. **Diagnostic de la Tuberculose par les nouveaux procédés de laboratoire,** par le Dr Nattan-Larrier.
44. **Traitement de l'hypertrophie prostatique par la prostatectomie,** par R. Proust, professeur agrégé à la Faculté de Paris.
45. **De la Lactosurie** (*Études urologiques de médecine comparée sur les états de grossesse, de puerpéralité et de lactation chez la femme et les femelles domestiques*), par M. Ch. Porcher, professeur à l'Ecole vétérinaire de Lyon.
46. **Les Gastro-entérites des nourrissons,** par le Dr A. Lesage.
47. **Le Traitement des Gastro-entérites des nourrissons et du Choléra infantile,** par A. Lesage.
48. **Les Ions et les médications ioniques** par le Pr S. Leduc.
49. **Physiologie de l'acide urique,** par P. Fauvel, docteur ès sciences, professeur à l'Université catholique d'Angers.
50. **Le Diagnostic fonctionnel du cœur,** par W. Janowski, professeur agrégé à l'Académie médicale de Saint-Pétersbourg.
51. **Les Arriérés scolaires,** par R. Cruchet, professeur agrégé à la Faculté de Médecine de Bordeaux.
52. **Artério-Sclérose et Athéromasie,** par le Pr J. Teissier.
53. **Les Sulfo-éthers urinaires** (*physiologie et valeur clinique dans l'auto-intoxication intestinale*) par H. Labbé, chef de laboratoire et G. Vitry, chef de clinique à la Faculté de Paris.
54. **Les Injections mercurielles intra-musculaires dans le traitement de la Syphilis,** par le Dr A. Levy-Bing.
55. **Anticorps antigènes et Méthode de déviation du Complément** (*Le Mécanisme de l'Immunité*) par P.-F. Armand-Delille. ancien chef de clinique à la Faculté de Paris (2e *tirage*).
56. **L'Anaphylaxie et les réactions anaphylactiques** (*Maladie du sérum; cuti et ophtalmo-réaction à la tuberculine*), par le Dr P.-F. Armand-Delille.
57. **Les Sutures vasculaires.** par L. Imbert, professeur de clinique chirurgicale et J. Fiolle, chef de clinique chirurgicale à l'Ecole de Médecine de Marseille.

Extrait de la liste des 50 Périodiques scientifiques

Publiés par la Librairie MASSON et Cie

65644. — Imprimerie LAHURE, 9, rue de Fleurus, à Paris

www.ingramcontent.com/pod-product-compliance
Lightning Source LLC
LaVergne TN
LVHW010431160826
845677LV00001BA/185

* 9 7 8 2 3 2 9 3 9 1 0 1 4 *